D1699679

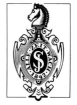

Guido A. Zäch (Hrsg.)

Rehabilitation beginnt am Unfallort

Multidisziplinäre Betreuung
Querschnittgelähmter
in der Akutphase

Mit 133 Abbildungen

Springer-Verlag

Berlin Heidelberg New York
London Paris Tokyo
Hong Kong Barcelona Budapest

Dr. med. GUIDO A. ZÄCH
Klinikdirektor und Chefarzt des
Schweizer Paraplegiker-Zentrums
CH-6207 Nottwil

Internationaler Jahreskongreß der Deutschsprachigen Medizinischen Gesellschaft für Paraplegie e. V., Nottwil, 11. – 14. April 1991

ISBN 3-540-55050-X Springer-Verlag Berlin Heidelberg New York

Die Deutsche Bibliothek – CIP-Einheitsaufnahme. *Rehabilitation beginnt am Unfallort:* multidisziplinäre Betreuung Querschnittgelähmter in der Akutphase; [Nottwil, 11. – 14. April 1991]/Guido A. Zäch (Hrsg.). – Berlin; Heidelberg; New York; London; Paris; Tokyo; Hong Kong; Barcelona; Budapest: Springer, 1992. (Internationaler Jahreskongreß der Deutschsprachigen Medizinischen Gesellschaft für Paraplegie e. V.; 1991). ISBN 3-540-55050-X. NE: Zäch, Guido A. [Hrsg.]; Deutschsprachige Medizinische Gesellschaft für Paraplegie: Internationaler Jahreskongreß der . . .

Dieses Werk ist urheberrechtlich geschützt. Die dadurch begründeten Rechte, insbesondere die der Übersetzung, des Nachdrucks, des Vortrags, der Entnahme von Abbildungen und Tabellen, der Funksendung, der Mikroverfilmung oder der Vervielfältigung auf anderen Wegen und der Speicherung in Datenverarbeitungsanlagen, bleiben, auch bei nur auszugsweiser Verwertung, vorbehalten. Eine Vervielfältigung dieses Werkes oder von Teilen dieses Werkes ist auch im Einzelfall nur in den Grenzen der gesetzlichen Bestimmungen des Urheberrechtsgesetzes der Bundesrepublik Deutschland vom 9. September 1965 in der Fassung vom 24. Juni 1985 zulässig. Sie ist grundsätzlich vergütungspflichtig. Zuwiderhandlungen unterliegen den Strafbestimmungen des Urheberrechtsgesetzes.

© Springer-Verlag Berlin Heidelberg 1992
Printed in Germany

Die Wiedergabe von Gebrauchsnamen, Handelsnamen, Warenbezeichnungen usw. in diesem Werk berechtigt auch ohne besondere Kennzeichnung nicht zu der Annahme, daß solche Namen im Sinne der Warenzeichen- und Markenschutz-Gesetzgebung als frei zu betrachten wären und daher von jedermann benutzt werden dürften.

Produkthaftung: Für Angaben über Dosierungsanweisungen und Applikationsformen kann vom Verlag keine Gewähr übernommen werden. Derartige Angaben müssen vom jeweiligen Anwender im Einzelfall anhand anderer Literaturstellen auf ihre Richtigkeit überprüft werden.

Gesamtherstellung: Brühlsche Universitätsdruckerei Gießen
68/3020 5 4 3 2 1 0 – Gedruckt auf säurefreiem Papier

Vorwort

Der Vorstand der Deutschsprachigen Medizinischen Gesellschaft für Paraplegie (DMGP) hat mich beauftragt, den Jahreskongreß vom 11.–14. April 1991 im Schweizer Paraplegiker-Zentrum Nottwil durchzuführen. Dieser stand unter dem Hauptthema

„Rehabilitation beginnt am Unfallort – Multidisziplinäre Betreuung Querschnittgelähmter in der Akutphase".

Rund 300 Ärzte, Therapeuten und medizinisches Fachpersonal aus über 30 Paraplegiker-Zentren und großen Unfallkliniken aus verschiedenen Ländern Europas nahmen daran teil.

Wissenschaftliches Programm

Sechzig namhafte Referenten mit vielbeachteten Beiträgen hatten sich zu folgenden Themenkreisen gemeldet:
1. Rehabilitation beginnt am Unfallort
2. Intensivmedizinische Probleme
3. Der Mensch als Ganzes ist verletzt
4. Begleitverletzungen der Wirbelsäule bei traumatischer Querschnittlähmung
5. Funktionelles Training und pflegerische Betreuung
6. Urologische Betreuung

Das intensive Arbeitsprogramm wurde ergänzt durch eine Posterausstellung zu den Kongreßthemen.

Mit Interesse und Spannung wurde das Schlußreferat von Prof. Dr. Martin E. Schwab vom Hirnforschungsinstitut in Zürich erwartet mit dem Thema „Regeneration verletzter Nervenbahnen im Rückenmark – neue experimentelle Befunde." Leider haben sie trotz intensiver Forschungsarbeit auf lange Sicht noch keine klinische Bedeutung.

Sir-Ludwig-Guttmann-Preis

Für die jährlich stattfindende Verleihung des Sir-Ludwig-Guttmann-Preises ernannte der Vorstand der DMGP den Basler PD Dr. med. Nicolas J. Lüscher, Leitender Arzt für Plastische Chirurgie am Kantonsspital Basel, aufgrund seiner außerordentlichen Verdienste bei der Behandlung von Dekubitalulzera bei Querschnittgelähmten als würdigen Preisträger.

Das große multidisziplinäre Fachgebiet der Paraplegiologie ist dauernd in Bewegung und bringt immer wieder neue Erkenntnisse, deren Prüfung auf die sofortige Auswirkung und Anwendbarkeit zugunsten aktuell Querschnittgelähmter dauernd Wachsamkeit und Aufgeschlossenheit erfordert.

„Verbreitung von Kenntnissen über die umfassende Rehabilitation von Querschnittgelähmten" ist eines der Ziele und Aufgaben der DMGP; so freut es mich ganz besonders, die in Nottwil gehaltenen Referate veröffentlichen zu können.

Nottwil, im Februar 1992

Dr. med. Guido A. Zäch
Schweizer Paraplegiker-Zentrum Nottwil

Inhaltsverzeichnis

Rehabilitation beginnt am Unfallort

Diagnostik am Unfallort. Konsequenzen für die Strategie der
Bergung und der Lagerung zum Transport
(D. Stock) 3

Erste Hilfe am Unfallort bei traumatischer Querschnittlähmung
(G. A. Zäch) 7

Notärztliche Versorgung des querschnittgelähmten Patienten
am Unfallort
(S. Lönnecker) 15

Schädel-Hirntraumata bei Rückenmarksverletzungen,
medizinische und soziale Implikationen bei der Rehabilitation
(Th. Schneider und M. Mäder) 20

Intensivmedizinische Probleme

Akutmaßnahmen bei Tetraplegien C0 bis C3 als Voraussetzung
einer optimalen Rehabilitation
(H. J. Gerner und B. Meister) 25

Atembefundaufnahme und Therapievorschläge bei Hals-
und Hoch-Brustmarkgelähmten
(K. Lüder und B. Wenck) 30

Maschinelle Beatmung bei polytraumatisierten tetraplegischen
Patienten
(H. Thole, M. Walz, E. Gläser, M. Tryba und M. Zenz) 38

Kardiorespiratorische Probleme beim Halswirbelsäulen-
Verletzten mit Querschnittsymptomatik – Analyse und
Management
(R. Maier, P. Kutscha-Lissberg, A. Gabriel und W. Hackl) . . . 45

Lungenkontusion, Pneumo- und Hämatothorax als häufige
Komplikation von BWS-Verletzungen
(J. J. Glaesener, W. Hasse und G. Exner) 49

Dekubitusprophylaxe in der Akutphase
(M. Liebenow, M. Ketelhut und G. Exner) 58

Die neurologische Verschlechterung nach einem akuten
Rückenmarkstrauma
(Ch. Meier und M. Mäder) 62

Kombinierte Thromboseprophylaxe beim Querschnittgelähmten
– eine Hamburger Lösung
(Chr. Kamm und G. Exner) 66

Erfahrungsbericht über den Aufbau eines Zentrums für
Querschnittgelähmte in Eriwan, Armenien,
1.10.1990–31.1.1991
(A. Schaedel und M. Seubert) 71

Der Mensch als Ganzes ist verletzt

Sinn früher Aufklärung über die Querschnittlähmung
aus psychologischer Sicht
(A. Breitung und E. Jetter) 77

„Querschnittlähmung" – zur Frage der Erstinformation
(V. Paeslack) 81

Über die Wahrheit – Frühaufklärung ja oder nein?
(W. Strubreither und G. Stahr) 83

Die Aufklärung des Patienten als non-verbaler Prozeß
(R. Klassen) 87

Über die Rolle des Fachpsychotherapeuten in der
multidisziplinären Betreuung Querschnittgelähmter
in der Akutphase
(B. Rost) 90

Der Mensch als Ganzes ist verletzt – Psychologische Betreuung
im Intensivzimmer
(B. Drzin-Schilling und K. Dennig) 92

Kommunikation mit dem Patienten aus der Sicht des
Pflegepersonals
(W. Berndorfer und K. Göggel) 96

**Begleitverletzungen der Wirbelsäule bei traumatischer
Querschnittlähmung**

Zur Klassifikation von Wirbelsäulenverletzungen
(U. Bötel) 101

Kernspintomographie, Computertomographie und Myelographie
in der Diagnostik der Querschnittlähmung
(R. Abel, H.J. Gerner und G. Mariß) 108

Wertigkeit der Stabilität bei der Indikation zur operativen
Behandlung von Verletzungen der Brust- und Lendenwirbelsäule
(D. Stoltze, J. Harms und A. Nanassy) 115

Die Wertigkeit ventraler, dorsaler und kombinierter
Stabilisierungsverfahren bei der instabilen Verletzung
der Halswirbelsäule
(E. Gläser und M. Hahn) 122

Indikation und Behandlung von Wirbelfrakturen
der Rumpfwirbelsäule mit neurologischem Defizit
bei dorsalem Zugang
(H. J. Gerner, Th. Hannich, G. Giebel und P. Kluger) 125

Ursachen und Therapieformen der Mehretagenverletzungen
bei rückenmarkverletzten Patienten
(M. Hahn und E. Gläser) 131

Operative und konservative Behandlung von Frakturen des
thorakolumbalen Überganges und der LWS – Indikation –
Behandlungsstrategie – Ergebnisse
(R. Maier, O. Kwasny und F. Kutscha-Lissberg) 140

Stellenwert der konservativen Frakturbehandlung beim
querschnittgelähmten Wirbelsäulenverletzten
(G. Exner, J. J. Glaesener und G. Bomnüter) 145

Dauer der Liegezeit bei konservativer Wirbelbruchbehandlung
(H. Bilow) 150

Funktionelles Training und pflegerische Betreuung

Neurophysiologische Behandlungstechniken in der Akut-
und Frühphase
(H. Belzl, R. Helm und S. Oberer) 157

Kommunikationsprobleme bei beatmeten Tetraplegikern
(E. Schrader, Chr. Goldschmidt und G. Exner) 162

Die Versorgung dauerbeatmungspflichtiger Patienten in einer
nicht spezialisierten Abteilung für Rückenmarkverletzte des
Bergmannsheil Bochum
(R. Bodynek-Koch) 165

Probleme beim Versuch, die Handlagerung von Tetraplegikern
in der Akutphase zu standardisieren
(V. Fatzer) 168

Schulterschmerz in der Frühphase nach Eintritt einer traumatisch
bedingten Tetraplegie – Prophylaxe und Therapie
(W. Petersen und J. J. Glaesener) 170

Dekubitusinzidenz bei frischer Querschnittlähmung
(N. J. Lüscher, G. A. Zäch, M. Mäder und A. Urwyler) 175

Ergotherapie bei ausländischen Patienten – die soziokulturelle
Schwelle
(B. Schwartz) 182

Ganzheitliche Pflege als Hilfe zum Erhalt und zur
Rückgewinnung von Lebensqualität bei Querschnittlähmung
(E. Kunzmann, B. Drzin-Schilling und K. Dennig) 185

Was kann die Pflege dem querschnittgelähmten Patienten
während der Akutphase bieten?
(B. Rutishauser, B. Bühler und D. Kipfer) 189

Lebensqualität – ein Aspekt in der Krankenpflege
(R. Fonatsch) 191

Urologische Betreuung

Urologische Aspekte der Betreuung Querschnittgelähmter
in der Akutphase
(H. Madersbacher) 195

Stellenwert urologischer Diagnostik in der Akutphase
der Querschnittlähmung
(K. Göcking und K. Gebhardt) 200

Der intermittierende Katheterismus in der Frühbehandlung
Querschnittgelähmter
(M. Stöhrer, D. Löchner-Ernst und B. Mandalka) 202

Suprapubische Harnableitung in der Frühphase der
Querschnittlähmung
(U. Bersch und D. Sauerwein) 208

Harnableitung bei polytraumatisierten Querschnittgelähmten
auf der Intensivstation
(H. Burgdörfer, P. Mach und A. Bohatyrewicz) 210

Urologische Erstversorgung beim polytraumatisierten Patienten
(Th. Colombo, M. Rauchenwald, J. Winter, F. Schweighofer und
P. H. Petrisch) 215

Elektrostimulation zur Blasenentleerung in der Frühphase
der Querschnittlähmung
(D. Sauerwein und U. Bersch) 217

Indikation zur Frühbehandlung der Reflexblase mit
Anticholinergika
(F. Noll) 218

Botulinum-A-Toxin in der Behandlung von Detrusor-Sphinkter-
Dyssynergien versus TUR?
(B. Schurch, W. Kuhn, B. Kreienbühl und D. Hauri) 224

Neue Forschungsergebnisse

Entwicklung, Stabilisierung und Regeneration von
Faserverbindungen in Gehirn und Rückenmark: Die Rolle
von Nervenwachstumshemmstoffen
(M. E. Schwab) 229

Posterpräsentation

Die Perkutane endoskopische Gastrostomie (PEG) als
Alternative zur enteralen Ernährung über naso-gastrale Sonde
(J. J. Glaesener und M. Fredebohm) 243

Atemtherapeutische Drainagelagerungen bei pulmonalen
Komplikationen
(A. Maske, S. Rosnau und G. Exner) 247

Tumorosteolysen der Rumpfwirbelsäule mit neurologischem
Defizit. Management eines paraplegiologischen Notfalls
(P. Kluger, A. Korge und H.-P. Scharf) 250

„Röllchen" zur Funktionshandlagerung beim Tetraplegiker
(O. Ostertag, P. Kluger, D. Lorenz und B. Fleitz) 255

Sachverzeichnis 257

Referentenverzeichnis

Abel, R., Dr., Assistenzarzt; Eichhofkrankenhaus, W-6420 Lauterbach
Belzl, H., Krankengymnast; Berufsgenossenschaftliche Unfallklinik, Physiotherapeutische Abteilung für Querschnittgelähmte, Schnarrenbergstraße 95, W-7400 Tübingen.
Berndorfer, W., Krankenpfleger; Berufsgenossenschaftliche Unfallklinik, Schnarrenbergstraße 95, W-7400 Tübingen
Bersch, U., Dr., Oberarzt; Werner-Wicker-Klinik, Im Kreuzfeld 4, W-3590 Bad Wildungen
Bilow, H., Dr., Leitender Arzt; Berufsgenossenschaftliche Unfallklinik, Abteilung für Orthopädie und Querschnittlähmungen, Schnarrenbergstraße 95, W-7400 Tübingen
Bodynek-Koch, Regina, Ergotherapeutin; Berufsgenossenschaftliche Krankenanstalten Bergmannsheil, Chirurgische Universitätsklinik, Gilsingstraße 14, W-4630 Bochum 1
Bohatyrewicz, A., Dr.; Akademische Klinik für Traumatologie, PL-70-890 Szczecin/Polen
Bomnüter, G., Dr., Oberarzt; Berufsgenossenschaftliches Unfallkrankenhaus, Querschnittgelähmten-Zentrum, Bergedorfer Straße 10, W-2050 Hamburg 80
Bötel, U., Dr., Leitender Arzt; Berufsgenossenschaftliche Krankenanstalten Bergmannsheil, Universitätsklinik, Abteilung für Rückenmarkverletzte, Gilsingstraße 14, W-4630 Bochum
Breitung, A., Dipl.-Psychologe; Berufsgenossenschaftliche Unfallklinik, Schnarrenbergstraße 95, W-7400 Tübingen
Bühler, B., Lt. Spezialdienste; Schweizer Paraplegiker-Zentrum, CH-6207 Nottwil
Burgdörfer, H., Dr.; Berufsgenossenschaftliches Unfallkrankenhaus, Querschnittgelähmten-Zentrum, Bergedorfer Straße 10, W-2050 Hamburg 80
Colombo, T., Dr.; Rehabilitationszentrum Tobelbad, A-8144 Graz/Tobelbad
Dennig, Katharina, Dipl.-Psychologin; Stiftung Orthopädische Universitätsklinik, Ludwig-Guttmann-Haus, W-6900 Heidelberg
Drzin-Schilling, Bärbel, Dipl.-Psychologin, Stiftung Orthopädische Universitätsklinik, Ludwig-Guttmann-Haus, W-6900 Heidelberg

Exner, G., Dr., Chefarzt; Berufsgenossenschaftliches Unfallkrankenhaus, Querschnittgelähmten-Zentrum, Bergedorfer Straße 10, W-2050 Hamburg 80

Fatzer, Vrene, Leiterin der Ergotherapie; Schweizerisches Paraplegiker-Zentrum, Im Burgfelderhof 40, CH-4055 Basel

Fleitz, Brigitte, Leitende Ergotherapeutin, Orthopädische Klinik und Querschnittgelähmten-Zentrum im Rehabilitationskrankenhaus Ulm, Forschungs- und Lehrbereich der Universität, Oberer Eselsberg 45, W-7900 Ulm

Fonatsch, Roswitha, Dipl.-Krankenschwester; Rehabilitationszentrum Tobelbad, A-8144 Graz/Tobelbad

Fredebohm, M., Dr.; Berufsgenossenschaftliches Unfallkrankenhaus, Abteilung für Innere Medizin, Bergedorfer Straße 10, W-2050 Hamburg 80

Gabriel, Adelheid, Dr.; Universitätsklinik für Anästhesie und Intensivmedizin, Alsterstraße 4, A-1090 Wien

Gebhardt, K., Dr.; Südharz-Krankenhaus, Abteilung für Urologie, O-5500 Nordhausen

Gerner, H. J., Priv.-Doz. Dr., Chefarzt; Werner-Wicker-Klinik, Zentrum für Rückenmarkverletzte, Im Kreuzfeld 4, W-3590 Bad Wildungen

Giebel, G., Prof. Dr.; Chirurgische Universitätsklinik, Abteilung für Unfallchirurgie, W-6650 Homburg/Saar

Glaesener, J. J. Dr., Leitender Oberarzt; Berufsgenossenschaftliches Unfallkrankenhaus, Querschnittgelähmten-Zentrum, Bergedorfer Straße 10, W-2050 Hamburg 80

Gläser, E., Dr.; Berufsgenossenschaftliche Krankenanstalten Bergmannsheil, Chirurgische Universitätsklinik, Gilsingstraße 14, W-4630 Bochum 1

Göcking, K., Dr.; Querschnittgelähmten-Zentrum, Abteilung für Urologie, O-5508 Sülzhayn

Göggel, K., Krankenpfleger, Berufsgenossenschaftliche Unfallklinik, Schnarrenbergstraße 95, W-7400 Tübingen

Goldschmidt, Christiane, Ergotherapeutin; Berufsgenossenschaftliches Unfallkrankenhaus, Querschnittgelähmten-Zentrum, Bergedorfer Straße 10, W-2050 Hamburg 80

Hackl, W., Dr. Univ.-Dozent; Universitätsklinik für Anästhesie und Intensivmedizin, Alsterstraße 4, A-1090 Wien

Hahn, M., Dr.; Berufsgenossenschaftliche Krankenanstalten Bergmannsheil, Chirurgische Universitätsklinik, Gilsingstraße 14, W-4630 Bochum 1

Hannich, Th., Dr., Assistenzarzt; Kreiskrankenhaus, W-3558 Frankenberg

Harms, J., Prof. Dr.; Rehabilitationskrankenhaus Karlsbad-Langensteinbach der Stiftung Rehabilitation Heidelberg, Abteilung für Orthopädie, Traumatologie 1, Paraplegiologie, W-7516 Karlsbad

Hasse, W., Dr., Leitender Oberarzt Anästhesie; Berufsgenossenschaftliches Unfallkrankenhaus, Querschnittgelähmten-Zentrum, Bergedorfer Straße 10, W-2050 Hamburg 80

Hauri, D., Prof. Dr., Direktor; Urologische Universitätsklinik, CH-8091 Zürich

Helm, Ruth, Krankengymnastin; Berufsgenossenschaftliche Unfallklinik, Physiotherapeutische Abteilung für Querschnittgelähmte, Schnarrenbergstraße 95, W-7400 Tübingen

Jetter, Erika, Sozialpädagogin; Berufsgenossenschaftliche Unfallklinik, Schnarrenbergstraße 95, W-7400 Tübingen

Kamm, Christa, Dr.; Berufsgenossenschaftliches Unfallkrankenhaus, Querschnittgelähmten-Zentrum, Bergedorfer Straße 10, W-2050 Hamburg 80

Ketelhut, Magda, Stationsschwester; Berufsgenossenschaftliches Unfallkrankenhaus, Querschnittgelähmten-Zentrum, Bergedorfer Straße 10, W-2050 Hamburg 80

Kipfer, Dorothée, Oberschwester; Schweizer Paraplegiker-Zentrum, CH-6207 Nottwil

Klassen, Ruth, Dipl.-Psychologin; Krankenhaus Hohe Warte, W-8580 Bayreuth

Kluger, P., Dr., Oberarzt; Orthopädische Klinik und Querschnittgelähmten-Zentrum im Rehabilitationskrankenhaus Ulm, Forschungs- und Lehrbereich der Universität, Oberer Eselsberg 45, W-7900 Ulm

Korge, A., Dr.; Orthopädische Klinik und Querschnittgelähmten-Zentrum im Rehabilitationskrankenhaus Ulm, Forschungs- und Lehrbereich der Universität, Oberer Eselsberg 45, W-7900 Ulm

Kreienbühl, B., Dr., Oberrzt; Urologische Universitätsklinik, CH-8091 Zürich

Kuhn, W., Dr., Chefarzt; Schweizerisches Paraplegiker-Zentrum, Orthopädische Universitätsklinik Balgrist, CH-8008 Zürich

Kunzmann, Elvira, Leitende Krankenschwester; Stiftung Orthopädische Universitätsklinik, Ludwig-Guttmann-Haus, W-6900 Heidelberg

Kutscha-Lissberg, F., Dr., Assistenzarzt; I. Universitätsklinik für Unfallchirurgie, Alsterstraße 4, A-1090 Wien

Kwasny, O., Dr., Oberarzt; I. Universitätsklinik für Unfallchirurgie, Alsterstraße 4, A-1090 Wien

Liebenow, M., Stationsleitung; Berufsgenossenschaftliches Unfallkrankenhaus, Querschnittgelähmten-Zentrum, Bergedorfer Straße 10, W-2050 Hamburg 80

Löchner-Ernst, D., Dr., Oberarzt; Berufsgenossenschaftliche Unfallklinik, Abteilung für Urologie, W-8110 Murnau

Lönnecker, St., Dr., Oberarzt; Berufsgenossenschaftliches Unfallkrankenhaus, Abteilung für Anästhesie und Intensivmedizin, Bergedorfer Straße 10, W-2050 Hamburg 80

Lorenz, D., Leitender Pfleger, Fachbereich Querschnitt, Orthopädische Klinik und Querschnittgelähmten-Zentrum im Rehabilitationskrankenhaus Ulm, Forschungs- und Lehrbereich der Universität, Oberer Eselsberg 45, W-7900 Ulm

Lüder, Kirsten, Krankengymnastin; Berufsgenossenschaftliches Unfallkrankenhaus, Querschnittgelähmten-Zentrum, Bergedorfer Straße 10, W-2050 Hamburg 80

Lüscher, N. J., Priv.-Doz., Dr., Leitender Arzt; Kantonsspital Basel, Abteilung für Plastische Chirurgie, Spitalstraße 21, CH-4031 Basel

Mach, P., Dr.; Berufsgenossenschaftliches Unfallkrankenhaus, Querschnittgelähmten-Zentrum, Bergedorfer Straße 10, W-2050 Hamburg 80

Mäder, M., Dr., Chefarzt; Schweizerisches Paraplegiker-Zentrum, Im Burgfelderhof 40, CH-4055 Basel

Madersbacher, H., Univ.-Prof. Dr.; Urologische Universitätsklinik Innsbruck, Anichstraße 35, A-6020 Innsbruck

Maier, R., Dr.; I. Universitätsklinik für Unfallchirurgie, Alsterstraße 4, A-1090 Wien

Mandalka, B., Dr., Oberarzt; Berufsgenossenschaftliche Unfallklinik, Abteilung für Urologie, W-8110 Murnau

Mariß, G., Dr.; Röntgenabteilung der Hardtwald-Klinik, W-3584 Zwesten

Maske, Angelika, Krankengymnastin; Berufsgenossenschaftliches Unfallkrankenhaus, Querschnittgelähmten-Zentrum, Bergedorfer Straße 10, W-2050 Hamburg 80

Meier, Ch., Dr., Assistenzarzt; Schweizerisches Paraplegiker-Zentrum, CH-4055 Basel

Meister, Barbara, Dr., Assistenzärztin; Werner-Wicker-Klinik, Zentrum für Rückenmarkverletzte, Im Kreuzfeld 4, W-3590 Bad Wildungen

Nanassy, A., Dr.; Rehabilitationskrankenhaus Karlsbad-Langensteinbach der Stiftung Rehabilitation Heidelberg, Abteilung für Orthopädie, Traumatologie 1, Paraplegiologie, W-7516 Karlsbad

Noll, F., Dr.; Urologische Klinik, Universität Witten/Herdecke, Verbandskrankenhaus, W-5830 Schwelm

Oberer, Sybille, Krankengymnastin; Berufsgenossenschaftliche Unfallklinik, Physiotherapeutische Abteilung für Querschnittgelähmte, Schnarrenbergstraße 95, W-7400 Tübingen.

Ostertag, O., Bereich Pflege-Querschnitt, Orthopädische Klinik und Querschnittgelähmten-Zentrum im Rehabilitationskrankenhaus Ulm, Forschungs- und Lehrbereich der Universität, Oberer Eselsberg 45, W-7900 Ulm

Paeslack, V., Prof. Dr., Chefarzt; Stiftung Orthopädische Universitätsklinik, Schlierbacher Landstraße 200a, W-6900 Heidelberg

Petersen, Wiebke, Krankengymnastin; Berufsgenossenschaftliches Unfallkrankenhaus, Querschnittgelähmten-Zentrum, Bergedorfer Straße 10, W-2050 Hamburg 80

Petrisch, P. H.; Rehabilitationszentrum Tobelbad,
A-8144 Graz/Tobelbad

Rauchenwald, M.; Rehabilitationszentrum Tobelbad,
A-8144 Graz/ Tobelbad

Rosnau, Sabine, Krankengymnastin; Berufsgenossenschaftliches Unfallkrankenhaus, Querschnittgelähmten-Zentrum,
Bergedorfer Straße 10, W-2050 Hamburg 80

Rost, Barbara, Dr., Leitende Ärztin; Universitätsklinik und -Poliklinik,
Kinder- und Jugendpsychiatrie, Schaffhauserrheinweg 55,
CH-4058 Basel

Rutishauser, Barbara, Oberschwester; Schweizer Paraplegiker-Zentrum, CH-6207 Nottwil

Sauerwein, D., Dr., Chefarzt; Werner-Wicker-Klinik, Im Kreuzfeld 4,
W-3590 Bad Wildungen

Schaedel, Anne, Krankengymnastin; Stiftung Orthopädischer Universitätsklinik, Abteilung für Querschnittgelähmte, Schlierbacher Landstraße 200a, W-6900 Heidelberg

Scharf, H.-P., Dr., Oberarzt; Orthopädische Klinik und
Querschnittgelähmten-Zentrum im Rehabilitationskrankenhaus
Ulm, Forschungs- und Lehrbereich der Universität,
Oberer Eselsberg 45, W-7900 Ulm

Schneider, Th., Dr., Oberarzt; Schweizerisches Paraplegiker-Zentrum,
CH-4055 Basel

Schrader, Erika, Ergotherapeutin; Berufsgenossenschaftliches Unfallkrankenhaus, Querschnittgelähmten-Zentrum,
Bergedorfer Straße 10, W-2050 Hamburg 80

Schurch, Brigitte, Dr., Oberärztin; Schweizerisches Paraplegiker-Zentrum, Orthopädische Universitätsklinik Balgrist,
CH-8008 Zürich

Schwab, M. E., Prof. Dr.; Institut für Hirnforschung der Universität
Zürich, August-Forel-Straße 1, CH-8029 Zürich

Schwartz, Brigitte, Leitende Ergotherapeutin; Stiftung Orthopädische
Universitätsklinik, Rehabilitationszentrum für Querschnittgelähmte, Abteilung Ergotherapie, Ludwig-Guttmann-Haus,
W-6900 Heidelberg

Schweighofer, F.; Rehabilitationszentrum Tobelbad,
A-8144 Graz/Tobelbad

Seubert, M., Krankenpfleger; Stiftung Orthopädischer Universitätsklinik, Abteilung für Querschnittgelähmte,
Schlierbacher Landstraße 200a, W-6900 Heidelberg

Stahr, G., Dr., Oberarzt; Rehabilitationszentrum Häring, Schönau 147,
A-6323 Bad Häring

Stock, D., Dr., Leitender Arzt; Berufsgenossenschaftliche Unfallklinik,
Abteilung für Rückenmarkverletzte, Friedberger Landstraße 430,
W-6000 Frankfurt a. M.

Stöhrer, M., Dr., Chefarzt; Berufsgenossenschaftliche Unfallklinik,
W-8110 Murnau

Stoltze, D., Dr., Leitender Oberarzt; Rehabilitationskrankenhaus Karlsbad-Langensteinbach der Stiftung Rehabilitation Heidelberg, Abteilung für Orthopädie, Traumatologie 1, Paraplegiologie, W-7516 Karlsbad

Strubenreither, W., Dr. phil., Fachpsychologe; Rehabilitationszentrum Häring, Schönau 147, A-6323 Bad Häring

Thole, H., Dr., Oberarzt; Berufsgenossenschaftliche Krankenanstalten Bergmannsheil, Universitätsklinik für Anästhesiologie, Intensiv- und Schmerztherapie, Gilsingstraße 14, W-4630 Bochum 1

Tryba, M., Dr.; Berufsgenossenschaftliche Krankenanstalten Bergmannsheil, Universitätsklinik für Anästhesiologie, Intensiv- und Schmerztherapie, Gilsingstraße 14, W-4630 Bochum 1

Urwyler, A., Dr.; Kantonsspital Basel, Abteilung für Plastische Chirurgie, Spitalstraße 21, CH-4031 Basel

Walz, M., Dr.; Berufsgenossenschaftliche Krankenanstalten Bergmannsheil, Chirurgische Universitätsklinik, Gilsingstraße 14, W-4630 Bochum 1

Winter, J., Dr.; Rehabilitationszentrum Tobelbad, A-8144 Graz/Tobelbad

Wenck, Barbara, Krankengymnastin; Berufsgenossenschaftliches Unfallkrankenhaus, Querschnittgelähmten-Zentrum, Bergedorfer Straße 10, W-2050 Hamburg 80

Zäch, G. A., Dr., Chefarzt und Klinikdirektor; Schweizer Paraplegiker-Zentrum, CH-6207 Nottwil

Zenz, M., Dr.; Berufsgenossenschaftliche Krankenanstalten Bergmannsheil, Universitätsklinik für Anästhesiologie, Intensiv- und Schmerztherapie, Gilsingstraße 14, W-4630 Bochum 1

Rehabilitation beginnt am Unfallort

Diagnostik am Unfallort. Konsequenzen für die Strategie der Bergung und der Lagerung zum Transport

D. Stock

Berufsgenossenschaftliche Unfallklinik, Abteilung für Rückenmarkverletzte,
Friedberger Landstraße 430, W-6000 Frankfurt a. M.

Vom Unfallereignis bis zum Eintreffen organisierter Rettungsdienste mit Notarzt vergehen Minuten, die von Laienhelfern, die in 80% der Unfälle als erste anwesend sind, überbrückt werden müssen.

Der Laienhelfer muß bei entsprechend schwerer Gewalteinwirkung immer eine Verletzung der Wirbelsäule mit Schädigung des Rückenmarkes vermuten. Er muß die Zeichen, die darauf hindeuten, erkennen. Häufig sind dies heftige Nacken- oder Rückenschmerzen, aufgrund deren der Patient nicht bereit ist, seine augenblickliche Lage zu ändern, fehlende oder beeinträchtigte Bewegungsfähigkeit der Beine, Gefühllosigkeit der Beine oder Mißempfindungen, wie Kribbeln und Ameisenlaufen in Armen, Händen oder Beinen. Der Verletzte äußert häufig: „Meine Hände sind wie eingeschlafen."

Bei Bewußtlosigkeit sind Verletzungen der Wirbelsäule und des Rückenmarkes für den Laienhelfer nicht erkennbar. Vom Notarzt hingegen muß eine Querschnittlähmung in jedem Fall am Unfallort diagnostiziert werden, sowohl bei polytraumatisierten, wie auch bei bewußtlosen Unfallopfern.

Mit dem Eintreffen des Notarztes an der Unfallstelle beginnt die Rehabilitation des querschnittgelähmten Patienten. Präklinische Diagnostik und qualifizierte Erstversorgung sind ein entscheidender Teil im Hinblick auf die Überlebenschance und beeinflussen die Gesamtprognose der Rehabilitation. Der Notarzt ist der erste Therapeut des Querschnittgelähmten.

Der Notarzt prüft, korrigiert und stabilisiert die vitalen Funktionen des Patienten. Therapeutisches Hauptproblem ist die Bekämpfung des Schocks und sei-

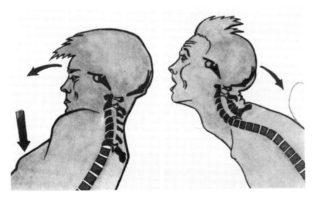

Abb. 1 a, b. Die Kenntnis der Biomechanik des Unfallgeschehens ist unverzichtbar

Tabelle 1. Die kurze Überprüfung der Motorik unter Beachtung der Kennmuskeln erlaubt eine Höhenlokalisation

Kennmuskeln Obere Gliedmaßen	Kennmuskeln Untere Gliedmaßen
M. deltoideus C5	M. iliopsoas L 1/2
M. brachio-radialis C6	M. quadriceps L3
M. triceps C7	M. tibialis ant. L4
M. adductor pollicis C8	M. extensor hallucis longus L5
M. interossei TH1	M. flexor hallucis longus S 1/2

ner Folgen. Etwa 50% der Frischquerschnittgelähmten weisen ein Polytrauma auf, über 60% zeigen bedeutsame Begleitverletzungen. Es ist wesentlich, die Verletzungssituation des Patienten in allen Aspekten zu erfassen.

Grundlage jeder Orientierung über den Unfallmechanismus und der nachfolgenden Diagnostik sind Informationen über das Unfallgeschehen, die sozusagen „vor Ort" eine Rekonstruktion des Unfallherganges ermöglichen.

Art und Ausmaß der Verletzungen von Wirbelsäule und Rückenmark am Unfallort zu erkennen, gelingt dem Notarzt nur dann, wenn er beachtet, daß definierte Verletzungsmechanismen ebenso definierte Verletzungsfolgen erwarten lassen. Die Kenntnis des jeweiligen Verletzungsmechanismus läßt an eine Verletzung der Wirbelsäule denken. Die meist heftigen Spontan-, Bewegungs-, Druck- und Klopfschmerzen der Nacken- oder Rückenregion, wie auch Schürfungen und Kontusionsmerkmale am Rücken, wie Formabweichungen der Dornfortsatzreihe und Gibbusbildungen oder tastbares Auseinanderweichen von Dornfortsätzen, lassen diesen Verdacht erhärten. Die neurologische Beurteilung am Unfallort muß kurz und orientierend, deswegen aber nicht weniger effektiv sein!

Neben der Exploration erfolgt eine summarische Prüfung der Spontanmotorik der Extremitäten. Unter Beachtung der sogenannten Kennmuskeln geben die Aufforderungen „Hand geben", „Finger spreizen", „Faust schließen und öffnen", „Ellenbogengelenk strecken und beugen" sowie „Fuß heben und senken" ausreichende Informationen zur Lokalisation der Schädigungshöhe.

Ergänzt und abgerundet wird dieses Kurzprogramm mit der vergleichenden Prüfung der Sensibilität von kaudal nach kranial, wobei der zerviko-thorakale Hiatus C 4/Th 4 eine häufige Fehlerquelle bildet. Dies kommt dadurch zustande, daß Hautäste aus den aus C3 und C4 innervierten Nervi supraclaviculares bis oberhalb der Mamillen ausstrahlen und eine Läsionshöhe Th 4 vortäuschen. Die wirkliche Läsion im Halsmark wird verkannt. Liegen Hinweise auf eine Halsmarkschädigung vor, so empfiehlt sich die Beachtung des neurologischen Kontrolldreiecks, wobei Ausfälle am Daumen, Kleinfinger und Ellbogen aufgrund radikulärer Innervation aus C 6, C 8 und Th 1 den Verdacht erhärten.

Beim Bewußtlosen ist eine Tetraplegie an der reinen Bauchatmung und einem paradoxen Atemtyp zu erkennen. Bei einer Paraplegie bleiben die meist vorhandenen Abwehrbewegungen des Verletzten bei Schmerzreizen im Lähmungsbereich aus. Bei der Verdachtsdiagnose einer Wirbelsäulenverletzung muß zum Abschluß der ärztlichen Ermittlungen am Unfallort die Kardinalfrage beantwortet werden: Liegt eine Querschnittlähmung vor, und wenn ja, was für ein neurologisches Defizit ist vorhanden, auf welcher Segmenthöhe liegt die Läsion? Es ist hingegen unmöglich, Unterscheidungen zwischen stabilen und instabilen Frakturformen zu treffen. Diese Evaluation ist unverzichtbar für das weitere Vorgehen bei der Bergung und Lagerung zum Transport.

Parallel zur ärztlichen Erstversorgung wird die Unfallstelle umfassend abgesichert, und weitere Helfer werden in genügender Anzahl herbeigerufen. Zur Bergung und Lagerung muß der Verletzte angehalten werden, sämtliche eigenen Bewegungs- und Aufrichtemanöver zu unterlassen. Der Verletzte wird auf dem Rücken gelagert, sofern nicht Erbrechen mit Aspirationsgefahr eine Seitenlagerung notwendig machen.

So lange nur ein Helfer anwesend ist, sollte bei einem ansprechbaren Motorradfahrer mit Verdacht auf Verletzung der Halswirbelsäule und des Rückenmarkes der Helm zunächst belassen werden. Sind weitere Helfer verfügbar, ist der Helm schonend und langsam sowie geradlinig zu entfernen. Dabei wird die Halswirbelsäule von außen mit dem Halsschienengriff geschient und stabilisiert. Es muß eine geradlinige Einheit zwischen Schädel und Halswirbelsäule erzeugt werden.

Eine Überstreckung wie auch eine Überbeugung der Halswirbelsäule ist zu vermeiden, da zu diesem Zeitpunkt noch keine genauen Erkenntnisse über Art und Ausmaß der Verletzung der Wirbelsäule möglich sind. Das Rückenmark soll sich in einer möglichst entspannten Lage befinden.

Die manuelle Schienung der Halswirbelsäule wird nachfolgend durch das Anlegen eines Halskragens ersetzt. Dieser ist üblicherweise in drei Größen verfügbar. Der Halskragen verhindert sowohl seitliche Bewegungen, wie auch Nicken und Überstrecken und bewirkt durch den Kinnausschnitt eine gute Rotationsstabilität. Drehbewegungen des Körpers im Schultergürtelbereich sind dadurch aber nicht vollständig ausgeschaltet. Jegliche Repositionsmanöver (auch gezielte) sollten an der Unfallstelle unterlassen werden.

Bei Verdacht auf eine Wirbelsäulenverletzung mit oder ohne Schädigung des Rückenmarkes darf der Verletzte nie durch einen Helfer allein mit Hilfe des Rautek-Griffes geborgen oder aus der augenblicklichen Lage wegbewegt werden. Die Wirbelsäule würde dadurch Knickungen und Drehungen ausgesetzt. Bei Instabilität der Brustkorbwand oder bei intraabdominellen Verletzungen wären zudem auch weitere gravierende Verschlechterungen zu erwarten. Somit verbietet sich der Rautek-Griff, er ist unsachgemäß und nur dann erlaubt, wenn bei akuter Feuer- oder Explosionsgefahr keine weiteren Helfer verfügbar sind.

Sind genügend Hilfspersonen anwesend, müssen Bergung und Umlagerung schonend und in Flachlagerung des Verletzten erfolgen. Am besten gelingt dies mit der Schaufeltrage, die als externe Schienungs- und Lagerungshilfe dient.

Als Greif- und Tragart für kurze Strecken, bspw. von der Unfallstelle bis zur Lagerung auf der Vakuummatratze, hat sich der Schaufelgriff nach dem Gabelstaplerprinzip bewährt. Das Aufnehmen des Patienten erfolgt langsam, mit größter Sorgfalt, gleichmäßig und ohne ruckartige Bewegungen. Ebenfalls vermieden werden Beuge- und Rotationsbewegungen. Kopf, Hals, Rumpf und untere Gliedmaßen sind gleichsam als Einheit zu sehen.

Bei Verdacht auf eine Verletzung der Halswirbelsäule wird nach Anweisungen des erfahrensten Helfers gearbeitet. Dieser hält und schient Kopf und Hals.

Der Brückengriff ist eine weitere Greif- und Hebeart, um den Verletzten auf eine Tragbahre oder Vakuummatratze zu lagern, wobei alle Knickungen der Wirbelsäule zu vermeiden sind. Der Verletzte soll geradlinig „wie ein Brett" angehoben und auf der Unterlage abgelegt werden.

Die optimale Lagerung zum Transport, der wenn immer möglich mit dem Hubschrauber erfolgen sollte, ist auf der Vakuummatratze mit Bergetuch als Unterlage. Zusätzlich sollte bei geringstem Verdacht einer Verletzung im Bereich der Halswirbelsäule ein Halskragen angelegt werden.

Literatur

Hierholzer G, Böhm HJ, Bömmer T (1990) Anforderungen an den Notarzt. Notfallmedizin 16:177–185

Kinzl L, Raible M (1987) Präklinische Diagnostik und Erstversorgung bei Extremitäten- und Wirbelsäulenverletzungen. Notfallmedizin 13:670–683

Leyendecker K (1986) Wirbelfrakturen. In: Schirmer M (Hrsg) Querschnittlähmungen. Springer, Berlin Heidelberg New York Tokio, S 169–235

Leyendecker K, Schirmer M (1986) Traumatische Rückenmarkschädigungen. In: Schirmer M (Hrsg) Querschnittlähmungen. Springer, Berlin Heidelberg New York Tokio, S 236–273

Stock D (1987) Diagnostische Aspekte bei frischer Querschnittlähmung. Unfallheilkunde 189:608–610

Stock D (1990) Erste Hilfe am Unfallort und Transport. In: Meinecke FW (Hrsg) Querschnittlähmungen. Springer, Berlin Heidelberg New York Tokyo, S 34–38

Zäch GA (1980) Querschnittläsionen. In: Buri C, Rüter A (Hrsg) Verletzungen der Wirbelsäule. Unfallheilkunde 149. Springer, Berlin Heidelberg New York, S 215–223

Erste Hilfe am Unfallort bei traumatischer Querschnittlähmung

Guido A. Zäch

Schweizer Paraplegiker-Zentrum Nottwil

Die Rehabilitation von Querschnittgelähmten beginnt am Unfallort. Sie erfordert eine Fülle verschiedenster Maßnahmen, die koordiniert in sinnvoller Reihenfolge, schnell, schonend und zielgerichtet einander abzulösen und zu ergänzen haben. Es geht dabei um die Wiederherstellung des paraplegischen Patienten in seiner ganzen Persönlichkeitsstruktur, sei es nun in körperlichen, geistigen oder psychischen Belangen. Es geht um den Einsatz aller Fachleute und Mittel, die den Paraplegiker seine persönliche, soziale und berufliche Unabhängigkeit so weit wie möglich wieder erreichen lassen.

Die richtige Bergung am Unfallort, der schonende und schnelle Transport in eine Spezialklinik, die exakte Diagnosestellung, das frühzeitige Einsetzen der Akuttherapie und die fachgerechte Betreuung in den ersten Stunden sind für den weiteren Verlauf und die Prognose nach unfallbingter Querschnittlähmung von entscheidender Bedeutung.

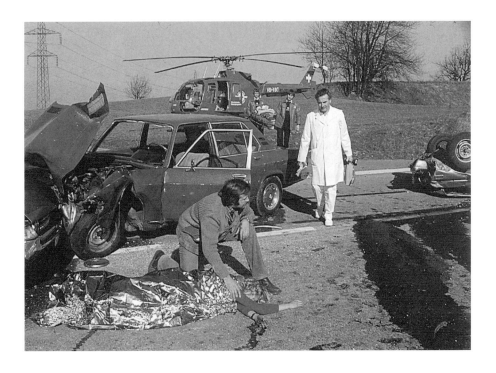

G. A. Zäch
Rehabilitation
© Springer-Verlag Berlin Heidelberg 1992

Bergung

Die Erfahrung zeigt leider, daß der ärztliche Einsatz häufig nicht bereits am Unfallort beginnt, es sind meistens Berufshelfer oder aber Laien, welche die Erste Hilfe leisten. Um so wichtiger ist die Instruktion von Rettungsfachleuten und Laien durch die Ärzte. Folgende Merkpunkte sind besonders zu beachten:

1. Die Mehrzahl frisch verunfallter Paraplegiker oder Tetraplegiker ist bei Bewußtsein. Weniger als 10% der Querschnittgelähmten sind gleichzeitig gelähmt und bewußtlos.

2. Ausfall oder Einschränkung der Bewegungsfähigkeit der Fuß- und Beinmuskulatur mit zusätzlicher oder alleiniger Störung des Empfindungsvermögens in beiden Beinen für Berührung, Schmerz, Temperatur und Lagesinn deuten auf eine Verletzung des Rückenmarks auf der Höhe der Brust- oder Lendenwirbelsäule hin. Es liegt wahrscheinlich eine Paraplegie vor.

3. Bei Lähmungserscheinungen an allen vier Gliedmaßen und am Rumpf mit Störung des Empfindungsvermögens an beiden Händen und von der Brust an abwärts liegt eine Tetraplegie vor. Es handelt sich also um eine erhebliche Verletzung der Halswirbelsäule und des Rückenmarks im Halsbereich.

4. Der Verletzte muß wenn möglich sofort über den Unfallhergang befragt und vorsichtig auf Schmerzen, Empfindungs- und Bewegungsausfall untersucht werden.

5. Bei Verdacht auf Störung des Empfindungsvermögens oder der Bewegungsfähigkeit muß das Unfallopfer sofort angehalten werden, sich nicht mehr aktiv zu bewegen. Auf jeden Fall muß es liegen bleiben.

6. Die Helfer am Unfallort müssen sorgfältig vorgehen und jede Handlung überlegt vornehmen. Hastige Bewegungen und unsachgemäße Manipulationen am Patienten können das Rückenmark bei verletzter Wirbelsäule zusätzlich schädigen.

7. Die Ambulanz für kurze Strecken oder der Rettungshelikopter bei einem voraussichtlichem Transportweg von über 10 km sind sofort zu benachrichtigen.

8. Mindestens 3 Helfer beim Paraplegiker und 4 Helfer beim Tetraplegiker sind erforderlich, um einen Querschnittgelähmten aus der Gefahrenzone ohne zusätzlich Gefährdung zu bergen oder auf eine entsprechend vorbereitete Bahre zu tragen. In Frage kommen der Schaufel- oder der Brückengriff und als Hilfsmittel die Schaufelbahre und die Vakuummatratze.

9. Beim Heben oder Tragen darf der Körper eines Querschnittgelähmten niemals in seiner Längsachse gebogen oder abgeknickt werden. Ist eine Halswirbelvrletzung anzunehmen, so müssen Kopf, Hals und Rumpf des Verletzten vom erfahrensten Helfer mit dem Halsschienengriff festgehalten werden. Falls vorhanden wird vorsichtig ein Spezialkragen zur Fixation des Kopfes angelegt.

10. Alle Bewegungen beim Heben, Tragen und Ablegen müssen auf Weisungen eines zuständigen Helfers simultan durchgeführt werden. Jede Verschiebung und Umlagerung eines Rückenmarkverletzten hat stets koordiniert zu erfolgen.

11. Nicht bewußtlose Querschnittgelähmte sind unter Stabilisierung des Schulter- und Beckengürtels vorsichtig in Rückenlage zu bringen. Die vorbereitete Unterlage soll flach, unnachgiebig und gepolstert sein. Bewußtlose Verletzte, deren allfällige Querschnittlähmung in der Regel nicht festgestellt werden kann, sind bei unbeaufsichtigtem Transport in Seitenlage zu transportieren, um die Gefahr der Aspiration von Erbrochenem zu reduzieren. Retten des Lebens hat hier den Vorrang.

12. Harte Gegenstände (Tabakpfeife, Taschenmesser, Geldbeutel, Feuerzeug usw.) müssen aus den Rock- und Hosentaschen des Verwundeten entfernt werden, um Druckstellen oder Druckgeschwüre zu vermeiden.

13. Bis zum Eintreffen der Ambulanz oder des Rettungshelikopters ist der Frischeverletzte mit warmen Decken zu versehen, da bei Querschnittgelähmten wegen der Vasomotorenlähmung erhöhte Gefahr der Unterkühlung besteht. Der frischverletzte Paraplegiker darf weder essen noch trinken, weil dies gleichzeitig bestehender Darmlähmung zu schweren Komplikationen führen könnte.

Helfen darf nur, wer dadurch nicht schadet

Die Kenntnis von Halsschienengriff, Schaufel- und Brückengriff sollte verbreitet und die sorgfälltige Anwendung geübt werden. Denn jedermann kann plötzlich zum Ersten Helfer oder gar zum unglücklichen Opfer werden. Ein Halskragen, eine Schaufelbahre und eine Vakuummatratze gehören in jedes Notfallfahrzeug und jeden Rettungshelikopter. Zur „Ersten Hilfe" gehören kundige Helfer, geeignete Mittel und kluges Handeln.

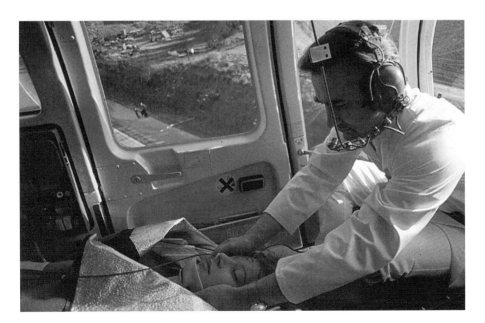

Neurologisches Kontrolldreieck

Bei Verdacht auf Tetraplegie oder Tetraparese durch eine Halsmarkschädigung ist eine Sensibilitätsprüfung an den oberen Extremitäten nötig. Dabei ist zu beachten, Rückenmarksläsionen führen meist zu beidseitigen neurologischen Ausfällen (DD-Plexusschädigung). Bei der neurologischen Untersuchung im oberen Brustbereich können oberflächliche Hautnerven (Nn. supraclaviculares) ein tieferes neurologisches Niveau vortäuschen. Die genaue Diagnose in diesem Bereich ist sehr wichtig. Deshalb ist die beidseitige Überprüfung der Sensibilität über Daumen, Kleinfinger und Ellbogen nach jedem Unfall mit Verletzung am Kopf und im Halsbereich indiziert.

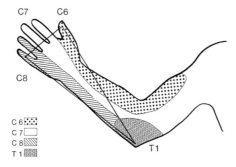

Kleinfinger C 8

Daumen C 6

Ellbogen Th 1

Neurologisches Kontrolldreieck.
Bei Verdacht auf eine Halsmarkschädigung ist eine Prüfung des Empfindungsvermögens an Händen und Armen angezeigt.

C6 = Cervicalnerv 6 = 6. Halsnerv
C8 = Cervicalnerv 8 = 8. Halsnerv
Th 1 = Thoracalnerv 1 = 1. Brustnerv

Erste Hilfe am Unfallort bei traumatischer Querschittlähmung 11

Halsschienengriff

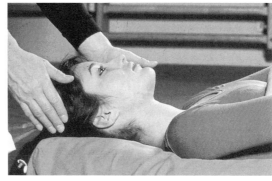

1. Bei Verdacht auf Verletzung der Halswirbelsäule wird der Verunfallte schonend angehalten, ruhig liegen zu bleiben und jede aktive Bewegung zu unterlassen.

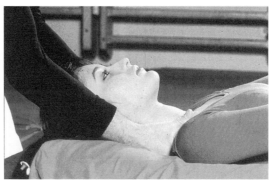

2. Mit dem Halsschienengriff wird eine genügende Stabilisierung möglich und eine gefährliche Achsenknickung oder Drehbewegung zwischen Kopf und Rumpf vermieden.

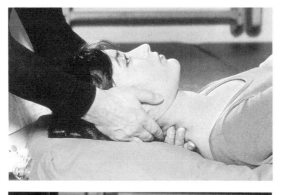

3. Während mit der rechten Hand auf der Schulter abgestützt wird und die Fenger den Nacken umfassen, wird mit der linken Hand der Dopf festgehalten und an den rechten Unterarm geschient.

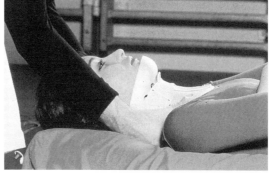

4. Noch besser ist die Fixierung durch das Anlegen eines Spezialkragens aus Plastozot. Auch hier findet für die Bergung der Halsschienengriff Anwendung.

Halskragen

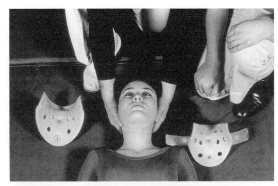

1. Vorerst stabilisiert ein Helfer den Kopf des Patienten.

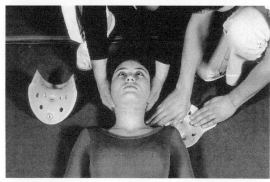

2. Dann wird der Nackenteil des Kragens flachgedrückt und vorsichtig an den Nacken angelagert.

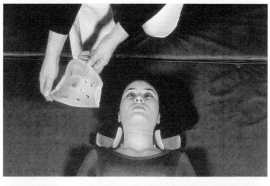

3. Der Vorderteil des Kragens mit Abstützung auf Kinn und Brustteil wird mittels Klettverschluß am Nackenteil befestigt.

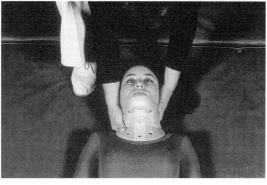

4. Bei der weiteren Bergung wird der Halsschienengriff angewendet.

Rückenlage für Wirbelsäulenverletzte

Allgemein gilt es, Wirbelsäulenverletzte liegen zu lassen, wie man sie auffindet, bis genügend fachkundige Helfer am Unfallort sind, die eine schonende Bergung und richtige Lagerung vorzunehmen imstande sind.
Ausnahmen bilden lebensbedrohende Notfallsituationen wie beispielsweise:
- Verkehrsopfer, die, auf der Straße liegend, im nächsten Moment überfahren werden könnten
- Querschnittgelähmte, die im Autowrack verharren und den Verbrennungstod erleiden würden.
- Opfer der Berge, die inzwischen abstürzen oder erfrieren würden.
- Halsmarkgelähmte, die nach einem fatalen Sprung in untiefes Wasser zu ertrinken drohen.
- Bewußtlose, die durch Verlegung der Atemwege bei fehlender Überwachung den Erstickungstod erleiden müßten.

In solchen und ähnlichen Fällen muß sofort – allenfalls allein – gehandelt werden, selbst wenn dadurch eine erhebliche gesundheitliche Gefährdung des Patienten riskiert werden muß. Es ist die Wahl zwischen möglicher Schädigung und wahrscheinlichem Tod. Zweifelsohne ist für Wirbelsäulenverletzte die Rückenlage besonders geeignet. Die Unterlage hat dabei flach und stabil, bei Querschnittgelähmten zusätzlich gepolstert zu sein. Die zu harte Aufliegefläche führt im gelähmten und damit auch empfindungsgestörten Körperteil in kurzer Zeit zu Hautschäden und später zu Druckgeschwüren.

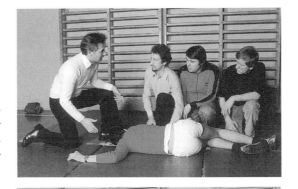

1. Zur Lagerung in Rückenlage sind beim Paraplegiker mindestens 3, beim Tetraplegiker 4 fachkundige Helfer nötig.

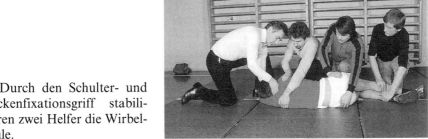

2. Durch den Schulter- und Beckenfixationsgriff stabilisieren zwei Helfer die Wirbelsäule.

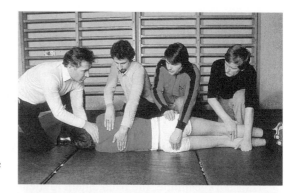

3. Der dritte Helfer bringt die Beine in gestreckte Lage.

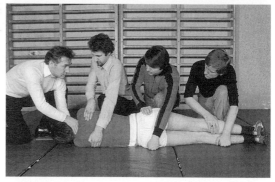

4. Bei Halswirbelfrakturen mit oder ohne Lähmungszeichen sorgt ein vierter Helfer für eine genügende Stabilisierung zwischen Kopf und Rumpf durch den Halsschienengriff.

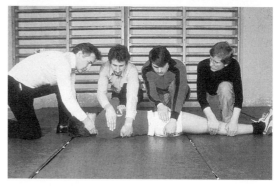

5. Bei Geradhaltung des Körpers des Verunglückten können die Helfer den Patienten in einer aufeinander abgestimmten Aktion um die eigene Achse drehen.

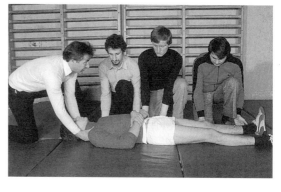

6. Der Querschnittgelähmte wird so gefahrlos in die Rückenlage gebracht.

Notärztliche Versorgung des querschnittgelähmten Patienten am Unfallort

S. Lönnecker

Berufsgenossenschaftliches Unfallkrankenhaus, Abteilung für Anästhesie und Intensivmedizin, Bergedorfer Straße 10, W-2050 Hamburg 80

Grundsätzlich unterscheidet sich die notärztliche Versorgung von traumatisch querschnittgelähmten Patienten nicht von der anderer Unfallverletzter.
Die notfallmedizinischen Maßnahmen beinhalten
1. die Erhebung der Anamnese
2. die klinische Untersuchung
3. die Sicherung der Vitalfunktionen bereits am Unfallort
4. die arztgeleiteten Rettungsmaßnahmen
5. den arztbegleiteten Transport mit geeigneten Rettungsmitteln in ein geeignetes Krankenhaus [3, 5, 8, 10, 14, 17].

Dieses entspricht den allgemeinen Prinzipien der Notfallmedizin zur Abwehr vermeidbarer sekundärer Unfallschäden.

Die Versorgung im einzelnen: Zu jedem Unfall gehört die Anamnese des Geschehens, um ein Bild über die Dynamik der am Verletzten wirksam gewordenen

Tabelle 1. Häufigkeit der Unfallarten und typischer Unfallhergang bei n = 283 intensivbehandelten Wirbelsäulenverletzten

Verkehrsunfall (42%)	Der Frontalzusammenstoß Im PKW eingeklemmt Mit PKW überschlagen Aus Fahrzeug geschleudert Motorradunfall Als Fahrradfahrer angefahren Als Fußgänger angefahren
Arbeitsunfall (20%)	Sturz vom Gerüst, vom Dach Einklemmung durch Arbeitsgerät Schlag, Stoß durch schwere Last
Hausunfall (19%)	Treppensturz Sturz aus Baum oder vom Dach
Sportunfall (6%)	Reitunfall Absturz beim Klettern, Fliegen
Badeunfall (6,5%)	Kopfsprung in flaches Gewässer
Suizidversuch (5%)	Sprung aus Fenster Sprung vor fahrenden Zug
Verbrechen (1%)	Tötungsversuch mit Schußwaffen

Tabelle 2. Rückenmarkverletzung: Symptome

Sensible/motorische Störung
Inkomplette/komplette
Querschnittlähmung
Spinaler Schock

Tabelle 3. Wirbelsäulenverletzung: Symptome

Schmerz
Schonhaltung
Neurologische Ausfälle
Sichtbare Deformität

Kräfte gewinnen zu können. Hierbei ergeben sich die ersten Verdachtsmomente für eine Verletzung der Wirbelsäule und des Rückenmarks allein schon durch das Erkennen typischer Unfallmechanismen [17].

Jeder Patient wird orientierend neurologisch untersucht, um neben dem Grad einer Bewußtseinsstörung periphere motorische und sensible Funktionen zu prüfen. Diese kurze neurologische Befunderhebung und ihre Kontrolle kann für die Operationsindikation und den Operationszeitpunkt später maßgebend sein [4, 5, 10, 12].

Der bewußtseinsklare Patient erleichtert in der Regel dem Notarzt die Diagnosestellung durch gezielte Schmerzangaben und bemerkte sensible und motorische Störungen [3]. Zu bedenken ist aber, daß bei mehr als der Hälfte aller Wirbelsäulenverletzten primär keine neurologischen Ausfälle nachweisbar sind. Entsprechend groß ist somit die Gefahr, daß diese Verletzungen vom erstversorgenden Notarzt übersehen werden.

Die Diagnose einer Rückenmarkverletzung bei einem bewußtseinsgetrübten oder komatösen Patienten ist aufgrund der klinischen Untersuchung erheblich erschwert und häufig nicht möglich. Nach den Erfahrungen der neurochirurgischen Klinik Köln liegt bei etwa 10% der schweren Schädel-Hirn-Traumatisierten gleichzeitig ein Wirbelsäulentrauma, insbesondere der Halswirbelsäule und der oberen Brustwirbelsäule vor [7]. Daher sollte jeder bewußtlose Unfallverletzte so lange wie ein Wirbelsäulenverletzter zu behandeln sein, bis das Gegenteil bewiesen ist [5].

Ein weiteres Symptom einer Rückenmarkverletzung ist neben den sensiblen und motorischen Störungen der „Spinale Schock". Unter dem „Spinalen Schock" verstehen wir eine Phase vegetativer Funktionsstörungen, die sich bei der Mehrzahl akut traumatisierter Rückenmarkverletzter ausbildet. Im Vordergrund stehen hier infolge Vasodilatation die vegetativen Störungen mit Hypotonie und Bradykardie, vor allem bei Störungen oberhalb des 6. Thorakalsegmentes. Beim Halsmarkgelähmten tritt durch Versagen der Interkostal- und Atemhilfsmuskulatur eine respiratorische Insuffizienz unterschiedlichen Ausmaßes hinzu, bis schließlich zur kompletten Atemlähmung bei Läsionen oberhalb C 4, die nur bei rascher kardio-pulmonaler Reanimation überlebt wird.

Der Versuch, die Kreislaufverhältnisse des spinalen Schocks durch massive Infusionen oder Transfusionen zu verbessern, hat in der Regel fatale Folgen, denn die Ursache der Hypotonie ist nicht der relative Volumenmangel, sondern die fehlende Reaktionsfähigkeit des gesamten Herz-Kreislauf-Systems, deren wesentliches Merkmal die Bradykardie ist. Eine übermäßige Flüssigkeitszufuhr führt, insbesondere bei kardio-vaskulärer Vorerkrankung, schnell zum Lungenödem und kardialen Versagen [1, 9, 11, 16, 18, 19].

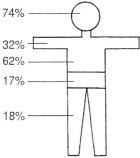

Abb. 1. Verteilung der Begleitverletzungen bei Querschnittlähmung (Polytrauma, n=263). (Aus Meinecke [13])

Eine hypotone, instabile Kreislaufsituation darf aber nie mit der Diagnose „Schock bei spinalem Trauma" abgetan werden. Die Verwechslung mit einem Volumenmangelschock ist leicht und häufig. Nach Ursachen eines Volumenverlustes ist stets zu fahnden. Zum einen kann eine Wirbelsäulenfraktur allein schon zu erheblichen Blutverlusten, insbesondere in das Retroperitoneum und hintere Mediastinum führen, zum anderen bestehen häufig Begleitverletzungen, deren Blutverluste sich addieren und in ihrer Summe schnell lebensbedrohliche Ausmaße annehmen können [11, 17].

Nach einer Untersuchung von Meinecke im Jahre 1987 hatten 63% der bei uns in Hamburg-Boberg frisch aufgenommenen Querschnittgelähmten eine Begleitverletzung und 50% aller ein Polytrauma [13].

Hervorheben möchte ich den hohen Anteil an Thoraxbegleitverletzungen, da diese am ehesten übersehen und in ihrer Schwere falsch eingeschätzt werden. Rippenfrakturen, Hämatothorax, Pneumothorax und Lungenkontusion sind die häufigsten Befunde. Ein solches Verletzungsmuster hat meist eine langandauernde intensivmedizinische Behandlung mit differenziertem Beatmungsmuster zur Folge. Durch eine verzögerte konsequente Primärversorgung droht diesen Patienten eine ARDS mit letalem Ausgang. Es ist bei einem derartigen Verletzungsmuster daher immer daran zu denken, daß man es mit einem schwer polytraumatisierten Patienten zu tun hat und dieser von Anfang an auch wie ein solcher zu behandeln ist [5, 11, 12].

Wie behandeln wir einen Patienten mit traumatischer Wirbelsäulen- oder Rückenmarkverletzung:
1. Wir legen mehrere großlumige periphervenöse Zugänge zur Volumentherapie und Gabe von Medikamenten. Die Sauerstoffgabe über Nasensonde und eine patientengerechte Analgetikatherapie ist selbstverständlich.
   Neben der vorsichtigen Volumengabe werden wir beim Verdacht eines spinalen Schocks positiv inotrope Substanzen – vorzugsweise Dopamin – geben.
2. Bei vorliegender oder drohender Ateminsuffizienz oder dem Bestehen von Begleitverletzungen ist die sofortige orotracheale Intubation und Beatmung in Narkose indiziert.

3. Liegt – insbesondere bei Brustwirbelsäulenverletzungen – ein Thoraxtrauma mit einem Spannungspneumothorax vor, muß evtl. am Unfallort eine Thoraxdrainage gelegt werden.
4. Die kontinuierliche Überwachung der Vitalfunktionen ist obligat [5, 11, 18].

Die Diskussion um eine adjuvante medikamentöse Therapie bei traumatischer Schädigung des Rückenmarks ist durch die Arbeit von Bracken et al. neu entfacht [1, 18, 19]. Um eine Empfehlung für die notfallmedizinische Therapie geben zu können, bedarf es aber weitergehender prospektiver randomisierter Studien. Wir streben bei unserem Vorgehen hochnormale Kreislauf- und Oxygenationsverhältnisse an, um eine optimale Sauerstoffversorgung des Gewebes sicherzustellen.

Ich gebe zu bedenken, daß aus Furcht vor iatrogenen Rückenmarkschäden die Sicherung der Vitalfunktionen nicht vernachlässigt werden darf. Muß ein Halswirbelsäulenverletzter intubiert werden, ist eben besonders schonend vorzugehen. Wenn immer möglich, sollte ein Helfer durch Ziehen am Kopf eine Extension der Halswirbelsäule erreichen, eine Reklination des Kopfes verhindern und die Halswirbelsäule solange geschient werden, bis der Patient intubiert und die Halswirbelsäule äußerlich ruhiggestellt worden ist. Als äußere Schienung für die Halswirbelsäule ist eine Halskrawatte in einer für den Patienten geeigneten Größe anzulegen [5, 10, 15].

Transportiert werden muß jeder Wirbelsäulenverletzte auf einer Vakuummatratze. Gelagert wird der Patient so, daß weder die Vitalfunktionen noch ihre Überwachung beeinträchtigt werden. In den meisten Fällen ist dies die Rückenlage. Bewegungen, die zur Achsenabweichung und Rotation der Wirbelsäule führen, sind auf jeden Fall zu vermeiden. Die Lagerung auf einer Vakuummatratze gibt einen ausreichenden stabilisierenden Schutz bei Umlagerungen und Transport [17].

Jeder Patient mit einer Verletzung der Wirbelsäule und des Rückenmarks sollte zügig einem geeigneten traumatologischen Zentrum zugewiesen werden, das mit der Versorgung dieser speziellen Verletzungsformen vertraut ist. Abzulehnen ist die etappenweise Verlegung von einem Krankenhaus zum nächsten mit verzögerter Primärversorgung. Untersuchungen in den USA belegen, daß die Strategie des Primärtransportes in ein geeignetes Traumazentrum – auch über eine größere Distanz – zu einer deutlichen Senkung der Letalität geführt hat [2, 14, 20]. Die uns zur Verfügung stehenden Rettungshubschrauber sollten daher großzügig als Transportmittel von Wirbelsäulen- und Rückenmarkverletzten eingesetzt werden [13, 17].

Literatur

1. Bracken MB et al. (1990) A randomized, controlled trial of methylprednisolone or naloxone in the treatment of acute spinal-cord injury. New England J Med 322:20:1405–1411
2. Copass MK, Oreskovich MR, Bladergroen MR, Carrico CJ (1984) Prehospital cardiopulmonary resuscitation of the critical injured patient. Am J Surg 148:20
3. Heberer G, Köhle W, Tscherne H (1980) Chirurgie. Springer, Berlin Heidelberg New York
4. Hertz H, Schabus R, Böhler A (1984) Primärbehandlung der Querschnittsläsion. Hefte Unfallheilkd 163:131–135

5. Kalbe P, Kant C-J (1988) Erstmaßnahmen am Unfallort aus der Sicht des Unfallchirurgen. Orthopäde 17:2–10
6. Karimi-Nejad A (1984) Halswirbelsäulenverletzungen. In: Engelhardt GH (Hrsg) Unfallheilkunde für die Praxis. de Gruyter, Berlin New York, S 301–309
7. Karimi A (1988) Traumatische und nichttraumatische Notfälle. de Gruyter, Berlin New York
8. Kinzl L, Raible M (1987) Präklinische Diagnostik und Erstversorgung bei Extremitäten- und Wirbelsäulenverletzungen. Notfallmedizin 13:670–683
9. Klein HJ, Schmidt K (1987) Neurogener Schock. In: Hohlbach G, Schildberg FW, Scriba PC, Klinische und Experimentelle Notfallmed, Bd 7, S 226–239. Schock in der Notfallmedizin, 3. Lübecker Notfallsymposium, September 1985. Zuckschwerdt, München Berlin Wien San Francisco
10. Meinecke F-W (1982) Die posttraumatische Querschnittlähmung – Akutdiagnostik und -therapie. Unfallheilkunde 85:42–50
11. Meinecke F-W (1983) Begleitverletzungen bei Querschnittlähmungen. Zenker R, Deucher F, Schink W, Chirurgie der Gegenwart, Bd IV, Ergänzung. Urban & Schwarzenberg, Berlin München Wien, S 1–19
12. Meinecke F-W (1987) Polytrauma mit Querschnittlähmung. In: Sefrin P, Klinische und Experimentelle Notfallmedizin, Bd 8, S 107–116 (Hrsg) Polytrauma. Zuckschwerdt, München Berlin Wien San Francisco
13. Meinecke F-W (1987) Gegenwärtige Situation der Akut- und Frühbehandlung Querschnittgelähmter in der Bundesrepublik Deutschland. Hefte Unfallheilkd 189:626–637
14. Muhr G, Kayser M (1987) Mehrfachverletzungen – Rettungssysteme, Bergung und Erstversorgung. Chirurg 58:625–630
15. Saternus S (1987) Traumatische Komplikationen bei der Reanimation. Der Notarzt 3:7–11
16. Schirmer M (1987) Der spinale Schock. In: Hohlbach G, Schildberg FW, Scriba PC, Klinische und Experimentelle Notfallmed, Bd 7, S 240–244. Schock in der Notfallmedizin, 3. Lübecker Notfallsymposium, September 1985. Zuckschwerdt, München Berlin Wien San Francisco
17. Stock D (1990) Erste Hilfe am Unfallort und Transport. In: Meinecke F-W Querschnittlähmungen. Springer, Berlin Heidelberg New York Tokyo, S 34–38
18. Thole H, Tryba M, Zenz M (1990) Anästhesiologische Versorgung von Patienten mit Querschnittsymptomatik. Anästhesiologie und Intensivmedizin 3:68–75
19. Werba A, Hertz H, Spiss CK (1989) Die traumatische Querschnittsläsion. Anästhesist 38:503–509
20. West JG, Trunkey DE, Lim RC (1979) Systems of trauma care: A study of two countries. Arch Surg 114:455

Schädel-Hirntraumata bei Rückenmarksverletzungen, medizinische und soziale Implikationen bei der Rehabilitation

Th. Schneider und M. Mäder

Schweizerisches Paraplegiker-Zentrum Basel,
Im Burgfelderhof 40, CH-4055 Basel

Schon lange ist bekannt, daß bei 7 bis 10% der schweren Schädel-Hirntraumata auch Verletzungen der Wirbelsäule auftreten. Bis zum radiologischen Beweis des Gegenteils werden heute bewußtlose Patienten geborgen, gelagert und behandelt, wie wenn zusätzlich eine Rückenmarksverletzung bestünde.

Umgekehrt ist bekannt, daß 30 bis 50% aller Patienten, die wegen einer akuten Rückenmarksverletzung in eine Zentrumsklinik eingewiesen werden, auch ein Schädel-Hirntrauma erlitten haben, und zwar in einem Fünftel bis einem Drittel der Fälle ein mittelschweres bis schweres. Der gemeinsame Weg bei sekundären Komplikationen nach einer Schädel-Hirnverletzung mündet fast immer in einer cerebralen Ischämie. Der Schock mit der arteriellen Hypotonie und Hypoxämie muß deswegen möglichst früh am Unfallort erkannt und behandelt werden. Hierin liegt die Gemeinsamkeit mit der Behandlung einer akuten Querschnittläsion.

1973 bis 1989 wurden 1387 Patienten wegen einer akuten Rückenmarksverletzung im Schweizerischen Paraplegikerzentrum Basel aufgenommen, meist in den ersten Tagen nach dem Unfall. Von diesen erlitten 513 (37%) zusätzlich ein Schädel-Hirntrauma, 423 (30,5%) eine Commotio cerebri (definiert als Bewußtlosigkeit von max. 15 min) und 90 (6,5%) eine Contusio cerebri.

Tetraplegiker waren übereinstimmend mit anderen Untersuchungen nicht zahlreicher von einem Schädel-Hirntrauma betroffen als Paraplegiker.

Am häufigsten handelte es sich bei der Zusatzdiagnose Schädel-Hirntrauma um Frakturen am cervico-thorakalen und thorako-lumbalen Übergang: 235 begleitende Schädel-Hirnverletzungen (46%) entfielen auf Patienten mit Wirbelsäulenläsionen an den wenigen Segmenten HWK4/5 bis HWK7 (143 Patienten) und BWK11/12 bis LWK1 (92 Patienten). Der Dezelerationsmechanismus scheint öfter für das Zustandekommen eines Schädel-Hirntraumas verantwortlich zu sein als ein direkter Aufprall des Kopfes an einem Widerstand.

Heute wird angenommen, daß selbst nach leichten Schädel-Hirntraumen häufig Wahrnehmungsstörungen auftreten, die über die Zeit der retrograden Amnesie hinausreichen und zu Gedächtnisstörungen, Müdigkeit, Kopfschmerzen, Schwindel, Problemen beim Führen von Motorfahrzeugen sowie Schwierigkeiten bei der beruflichen Reintegration führen können.

Als Schlußfolgerung wird festgehalten, daß bei Patienten mit einer Rückenmarksverletzung die Dauer der Bewußtlosigkeit (evtl. fremdanamnestisch) sowie der retrograden Amnesie genau festgehalten werden sollte. Kopf, Sinnesorgane und Hirnnerven werden klinisch sorgfältig auf mögliche Begleitverletzungen hin untersucht. Frühzeitig wird bei Verdacht auf ein Schädel-Hirntrauma eine Computertomographie des Schädels angefertigt, evtl. unter Einschluß einer Dünnschicht-Tomographie der Felsenbeine. Alle Patienten mit einem Schädel-Hirntrauma, selbst diejenigen mit einer Commotio cerebri, sollten neuropsychologisch untersucht werden, hinsichtlich ihrer Lernfähigkeit beim täglichen Training in Physio- und Ergotherapie und ihrer Wiedereingliederungsaussichten bzw. -probleme in Beruf und Familie.

Die Lern- und Trainingsprogramme sollten individuell an die Leistungsmöglichkeiten der Patienten angepaßt werden. Differentialdiagnostisch sollten psychische Veränderungen bei reaktiven Depressionen von denjenigen nach einem Schädel-Hirntrauma abgegrenzt werden. Zur Behandlung der psychischen Folgen nach einem Schädel-Hirntrauma werden spezifische Therapien eingesetzt (Neuropsychologie, Logopädie).

Literatur

Davidoff G et al. (1988) Closed Head Injury in Acute Traumatic Spinal Cord Injury: Incidence and Risk Factors. Arch Phys Med Rehabil 69:869 ff

Moskopp D et al. (1990) Begleitende Wirbelsäulentraumata bei Schädel-Hirn-Verletzten. Unfallchirurg 93:120 ff

Richards JS et al. (1986) Spinal Cord Injury and Closed Head Injury: Co-Incidence Rates Based on a Longitudinal Investigation. Arch Phys Med Rehabil 67:658

Ruckert RF et al. (1985) Spätergebnisse nach schwerem Schädel-Hirn-Trauma. Unfallchirurg 88:99 ff

Scott Richards J et al. (1988) Spinal Cord Injury and Concomitant Traumatic Brain Injury. Am J Phys Med 67:211 ff

Silver JR et al. (1980/81) Associated Injuries in Patients with Spinal Injury. Injury 12:219 ff

Sneed RC et al. (1988) Undiagnosed Spinal Cord Injuries in Brain-Injured Children. AJDC 142:965 ff

Intensivmedizinische Probleme

Akutmaßnahmen bei Tetraplegien C 0 bis C 3 als Voraussetzung einer optimalen Rehabilitation

H. J. Gerner und B. Meister

Werner-Wicker-Klinik, Zentrum für Rückenmarkverletzte,
Im Kreuzfeld 4, W-3590 Bad Wildungen

Abstrakt

Auch bei intensivbehandlungspflichtigen Tetraplegikern müssen alle rehabilitationsorientierten Behandlungsprinzipien von Anfang an beachtet werden, um die Akutphase zu verkürzen, die Mortalitätsrate zu senken und ein menschenwürdiges Überleben im Rahmen extremer Einschränkung zu ermöglichen. Nach 10 Jahren Erfahrung mit 31 Patienten wird das derzeitige Konzept vorgestellt. Dringend müssen vergleichbare Möglichkeiten in anderen Zentren geschaffen werden.

Nicht nur die zunehmende Anzahl primär überlebter traumatischer Tetraplegien, sondern auch die Häufung chronisch beatmungspflichtiger Patienten aus infektiöser, gefäßbedingter, degenerativer oder tumoröser Ursache hat zu einer Zunahme von intensivmedizinischen Anfragen an den rehabilitativ tätigen Arzt geführt. Durch hoffnungslose Überlastung eigener Behandlungskapazitäten kam es rasch zu einem regen interdisziplinären Austausch in Form regelmäßiger telefonischer Kontakte zu vielen intensivmedizinisch tätigen Kollegen. So ist nicht nur die Erfahrung mit eigenen, sondern auch die Kenntnis vieler anderer Patientenverläufe die Grundlage der im folgenden dargestellten Behandlungsempfehlungen.

Die ersten Stunden bis Tage nach Eintritt einer Lähmung C 3 bis C 0 bedeuten eine Destabilisierung *jeder* körperlichen Funktion, die im Ablauf einer bestimmten Gesetzmäßigkeit folgt und deren dynamischer Prozeß bei keiner Gelegenheit außer acht gelassen werden darf. Unter diesen Bedingungen ist bereits der Zeitpunkt des Transportes unter Berücksichtigung der jeweiligen notfallmedizinischen Möglichkeiten abzuwägen. Die Prinzipien der Notfallanästhesie bestimmen Zeitpunkt und Umfang der diagnostischen und operativen Maßnahmen. Jederzeit muß ein lückenloses Monitoring und eine sofortige therapeutische Konsequenz gewährleistet sein (Tabelle 1).

Hypotension mit intravasalem Volumendefizit, Bradykardie bis Asystolie, die Notwendigkeit kontrollierter maschineller Beatmung unter den Bedingungen eines nach Möglichkeit wachen Patienten zur neurologischen Verlaufskontrolle erfordern die kontinuierliche EKG-Aufzeichnung, die arterielle und zentralvenöse Druckmessung, die Überwachung der Blut- und Atemgase, der Urinausscheidung und der Darmmotilität. Die Volumensubstitution wird mit der Gabe von Dopamin kombiniert. Die Bradykardie wird mit Atropin, auf Dauer meist mit Alupent im Perfusor behandelt. Durch die innerhalb weniger Stunden nach Denervation eintretende Permeabilität der motorischen Endplatte für Kaliumionen kommt es zu permanenten Verschiebungen im Elektrolythaushalt. Gleichzeitig

Tabelle 1. Monitoring bei Tetraplegie C0–C3 in der Akutphase

1. EKG-Ableitung
2. CMV mit kontinuierlicher Messung des exspiratorischen CO_2 und O_2
3. Kontinuierliche ZVD-Messung, zusätzlich genügende großvolumige venöse Zugänge
4. Kontinuierliche arterielle Blutdruckmessung, arterielle BGA
5. Kontinuierliche neurologische Kontrolle
6. Stündliche Kontrolle der Diurese und des spezifischen Gewichtes, DK nicht länger als 48 h, suprapubische Harnableitung
7. Regelmäßig (bis stündlich) BB, Gerinnung, Elektrolyte
8. Temperatursonde
9. Magensonde, früh PEG

sind bei operativen Maßnahmen depolarisierende Muskelrelaxantien kontraindiziert.

Mit einer Thrombosehäufigkeit, die alle vier Extremitäten betrifft, rechnen wir zu 100% trotz sofortiger Heparinperfusion und großzügiger Indikation zur frühen Markumarisierung. Weder dies, noch die ultrahohe Kortisontherapie hat nach unserer Erfahrung zu einer wesentlichen Steigerung der Streßulcusrate geführt. Die Prophylaxe besteht in der Gabe von Cimethidin oder Ranithidin in der Kombination mit Sucralfat, wobei der Magensaft-pH bei 4 eingestellt wird, um seine bakterizide Wirkung zu behalten.

Die Thermolabilität des Patienten wird kontinuierlich überwacht und mit physikalischen Methoden behandelt. Temperaturverlusten bei Diagnostik und Operation wird durch Wärmematten, Anwärmung des Inspirationsgases und der Infusionslösungen entgegengewirkt.

Der wache Patient muß Gelegenheit haben, sich in seiner neuen Umwelt zurechtzufinden. Die Blickmonotonie einerseits muß unterbrochen, die Hektik der Intensivstation andererseits abgeschirmt werden. Spiegel, Fernsehapparat, Kopfhörer und Klingel gehören zur normalen Ausstattung. Nach Frühtracheotomie erfolgt baldmöglich die Leckbeatmung über Spezialkanülen (Abb. 1) auch dann, wenn wegen mangelnder Schutzreflexe noch geblockt werden muß. Sprachverstärker machen auch Flüstersprache verständlich. Logopädische Behandlung bringt den Patienten bei, den nach oben geleiteten Luftstrom zu ökonomisieren.

Die Ernährung erfolgt enteral sobald als möglich. Hier sollten dünne nasale oder endoskopisch gelegte Sonden Verwendung finden. Erfolgt eine Entwöhnung vom Respirator, schafft es der Patient zumeist nicht, seinen Kalorienbedarf von vier- bis fünftausend allein durch orale Nahrungsaufnahme zu decken.

Besonders bei Lähmungen der Höhen C0 und C1 kann der Schluckakt durch Mitbeteiligung der kaudalen Hirnnerven oder störende segmental-spinale Einflüsse lange beeinträchtigt sein. Hier muß die krankengymnastische Behandlung orofazial einsetzen und die Kontrakturprophylaxe das Kiefergelenk mit einschließen.

Bei der Lagerung muß auf achsengerechte Stellung der Kopf-Halslinie geachtet werden. Es entstehen sonst Verkürzungen der Sternocleidomastoidei (Abb. 2)

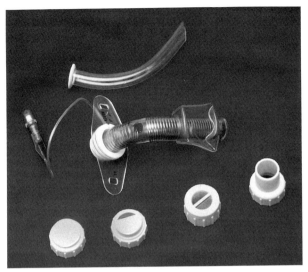

Abb. 1. Tracheoflex-Set mit Phonation und Ballon. Fa. Rüsch, W-7050 Waiblingen

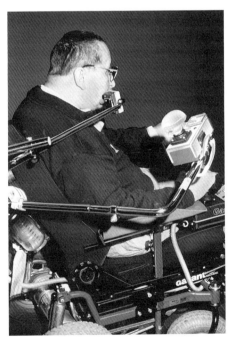

Abb. 2

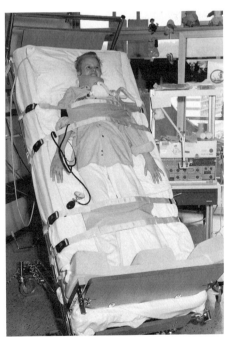

Abb. 3

Abb. 2. Verkürzte ventrale Halsmukulatur nach Langzeitbeatmung und Respiratorentwöhnung bei inkompletter C2-Schädigung

Abb. 3. Stehbelastung unter maschineller Beatmung

mit späterem Defizit der Kopfkontrolle. Die Kopf-Halsmuskulatur wird in der Zervikalstütze zunächst isometrisch gekräftigt.

Sehr früh versuchen wir, durch Stehbelastung die sublaesionelle Herz-Kreislaufregulation zu bahnen, auch wenn dazu weiterhin Dopamin und Alupent eingesetzt werden müssen. Später bildet diese Stehbelastung bei allen unseren Dauerbeatmungspatienten den Anfang der täglichen Routinetherapie (Abb. 3).

Das Training der Spontanatmung erfolgt durch Abhängen von kontrollierter Beatmung mit krankengymnastischer Unterstützung (Abb. 4) zunächst unter pulsoximetrischer Überwachung. Wir haben die Erfahrung gemacht, daß bei teilinnerviertem Zwerchfell die Behandlung nach Vojta deutliche Bahnungen bewirken kann.

Apparative Entwöhnungsversuche sind bei Patienten mit neurogener respiratorischer Insuffizienz meist ungünstig. Wie aus einer Arbeit von Ward (1988) hervorgeht, wird beim Antriggern der Maschine die muskuläre Atemarbeit selbst

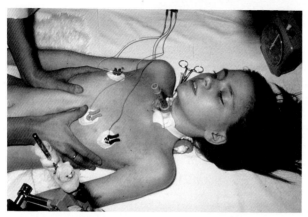

Abb. 4. Krankengymnastische Unterstützung bei der Respiratorentwöhnung

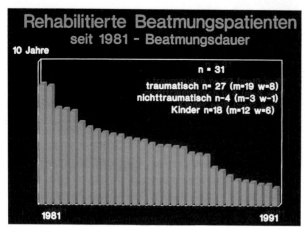

Abb. 5. Beatmungsdauer von 31 Patienten der Lähmungshöhe C 0 bis C 3. 27 davon leben zu Hause, 4 in Einrichtungen ohne Krankenhauscharakter

Tabelle 2. „Warteliste" Dauerbeatmungspatienten

Absagen seit 1985	n = 82
davon seit 1989	n = 46
Traumatisch (männlich = 40/weiblich = 11)	n = 51
Nichttraumatisch (männlich = 20/weiblich = 11)	n = 31
Kinder (männlich = 8/weiblich = 2)	n = 10

beim voll innervierten Menschen nur um höchstens ein Drittel reduziert. Die Patienten ermüden rasch und geraten in den Streß der permanenten Luftnot.

In den letzten 10 Jahren rehabilitierten wir 33 Patienten, die auf Dauer beatmungspflichtig blieben, und von denen 31 überlebten. Die letzten drei Patienten konnten aufgrund des Notstandes in der ambulanten Pflege noch nicht entlassen werden. Die Lähmungen sind in 27 Fällen traumatischer, in 4 Fällen nichttraumatischer Genese (Abb. 5). Über die Hälfte der Patienten sind Kinder.

Seit 1985 registrieren wir die zunehmende Anzahl von Anfragen dauerbeatmeter Patienten, die besonders in den letzten beiden Jahren sprungartig angewachsen ist. Neben der höheren primären Überlebensrate der hochcervikalen Traumen werden wir jetzt häufig auch um Übernahme von Patienten nach neurochirurgischen Eingriffen gebeten (Tabelle 2).

Eine optimale Rehabilitation muß mit Eintritt des Schadens beginnen. Die hohe zervikale Läsion ist nach unserer Kenntnis und Erfahrung nur ein gradueller und nicht ein prinzipieller Unterschied bei der Behandlung Querschnittgelähmter. Der Zeitfaktor und nicht das primär darstellbare Ausmaß der Schädigung bestimmt die Prognose und das daraus resultierende ärztliche Handeln. Die unverantwortlich hohe Zahl solcher Patienten erfordert von allen Zentren ein ernsthaftes Bemühen um die Schaffung geeigneter Behandlungsplätze, bevor die Uhr abgelaufen ist.

Literatur

Katz J et al. (1990) Anesthesia and uncommon diseases, 3rd edn. Saunders, Philadelphia London Toronto
Stoelting RK et al. (1988) Anesthesia and co-existing disease, 2nd edn. Churchill Livingstone, Edinburgh
Ward ME et al. (1988) Optimization of respiratory muscle relaxation during mechanical ventilation. Anesthesiology V(1):69

Atembefundaufnahme und Therapievorschläge bei Hals- und Hoch-Brustmarkgelähmten

K. Lüder und B. Wenck

Berufsgenossenschaftliches Unfallkrankenhaus,
Querschnittgelähmten-Zentrum, Bergedorfer Straße 10, W-2050 Hamburg 80

Bei Hals- und hohen Brustmarklähmungen kommt es insbesondere in der Frühphase durch Ausfälle der primären und sekundären Atemmuskulatur zur massiven Beeinträchtigung der Atemfunktion. Diese ist bedingt durch
1. herabgesetzte oder fehlende Kraft der Atemmuskeln,
2. beeinträchtigte Thoraxmobilität,
3. inadäquate Bronchialhygiene.

Die Erhebung eines Atembefundes (Abb. 1) ist notwendig, um die Beeinträchtigung zu verdeutlichen und um eine gezielte Atemtherapie zu planen. Der Befund wird stets in Rückenlage, zuerst nach Extubation und dann in regelmäßigen Abständen zur Therapiekontrolle erhoben. Dadurch sind Vergleichsmöglichkeiten vorhanden. Sieben Befundparameter werden zur Beurteilung herangezogen:

Vitalkapazität

Zur Beurteilung der Atemsituation ist sie ein objektives und reproduzierbares Maß. Verschiedene Spirometer kommen zur Anwendung. Die VK als Summe des Atemzuges und der Reservevolumina wird in Prozent des Mindestsollwertes angegeben. Die Normwerte sind nach Geschlecht, Größe und Alter in der EGKS-Norm (Europäische Gesellschaft Kohle und Stahl) festgelegt (Abb. 2). Ein Tetraplegiker hat in der Frühphase eine VK von ca. 20%, ein Paraplegiker tiefen Lähmungsniveaus von ca. 80% des Sollwertes.

Diaphragmafunktionen

Die Funktionsgrade sind zu unterscheiden in schwach, mittel und gut. Der Patient wird aufgefordert, maximal einzuatmen. Die durch die Kontraktion des Diaphragmas bedingte Bauchdeckenhebung (im Befund BDH abgekürzt) wird beurteilt:
1. Schwach: Der Bogen der Bauchdeckenhebung ist flach. Ist die Läsionshöhe oberhalb von C 6, also im Innervationsgebiet vom Diaphragma, sollten auch die entsprechenden Sensibilitätszonen von C 3 bis C 5 getestet werden. Die Muskeln Sternocleidomastoideus (C 3), oberer Trapezius (C 4) und Bizeps (C 5) müssen auf Seitendifferenzen oder Ausfälle geprüft werden. Der ständige Einsatz der

Atembefundaufnahme und Therapievorschläge bei Hals- und Hoch-Brustmarkgelähmten

```
PAT:                           KG:
Geb.:               Mindestsollwert der VK (nach EGKS): _____
OP/Datum:
              DIAGN.:/Datum:
              Bemerkungen:

KG:
Datum:

1 VK/%
  Aste:
  Gerät:

2 Diaphragmafunktion

3 Husten
  Ø funkt.
  s. funkt.
  funkt.

4 Atemmuster
  Ahm.
  Diaphragma
  Thorax
  Abdom.

5 Thoraxausdehnung
  Achsel
  Xyphoid

6 Kraft
  M. scm.
  M. trap. (desc.)
  Abdom.

7 Atemfrequenz/
  min
```

Abb. 1. Atembefund
1 mit geschlossener Nase; 2 „mittel" = volle Bauchdeckenhebung, „gut" = volle Bauchdeckenhebung mit Widerstand, „schwach" = 0 volle Bauchdeckenhebung; 3 nicht funktionell, schwach funktionell; 4 Ahm. = Atemhilfsmusk. (Scm, Platysma. ?) 4-Punkteverteilung, bei max. Insp.; 5 Diff. max. Insp./Exp. cm. evtl. Minuswerte; 6 scm = Sternocleidom., norm. MFT; 7 in Ruhe

Atemhilfsmuskeln während der Ruheatmung spricht ebenfalls für eine schwache Diaphragmafunktion.

2. Mittel: Die Bauchdeckenhebung ist vollständig, rund und auswölbend. Dieses entspricht dem Muskelfunktionstestwert 3.

3. Gut: Die Bauchdeckenhebung ist ebenfalls vollständig, jedoch wird beim Testen ein durch Auflegen der Hand gegebener Widerstand überwunden.

Männer

Größe	Alter:	18–19	20–24	25–29	30–34	35–39	40–44	45–49	50–54	55–59	60–64	65–69	70–74	75–79
1,50	VC	3,41	3,27	3,13	2,99	2,85	2,71	2,57	2,43	2,29	2,15	2,01	1,87	1,73
	FEV$_1$	2,90	2,75	2,61	2,46	2,32	2,17	2,03	1,88	1,74	1,59	1,45	1,30	1,16
1,51	VC	3,47	3,33	3,19	3,05	2,91	2,77	2,63	2,49	2,35	2,21	2,07	1,93	1,79
	FEV$_1$	2,94	2,80	2,65	2,51	2,36	2,22	2,07	1,93	1,78	1,64	1,49	1,35	1,20
1,52	VC	3,53	3,39	3,25	3,11	2,97	2,83	2,69	2,55	2,41	2,27	2,13	1,99	1,85
	FEV$_1$	2,99	2,84	2,70	2,55	2,41	2,26	2,12	1,97	1,83	1,68	1,54	1,39	1,25
1,53	VC	3,59	3,45	3,31	3,17	3,03	2,89	2,75	2,61	2,47	2,33	2,19	2,05	1,91
	FEV$_1$	3,03	2,88	2,74	2,59	2,45	2,30	2,16	2,01	1,87	1,72	1,58	1,43	1,29
1,54	VC	3,65	3,51	3,37	3,23	3,09	2,95	2,81	2,67	2,53	2,39	2,25	2,11	1,97
	FEV$_1$	3,07	2,93	2,78	2,64	2,49	2,35	2,20	2,06	1,91	1,77	1,62	1,48	1,33
1,55	VC	3,71	3,57	3,43	3,29	3,15	3,01	2,87	2,73	2,59	2,45	2,31	2,17	2,03
	FEV$_1$	3,11	2,97	2,82	2,68	2,53	2,39	2,24	2,10	1,95	1,81	1,66	1,52	1,37
1,56	VC	3,77	3,63	3,49	3,35	3,21	3,07	2,93	2,79	2,65	2,51	2,37	2,23	2,09
	FEV$_1$	3,16	3,01	2,87	2,72	2,58	2,43	2,29	2,14	2,00	1,85	1,71	1,56	1,42
1,57	VC	3,84	3,69	3,55	3,41	3,27	3,13	2,99	3,85	2,71	2,57	2,43	2,29	2,15
	FEV$_1$	3,20	3,05	2,91	2,76	2,62	2,47	2,33	2,18	2,04	1,89	1,75	1,61	1,46
1,58	VC	3,90	3,76	3,62	3,48	3,34	3,20	3,06	2,92	2,78	2,64	2,50	2,36	2,22
	FEV$_1$	3,24	3,10	2,95	2,81	2,66	2,52	2,37	2,23	2,08	1,94	1,79	1,65	1,50
1,59	VC	3,96	3,82	3,68	3,54	3,40	3,26	3,12	2,98	2,84	2,70	2,56	2,42	2,28
	FEV$_1$	3,29	3,14	3,00	2,85	2,71	2,56	2,42	2,27	2,13	1,98	1,84	1,69	1,55

Abb. 2. Auszug aus: „Mindestsollwerte" von VC + FEV 1 nach EGKS, 1983

Husten

Der Hustenstoß befreit als explosive Exspiration Larynx, Trachea und Bronchien. Maßgebliche Muskeln dafür sind Abdominal- und Interkostalmuskeln. Eingeteilt wird der Hustenstoß in:
1. *Funktionell:* Dieser ist kraftvoll, explosiv und laut.
2. *Schwach funktionell:* Weniger kraftvoll und leise. Während der Exspiration sind höchstens zwei Hustenstöße möglich. Nur die oberen Luftwege werden gereinigt.
3. *Nicht funktionell:* Keine Explosivkraft, flüsternd und hauchend. Um einen funktionellen Hustenstoß durchzuführen, bedarf es des Einsatzes der Bauchmuskeln.

Atemmuster

Das Atemmuster wird mittels einer Vierpunktezuteilung beschrieben. Zur Atembewegung tragen Atemhilfsmuskeln, Diaphragma, Thorax und Abdominalmuskeln in unterschiedlichem Ausmaß bei. Die Punkteverteilung informiert über das Ausmaß der Beteiligung jeder einzelnen dieser Muskelgruppen. Die Stellungsänderung des Thorax, die Bauchdeckenhebung und der Einsatz der Atemhilfsmuskeln Sternocleidomastoideus, Trapezius und Platysma werden während tiefer Inspiration beobachtet und palpiert. Drei Beispiele:
1. *Patient mit kompletter Tetraplegie unterhalb C 6:* Bei einem kräftigen und voll innerviertem Diaphragma ist eine gute Bauchdeckenhebung zu erkennen. Thoraxausdehnung ist nicht vorhanden. Die vier Punkte werden also dem Diaphragma gegeben.
2. *Patient mit kompletter Tetraplegie unterhalb C 4/5:* Das relativ schwache Diaphragma wird von den Atemhilfsmuskeln unterstützt. Die Punkteverteilung richtet sich danach, wie groß diese Unterstützung ist. Die Bewertung kann variieren von drei Punkten für das Diaphragma und einem Punkt für die Atemhilfsmuskeln, bis zu einem Punkt für das Diaphragma und drei Punkten für die Atemhilfsmuskeln.
3. *Patient mit kompletter Paraplegie unterhalb Th 5:* Die Kontraktion der Intercostales bewirkt eine obere Thoraxausdehnung. Die Hauptarbeit leistet weiterhin das Diaphragma. Drei Punkte werden dem Diaphragma, ein Punkt den Thoraxmuskeln gegeben.

Thoraxausdehnung

Die Umfangsänderungen des Thorax zwischen maximaler Exspiration und Inspiration werden mit einem Zentimetermaß auf Höhe des Xyphoid und der Axilla gemessen. Notiert wird der Differenzbetrag. Minuswerte sind durch die Zwerchfellkontraktionen bei fehlendem Widerstand der Interkostalmuskeln bedingt. Die Veränderungen der Meßwerte geben Auskunft über Reinnervation sowie über Kraftzuwachs des Diaphragmas und der Interkostalmuskeln.

Muskelkraft

Das Ergebnis des Muskelkrafttestes informiert über die potentielle Beteiligung der Muskeln an der Atmung. Indirekt sagt er etwas über die Qualität der Atmung aus. Wird die Atemarbeit hauptsächlich durch die Atemhilfsmuskeln geleistet, ist der metabolische Energieverbrauch höher als bei der diaphragmalen Atmung. Getestet werden Sternocleidomastoideus, oberer Trapezius und grob die Bauchmuskeln. Die fragliche Innervation von Interkostalmuskulatur wird über die Befundpunkte IV Atemmuster und V Thoraxausdehnung sowie durch Palpation abgeklärt.

Atemfrequenz

Eine erhöhte Atemfrequenz kann auf ein schwaches Diaphragma hinweisen. Dieses wird durch die Ergebnisse bei Punkt II Diaphragmafunktion und Punkt IV Atemmuster zusätzlich bestätigt. Die einzelnen Untersuchungsmethoden ergänzen sich also und geben ein Gesamtbild über die Atemsituation des Patienten.

Zur Therapie

Aus dem individuell erstellten Atembefund lassen sich gezielte Therapieverfahren herleiten. Ziele sind:
1. Kraft- und Ausdauersteigerung der Muskulatur.
2. Erhalten der Thoraxmobilität.
3. Verbesserung der Bronchialhygiene.

1. Krafttraining: Werden die Atemmuskeln gekräftigt bzw. deren Ausdauer gesteigert, wird die Atmung ökonomischer, die VK größer und die Husteneffektivität besser. Zur Kräftigung eines schwachen und mittleren Diaphragmas sind aktive und aktiv-assistierte Übungen indiziert. Zur aktiven Atemvertiefung werden Atemwegswiderstände gesetzt, Ausgangspositionen verändert, z.B. von flacher Rückenlage zum Sitz und verschiedene incentive Spirometer ausgewählt. Beim aktiv-assistierten Diaphragmatraining wird durch einen Bauchgurt die inspiratorisch und exspiratorische Arbeit unterstützt. Normalerweise sinkt bei der Inspiration der Tonus der Bauchmuskeln ab, verhindert jedoch immer noch, daß das Diaphragma bei zunehmender Spannung die Bauchorgane verdrängt. Es muß sich nämlich auf ihnen abstützen können, um durch Hebung der unteren Rippen den Thorax zu erweitern. In der Exspirationsphase unterstützt der steigende To-

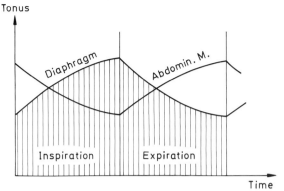

Abb. 3. Zusammenspiel Muskeltonus, Diaphragma und Abdominalmuskeln bei Inspiration und Exspiration. Aus Kapandji, The Physiology of the joints

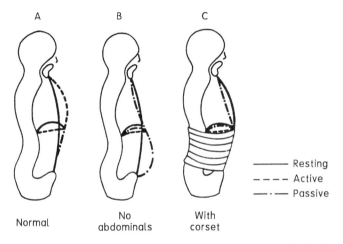

Abb. 4. Darstellung der Unterstützung des Diaphragmas durch einen Bauchgurt. Aus Scot Irwin, Cardiopulmonary physical therapy

nus der Bauchmuskeln das Diaphragma beim Erreichen der Ruhestellung (Abb. 3) und (Abb. 4). Bei Lähmung der Bauchmuskeln kann also ein gut angepaßter Bauchgurt ihre inspiratorische und exspiratorische Funktion teilweise ersetzen. Er ist damit in der Frühphase ein ganz wichtiges Hilfsmittel. Bei guter und mittlerer Diaphragmafunktion empfiehlt sich ein Widerstandstraining. Manschetten mit zunehmendem Gewicht werden auf den Bauch gelegt. Sie dürfen nur so schwer sein, daß der Patient bis zu 15 min ohne Veränderung des Atemmusters und der Atemfrequenz atmet. Widerstandstraining durch Positionsänderung kann hier durch aufrechtes Sitzen, Kopftieflage oder Bauchlage erfolgen.

2. Thoraxmobilisierung: Voraussetzung für effektives Arbeiten der trainierten Muskulatur ist ein beweglicher Thorax. Dieser kann z. B. durch manuelle Tho-

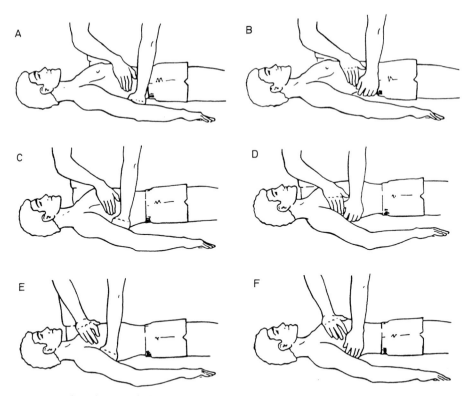

Abb. 5. Passive Thoraxmobilisation auf 3 Ebenen. Aus Scot Irwin, Cardiopulmonary physical therapy

raxmobilisierung, exspiratorische Thoraxkompression oder Einsatz von IPPB-Geräten (wie z. B. Inhalog) mobil gehalten werden. Wie die Illustration zeigt (Abb. 5), wird die Mobilisation in drei Ebenen von caudal nach cranial durchgeführt.

3. Bronchialhygiene: Instruktion des Patienten und der Angehörigen, über Klopfungen, Vibration, Drainagelagerung sowie Hustenhilfen gehören ebenso zur Therapie wie die praktischen Tätigkeiten. Das Husten ist ein wichtiger Bestandteil der Bronchialhygiene. Zur Verbesserung eines ineffektiven Hustenstoßes bedarf es folgender Voraussetzungen:
- Maximal auftrainiertes Diaphragma und Atemhilfsmuskulatur,
- gute inspiratorische und exspiratorische Mobilität des Thorax und
- koordiniertes Schließen und Öffnen der Glottis.

Liegt die Vitalkapazität unter einem Liter, müssen eventuell Überdruckbeatmungsgeräte, z. B. ein Inhalog, zur Anwendung kommen. Dadurch kann das inspiratorische Volumen vergrößert und der Hustenstoß effektiver werden.

Zusammenfassend ist zu sagen: Ein solches standardisiertes Verfahren ist breit anwendbar und ermöglicht die Effektivität der Atemtherapie, auch verschiedener Therapeuten, vergleichbar zu machen.

Literatur

Ciesla N (1989) Chest physiotherapy for special patients, quadriplegic patients. In: Chest physiotherapy in the intensive care unit, 2nd edn. Williams & Wilkins, Baltimore London, pp 262–280

Kapandji IA (1974) Antagonism and synergism of the diaphragm and the abdominal muscles. In: The physiology of the joints, 2nd edn. Churchill Livingstone, Edinburgh

Wetzel JL, Lunsford BR, Peterson MJ, Alvarez SE (1990) Respiratory rehabilitation of the patient with a spinal cord injury. In: Irvin, Scot. Cardiopulmonary physical therapy, 2nd edn. Chapter 25, Respiratory rehabilitation of the patient with a spinal cord injury. Cardiopulmonary physical therapy. Mosby-Yearbook, St. Louis

Maschinelle Beatmung bei polytraumatisierten tetraplegischen Patienten

H. Thole[1], M. Walz[2], E. Gläser[2], M. Tryba[1] und M. Zenz[1]

[1] Berufsgenossenschaftliche Krankenanstalten „Bergmannsheil",
Universitätsklinik für Anästhesiologie, Intensiv- und Schmerztherapie,
Gilsingstraße 14, W-4630 Bochum 1
[2] Chirurgische Universitätsklinik „Bergmannsheil",
Gilsingstraße 14, W-4630 Bochum 1

Halswirbelsäulenverletzungen mit begleitender Querschnittsymptomatik sind extrem selten. In Deutschland erleiden jedes Jahr nahezu 800 Patienten Wirbelsäulenverletzungen mit Querschnittsymptomatik. In unserer Klinik nehmen cervikale Läsionen mit 45% und lumbale Läsionen mit 42% den größten Anteil ein. Thorakale Läsionen liegen bei 13%. Ähnliche Verteilungsmuster finden sich auch in anderen Kliniken [6]. Die Mortalität gerade frischer zervikaler Läsionen liegt mit 45% 3–4mal höher als bei polytraumatisierten Patienten. Nach amerikanischen Statistiken verstirbt etwa ein Drittel der Patienten mit zervikaler Symptomatik bereits am Unfallort an den Folgen der gravierenden kardialen, zirkulatorischen und respiratorischen Komplikationen einer Markschädigung [1].

HWS-Verletzungen mit Querschnittsymptomatik treten meistens isoliert auf. Als häufigste Begleitverletzung sahen wir in einer retrospektiven Untersuchung unserer Patienten der Jahre 1982–90 in 12% ein SHT 1. und 2. Grades (Abb. 1). Bei jedem 10. Patienten trat als Unfallfolge eine Lungenkontusion zusätzlich auf. Gerade dieses Verletzungsmuster – zervikaler Querschnitt und Lungenkontusion – führte in unserer retrospektiven Studie zu einem signifikant erhöhten Mortalitätsrisiko von 80% gegenüber 40% ohne begleitende Kontusion.

Im Vordergrund der Versorgung polytraumatisierter Patienten mit Lungenkontusion steht die Intubation und kontrollierte Beatmung mit positiv endexspiratorischem Druck (PEEP) zur Normalisierung der traumatisch bedingten Reduktion der funktionellen Residualkapazität (FRC). Von vitaler Bedeutung ist dieses bei zusätzlich bestehender zervikaler Querschnittsymptomatik.

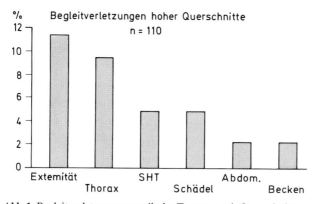

Abb. 1. Begleitverletzungen zervikaler Traumen mit Querschnittsymptomatik

Besteht am *Unfallort* der Verdacht auf eine hohe Querschnittsymptomatik und lassen Prellmarken, Frakturen des äußeren Thorax und/oder ein blutiges Sputum eine Lungenkontusion als wahrscheinlich erscheinen, ist der Patient zum Transport zu intubieren und mit PEEP zu beatmen.

Bei allen sonstigen cervikalen Querschnitten ist bei Fehlen schockrelevanter Begleitverletzungen unter kontinuierlicher Überwachung der kardiopulmonalen Situation (EKG, RR-Messung, Pulsoximetrie) ein Transport in Spontanatmung möglich.

Die *Akutversorgung* hoher cervikaler Querschnitte nach Klinikaufnahme unterscheidet sich nicht von der polytraumatisierter Patienten. Hierzu gehören eine vollständige röntgenologische Darstellung der HWS, ein Rö-Thorax und die abschließende Diagnostik bestehender Begleitverletzungen. Finden sich im Rö-Thorax Hinweise auf eine Lungenkontusion, sollte der Patient in der Notfallaufnahme intubiert und kontrolliert beatmet werden.

Blutgasuntersuchungen können irreführend sein. Gerade das Auftreten einer Normoxie bei Hypokapnie unter Raumluft oder supplementierender nasaler Sauerstoffgabe vermittelt ein falsches Bild. Eine Hypokapnie bei Tachypnoe ist bei diesen Patienten – mit oder ohne Lungenkontusion – Zeichen einer respiratorischen Insuffizienz. Die Tachypnoe führt zu einer Zunahme an Mikroatelektasen und geht so in eine Hypoxie über.

Therapie der Hypoxie ist nicht eine Erhöhung des nasal zugeführten Sauerstoffs, sondern die unmittelbare Intubation. Allen Patienten mit zervikaler Querschnittsymptomatik drohen neben tachypnoischen Atemzyklen auch bradypnoische Phasen. Intermittierende Blutgasuntersuchungen und die pulsoximetrische Überwachung in der Akutphase sind daher erforderlich.

Ergibt sich hierbei unter Sauerstoffgabe ein $paO_2 < 60$ mm Hg, ein $paCO_2 > 45$ mm Hg bei einer arteriellen Sättigung $< 90\%$, so ist in der Akutversorgung eine Intubation zu erwägen. Auf jeden Fall sollte unter dieser respiratorischen Situation der Patient intensivmedizinisch überwacht werden.

Bei Verletzungen im Bereich der HWS muß die Gefährdung des Rückenmarks durch die Intubation selbst berücksichtigt werden. Für diese Verletzungen gilt daher der Grundsatz: *Stabilisierung zur Intubation*. Jegliche Intubation erfordert die vorherige Fixierung der Wirbelsäule (Halskrawatte, Crutchfield-Extension, Helfer).

Die primäre Intubation erfolgt oral. In retrospektiven Studien konnte gezeigt werden, daß bei Fixation der HWS – unter Vermeidung weiterer Reklination – die Intubation ohne zusätzliche Markschädigung erfolgen kann [5]. Für problematische Intubationen – M. Bechterew – und bei elektiven Eingriffen ist die fiberbronchoskopische Intubation als Methode der Wahl anzusehen. Eine blindnasale Intubation ist lediglich Methode der zweiten Wahl.

Inkooperative Patienten, Patienten mit Schädel-Hirn-Traumen und die akute Apnoe erfordern die „Crash-Intubation" unter Aspirationsprophylaxe (Paspertin i.v.; Natriumcitrat p.o.). Bei HWS-Verletzungen sollte die Anwendung des „Krikoid-Drucks" unterbleiben, um eine Markkompression von außen zu vermeiden [2].

Operationszeitpunkt

Leitsatz in der Versorgung polytraumatisierter Patienten ist eine frühzeitige operative Versorgung schockrelevanter Frakturen oder Verletzungen. Zervikale Querschnitte sind hier nicht anders zu behandeln. Bei bestehender chirurgischer Indikation sollte daher eine frühzeitige operative Versorgung dieser Frakturen erfolgen. Tritt die zervikale Querschnittsymptomatik im Rahmen eines Polytraumas auf, so ist die Versorgung schockrelevanter Frakturen und/oder einer spritzenden Blutung vorrangig vor der operativen Wirbelsäulenstabilisierung.

Die akute Verschlechterung der kardiopulmonalen Situation des Patienten bei Vorliegen einer Lungenkontusion und einer HWS-Fraktur ist ein weiterer Grund, den Operationszeitpunkt zu verschieben. Ein rekompensierter Schock, ein $FiO_2 \leq 0.4$ bei einem Atemzeitverhältnis von 1:1 und einem PEEP von 5–10 cm H_2O sind Grenzwerte der Narkosefähigkeit bei Patienten mit cervikaler Querschnittsymptomatik. Sie gelten nicht bei Vorliegen einer akut vitalbedrohlichen Verletzung.

Beatmungstherapie

Gerade bei Patienten mit hoher Querschnittsymptomatik und einer begleitenden Lungenkontusion ist in vielen Fällen eine Langzeitbeatmung erforderlich.

Diese Langzeitbeatmung selbst führt aber zu einer zusätzlichen Schädigung des Alveolarendothels und bedingt einen weiteren Surfactantverlust. Ursachen hierfür sind vorrangig hohe inspiratorische Atemwegsdrucke und die Verwendung toxischer inspiratorischer Sauerstoffkonzentrationen von $\geq 60\%$ ($FiO_2 \geq 0.6$).

Wege zur Vermeidung toxischer Sauerstoffkonzentrationen sind die frühzeitige Anwendung der Inversed-Ratio-Ventilation (IRV) mit Atemzeitverhältnissen bis zu 3:1 (Inspiration:Exspiration) und eine parallele Erhöhung des PEEP auf Werte bis zu 10 cm H_2O. Wir haben hierzu für unsere Klinik ein Stufenschema entwickelt (Abb. 2). Die Anhebung des inspiratorischen Sauerstoffanteils auf Werte $> 60\%$ steht ganz am Ende als ultima ratio unserer Stufentherapie.

Eingang gefunden in die intensivmedizinische Therapie der Lungenkontusion hat in letzter Zeit die Wechsellagerung dieser Patienten [8]. Ergibt sich eine akute Verschlechterung der respiratorischen Situation – $FiO_2 > 0.4$ – werden die Patienten im Drehbett (Stryker-Bett®) gelagert. In mindestens 4–6stündlichen Abständen wird der Patient nun wechselweise auf den Bauch oder den Rücken gedreht. Diese Lagerungsbehandlung führt zu einer Zunahme der Ventilation gerade dorsaler Lungenpartien und ist ursächlich für die Steigerung des dorsalen Ventilation-Perfusionsverhältnisses [10]. Die Verbesserung der Ventilation dorsaler Lungenabschnitte läßt sich durch eine Thorax-CT-Darstellung dokumentieren (Abb. 3, 4). Ein guter Index hierfür ist die in Bauchlage zu erzielende Reduktion des FiO_2 auf Werte unterhalb der Toxizitätsschwelle von 60%. Voraussetzung einer Lagerungsbehandlung bei Patienten mit cervikaler Querschnittsymptomatik bleibt die lagerungsstabile bzw. stabilisierte HWS-Fraktur.

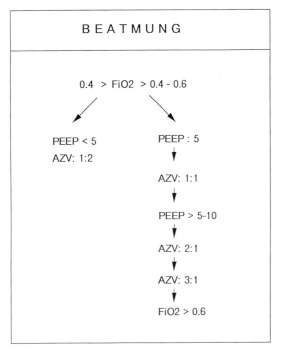

Abb. 2. Stufenschema zur Beatmungstherapie zervikaler Querschnitte

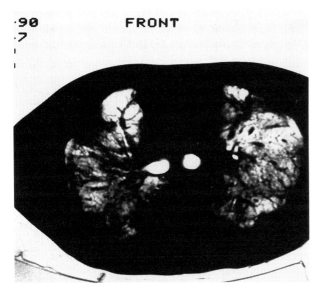

Abb. 3. Polytrauma mit Lungenkontusion. Thorax-CT in Rückenlage. Eingeschränkte Ventilation dorsaler Lungenabschnitte

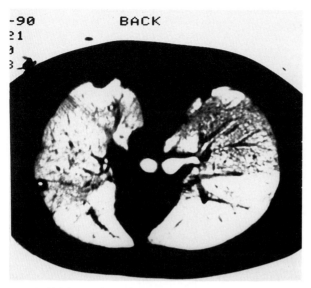

Abb. 4. Gleicher Patient. Thorax-CT in Bauchlage. Deutliche Zunahme der Ventilation abhängiger Lungenpartien

Ist aufgrund der Schwere der HWS-Verletzung oder sonstiger Begleitverletzungen eine Langzeitbeatmung erforderlich, werden die Patienten ab dem 3. Beatmungstag aus pflegerischen Gründen nasal umintubiert. Die Indikation zur Tracheotomie sehen wir aus beatmungsphysiologischen – Totraumverkleinerung –, hygienischen – Sinusitiden – und pflegerischen Gründen frühestens nach 14 Tagen gegeben. Nur bei einer zervikalen Querschnittläsion höher als C 3 und/oder einer zusätzlichen Mittelgesichtsfraktur ist die Indikation zur frühzeitigen Tracheotomie gegeben.

Weaning

Sobald sich eine Normalisierung des Atemzeitverhältnisses mit 1:2 ergeben hat, ein $FiO_2 \leq 0.4$ und ein PEEP ≤ 5 cm H_2O erreicht sind, sollte die Entwöhnung vom Respirator begonnen werden. Wir bevorzugen die patientengesteuerte SIMV-Beatmung (Synchronized intermittent mandatory Ventilation). Hierbei streben wir eine allmähliche Reduktion der maschinellen Beatmungsfrequenzen auf Werte um 0–2 an. Parallel hierzu unterstützen wir die patienteneigene Atmung mit einem ASB(assistierte Spontanatmung)-Flow von 10–15 l/min. Nach Sicherstellung des Gasaustausches unter diesen Bedingungen geht es im nächsten Schritt über zur reinen Spontanatmung – CPAP/ASB (Abb. 5).

Eine Senkung der Atemarbeit des Patienten erfolgt über die Aufrechterhaltung eines positiv endexspiratorischen Drucks von 5–10 cm H_2O. Atmet der Patient unter reiner Spontanatmung über 24 h suffizient, reduzieren wir den positiv endexspiratorischen Druck auf null.

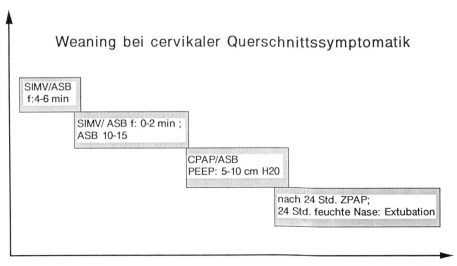

Abb. 5. Stufenschema zur Respiratorentwöhnung zervikaler Querschnitte

Nach weiteren 24 h reiner Spontanatmung unter ständiger Anfeuchtung – feuchte Nase – und pulsoximetrischer Kontrolle extubieren wir den Patienten.

Die Dauer der Entwöhnung vom Respirator wird wesentlich bestimmt von der Höhe des zervikalen Querschnitts. So beträgt die durchschnittliche Weaningperiode bei einer Läsion in Höhe C 4 $12,3 \pm 3$ Tage (Mittelwert $\pm$ Standardabweichung) gegenüber $3,2 \pm 1$ Tag bei einem Querschnitt sub C 6.

Monitoring

Die gravierenden kardiopulmonalen Komplikationen zervikaler Querschnitte gerade in der Akutphase – Bradykardie bis hin zur Asystolie, Atelektasen – verlangen ein umfangreiches invasives und nicht invasives Monitoring. Es unterscheidet sich in nichts von dem polytraumatisierter Patienten. Neben einer arteriellen Verweilkanüle führen wir von Anfang an eine pulsoximetrische Überwachung durch. Die kardiozirkulatorischen Veränderungen zervikaler Wirbelsäulenverletzungen lassen einen möglichst frühzeitigen Einsatz des Swan-Ganz-Katheters als ratsam erscheinen. Mackenzie et al. [7] konnten aber in einer klinischen Studie an 18 Patienten mit zervikaler Querschnittsymptomatik nachweisen, daß die große Mehrzahl ihrer Patienten auch unter Volumentherapie kardial stabil blieb. Erst ab einem Wedge-Druck von 18 mm Hg unter Volumengabe sah er Zeichen der kardialen Dekompensation, die einen titrierten Einsatz von Katecholaminen erforderten. In unserer Klinik ist die Anwendung des Swan-Ganz-Katheters auf solche Patientengruppen beschränkt, bei denen das spinale Trauma einhergeht mit schwersten Begleitverletzungen (Lungenkontusion, abdominelle Blutungen, Frakturen mit hohem Blutverlust).

Begleittherapie

Pulmonale Komplikationen gehören zu den häufigsten Begleiterkrankungen tetraplegischer Patienten. Bis zu einer Läsion in der Höhe C_3 ist, wenn auch drastisch reduziert, eine Spontanatmung möglich. Läsionen der Bereiche C_3/C_4 bis C_5/C_6 führen zu einer mit der Lähmungshöhe unterschiedlich starken Beeinträchtigung der Zwerchfellatmung (Phrenikusläsion). Dies erscheint nicht verwunderlich, wenn man bedenkt, daß bis zu 90% der Vitalkapazität durch Zwerchfellatmung bedingt sind [3, 4].

Läsionen ab einem Bereich C_6/C_7 weisen eine vollständig erhaltene Zwerchfellatmung auf. Respiratorische Probleme sind ab dieser Höhe eher die Folge der gelähmten Interkostalmuskulatur. Durch die eingeschränkte Zwerchfellatmung und das Fehlen der Interkostalmuskulatur ist es den Patienten unmöglich, ausreichend abzuhusten. Eine externe Mobilisation des intrapulmonalen Sekrets ist daher zwingend erforderlich. Dies geschieht auf mechanischem Wege durch intermittierende Lagerungsdrainagen, endotracheales Absaugen, Vibraxmassage bis hin zur externen mechanischen Unterstützung beim Abhusten. Ergänzt werden diese physiotherapeutischen Maßnahmen durch die fiberbronchoskopische Lavage bei ausgedehnten Atelektasen. Durch die Gabe von Bronchodilatatoren wird ein Offenhalten der Atemwege und eine Zunahme der pulmonalen ciliären Clearance angestrebt. Ausreichende Anfeuchtung der Atemgase, eine ausgeglichene Flüssigkeitsbilanz und die intravenöse und/oder intratracheale Anwendung von Sekretolytika erleichtern die Mobilisation des anfallenden Sekrets.

Patienten mit zervikaler Querschnittsymptomatik und einer begleitenden Lungenkontusion verlangen ein optimales Monitoring aller beteiligten Disziplinen. Wir hoffen, durch Anwendung neuerer intensivmedizinischer Behandlungsformen – Wechsellagerung im Stryker-Bett® – eine Senkung der hohen Mortalitätsrate zu erreichen.

Literatur

1. Albin MS (1978) Resuscitation of the spinal cord. Crit Care Med 6:270
2. Aprahamian C, Thompson BM, Finger WA (1984) Experimental cervical spine injury model: Examination of airway management and splinting techniques. Ann Emerg Med 13:584–587
3. Bergofsky EH (1964) Mechanism for respiratory insufficiency after cervical cord injury. Ann Intern Med 61:435–447
4. Bergofsky EH (1979) Respiratory failure in disorders of the thoracic cage. Am Rev Respir Dis 119:643–669
5. Grande CM, Barton CR, Stene JK (1988) Appropriate techniques for airway management of emergency patients with suspected spinal cord injury. Anesth Analg 67:714–715
6. Luce JM (1985) Medical management of spinal cord injury. Crit Care Med 13:126–131
7. Mackenzie CF, Shin B, Krishnaprasad D (1985) Assessment of cardiac and respiratory function during surgery on patients with acute quadriaplegia. J Neurosurg 62:843–849
8. Phiel MA, Brown RS (1976) Use of extreme position changes in acute respiratory failure. Crit Care Med 4:13–17
9. Talucci RC, Shaik KA, Schwab CW (1988) Rapid sequence induction with oral endotracheal intubation in the multiply injured patient. Am Surgeon 54:185–187
10. Thülig B, Hachenberg T, Wendt M, Wiesmann W, Sulkowski U (1991) Beatmung in Bauchlage beim akuten Lungenversagen. Anästhesiol Intensivmed Notfallmed Schmerzther 26:196–198

Kardiorespiratorische Probleme beim Halswirbelsäulen-Verletzten mit Querschnittsymptomatik – Analyse und Management

R. Maier, F. Kutscha-Lissberg, A. Gabriel* und W. Hackl*

I. Universitätsklinik für Unfallchirurgie Wien,
* Intensivstation 41 der Universitätsklinik für Anästhesie und Intensivmedizin, Alserstraße 4, A-1097 Wien

Einleitung

Hohe Morbidität- und Mortalitätsraten der zumeist jüngeren rückenmarksverletzten Patienten stellen in jeder Hinsicht eine ärztliche Herausforderung dar. Obwohl seit dem Anfang unseres Jahrhunderts die Mortalität von 80% deutlich gesenkt werden konnte, liegt sie bei zervikalen Wirbelsäulenverletzungen mit Querschnittlähmung heute noch immer bei 30–40% und ist damit etwa 5× höher als bei polytraumatisierten Patienten ohne Querschnittläsion [1, 4]. Im Gegensatz dazu beträgt die Mortalität bei thorakalen oder lumbalen Verletzungen mit Querschnittläsion nur rund 5%. Die Häufigkeit von Rückenmarkverletzungen beträgt weltweit durchschnittlich 24 je 1 Mill. Einwohner. Betroffen sind überwiegend Männer in der Altersgruppe zwischen 15 und 40 Jahren. Im eigenen Patientengut waren 17 von 18 Patienten jünger als 40 Jahre. Das im Straßenverkehr erlittene Decelerationstrauma stellt mit 50% die häufigste Unfallursache dar [9] (Tabelle 1).

Die exogen-mechanische Primärschädigung des Rückenmarks leitet einen endogen-biochemischen Autodestruktionsprozeß ein, der zu einer weiteren Destruktion führt [6]. Daher stellen Wirbelsäulenverletzte mit Querschnittläsion über dem 7. Brustwirbelkörper hohe Ansprüche an die diagnostische und therapeutische Strategie des Behandlungsteams. Der spinale Schock ist kennzeichnend für das Vollbild des Funktionsverlustes des Rückenmarks. Er ist durch das Fehlen der motorischen, sensiblen und sensorischen Reflexfunktionen distal der Läsionshöhe definiert [4]. Ein neurogener Schock, der durch Bradykardie, Hypotonie und Hypothermie gekennzeichnet ist, läßt sich bei ca. 80% der zervikalen und hohen thorakalen Rückenmarksläsionen nachweisen [5].

Der Grad der respiratorischen Fehlfunktion ist von der Querschnittshöhe abhängig. Dieser Funktionsausfall führt zu einem progredienten respiratorischen Versagen, das in bis zu 50% für die Frühmortalität des tetraplegischen Patienten

Tabelle 1. Unfallursachen

Verkehr	9
Sturz aus Höhe	4
Sturz auf Ebene	3
Sprung ins Wasser	2

verantwortlich ist [7]. Weitere wesentliche Ursachen für das respiratorische Versagen sind die Dämpfung des Atemzentrums durch hohe Endorphinspiegel, sowie häufig assoziierte Verletzungen des Thorax mit Rippenserienfrakturen, Pneumothorax oder Hämatopneumothorax sowie Lungenkontusionen verschiedenster Ausprägung [8]. Daraus resultiert eine Reduktion der Vitalkapazität auf 40–45%, ein nahezu fehlendes exspiratorisches Reservevolumen und die Abnahme der alveolären Ventilation um bis zu 60% [7]. In der ersten Phase nach dem Trauma kann es dadurch zu einer arteriellen Hypoxämie mit paO_2-Werten von < 80 mm Hg kommen [4, 7]. Bei bestehender Hypoxie erhöht sich dadurch die Rate schwerer Bradykardien [3].

Die kardiozirkulatorischen Veränderungen sind durch autonome Hyper- und Hyporeaktivität gekennzeichnet. Die primär unmittelbare Reaktion ist eine systemische Hypertension, die auf eine massive Katecholaminfreisetzung zurückzuführen ist [2]. Dieser initialen Reaktion folgt bei Läsionen auf zervikalem Niveau eine Phase, die durch Hypotension und Bradykardie charakterisiert ist. Ursache dafür ist die Unterbrechung des Sympatikus. Der tetraplegische Patient kann sich in Folge seiner gestörten kardiozirkulatorischen Homöostase der wechselnden Hämodynamik nur sehr schlecht anpassen.

Therapeutische Strategien

Der Erfolg bei der Versorgung des Rückenmarksverletzten hängt wesentlich vom exakten Zusammenspiel aller am Traumateam Beteiligten ab. Einer der wesentlichsten Punkte in der frühen Phase ist die Sicherstellung einer adäquaten Oxygenierung. Die Indikation zur endotrachealen Intubation ist daher auch schon am Unfallort großzügig zu stellen [10]. Die Sicherstellung der Vitalfunktionen durch eine adäquate Oxygenierung und eine entsprechende Kreislaufstabilisierung sind als vorrangig zu betrachten. Eine arterielle Hypoxie von $paO_2 < 80$ mm Hg und eine Hyperkapnie von $paCO_2 > 45$ mm Hg, kombiniert mit einer eingeschränkten Bewußtseinslage des Patienten machen eine Intubation zwingend notwendig [12]. Generell benötigen Patienten mit Läsionen über C 5 eine sofortige respiratorunterstützte oder kontrollierte Beatmung.

Der hämodynamisch instabile, schockierte querschnittsgelähmte Patient bedarf eines exakten Monitoring, das eine Volumentherapie unter laufender Hämodynamikkontrolle ermöglicht. Monitiert werden EKG, arterieller Blutdruck, Volumenstatus, Stundenharnmenge und Temperatur. Das Legen eines Pulmonaliskatheters trägt besonders bei Vorliegen von Zusatzverletzungen wesentlich zur exakteren Einschätzung der kardiozirkulatorischen Situation bei [5]. Hypotensive Phasen mit systolischen Blutdruckwerten unter 90 mm Hg sind unbedingt zu vermeiden. Durch entsprechenden Volumenersatz sollte ein mittlerer arterieller Druck von mindestens 85–90 mm Hg aufrecht erhalten werden [11]. Dazu ist eventuell die Unterstützung durch eine niedrige Dopamindosierung nötig. Die bei 45% unserer Patienten zum Zeitpunkt der Aufnahme festgestellte Bradycardie (HF < 50/min) konnte unter Atropin normalisiert werden.

Patientengut

Nach diesem Konzept wurden an der I. Univ.-Klinik für Unfallchirurgie und an der Intensivstation 41 der Klinik für Anästhesie und Intensivmedizin zwischen 1985 und 1990 18 Patienten mit HWS-Verletzungen, 16 mit kompletter und 2 mit inkompletter Querschnittläsion behandelt. Läsionen über C 4 traten bei 4 Patienten (22,2%) auf, die Segmente C 5–C 7 waren etwa gleich häufig betroffen (Abb. 1). 33% der Patienten waren polytraumatisiert. Extremitäten- und Abdominalverletzungen sowie ein Schädel-Hirn-Trauma (SHT) waren die häufigsten Zusatzverletzungen. Bei 2 Patienten lag zusätzlich eine Trachealruptur vor.

Besonderen Wert legen wir auf die schnelle Dekompression des Rückenmarks, um für den Patienten die bestmöglichen Voraussetzungen für eine eventuelle Remission der neurologischen Symptomatik zu schaffen. Innerhalb von 12 h nach dem Trauma konnten 14 Patienten (78%) operativ dekomprimiert und stabilisiert werden (Tabelle 2).

Postoperativ wurden die Patienten auf die Intensivstation transferiert. Bis auf 4 Patienten, die tracheotomiert werden mußten, wurde bei allen anderen, nach durchschnittlich 8 Tagen [2–27] die Extubation vorgenommen. Als eine der Meßgrößen für die angestrebte Extubation wird die Alveoläre-arterielle Sauerstoffdifferenz ($AaDO_2$) herangezogen. Lagen Werte deutlich unter 200 mmHg vor, so konnte die Extubation vorgenommen werden. Knapp 75% der Patienten entwickelten unter Respiratortherapie Atelektasen unterschiedlicher Ausprägung. Hingegen trat nur bei 50% der Patienten eine Pneumonie auf. Zur Kreislaufstabilisierung waren nie Dopamingaben von mehr als 5 µg/kg KG notwendig. Die

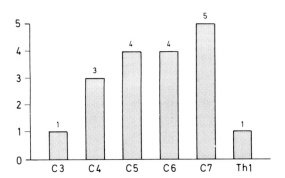

Abb. 1. Querschnitthöhe

Tabelle 2. OP-Zeitpunkt

6 h	5
12 h	9
24 h	2
1 Woche	1
nach 1 Woche	1

durchschnittliche Aufenthaltsdauer in der Intensivstation betrug 15,5 Tage [6–34].

Während der Intensivphase sind 3 Patienten verstorben, ein weiterer kurz postoperativ. Alle verstorbenen Patienten hatten komplette Querschnittläsionen über C 6. Todesursache war 2mal die Pneumonie, ein Patient ist am SHT verstorben. Bei den an der Pneumonie verstorbenen Patienten lagen die $AaDO_2$ Werte ab dem Auftreten der Pneumonie nie unter 200 mm Hg. Es traten Spitzenwerte bis zu 377 mm Hg auf.

Zusammenfassung

Das Auftreten einer traumatischen Querschnittläsion bedeutet für den davon Betroffenen ein gravierendes Ereignis. Für die weitere Prognose ist eine interdisziplinäre Zusammenarbeit aller am Notfall „Querschnitt" Beteiligten für den Patienten von außerordentlicher Bedeutung. Die frühestmögliche Dekompression und Stabilisierung sowie eine adäquate Therapie der kardiorespiratorischen Probleme können dazu beitragen, daß die noch immer hohe Mortalität weiter gesenkt werden kann.

Literatur

1. Albin MS (1978) Resuscitation of the spinal cord. Crit Care Med 6:270
2. Albin MS (1984) Acute spinal cord trauma. Textbook of critical care. Saunders, Philadelphia, p 928
3. Frankel HI, Mathias CJ, Spalding CMK (1975) Mechanisms of cardiac arrest in tetraplegic patients. Lancet II, Heft 7946:1183
4. Fraser A, Edmonds-Seal J (1982) Spinal cord injuries. A review of problems facing the anaesthetist. Anaesthesia 37:1084
5. Green BA, Eismont FJ (1977) Acute spinal cord injury: a systems approach. Cent Nerv Syst Trauma 1:173
6. Hall M (1982) On the diseases and derangements of the nervous system. Bailliere 1841:256
7. Ledsome JR, Sharp JM (1981) Pulmonary function in acute cervical cord injury. Am Rev Respir Dis 124:41
8. Mc Vicar JP, Luce JM (1986) Management of spinal cord injury in the critical care setting. Crit Care Clin 2:747
9. Meinecke F-W (1982) Die posttraumatische Querschnittlähmung – Akutdiagnostik und -therapie. Unfallheilkunde 85:42
10. Rimel R, Winn R, Rice P, Butler A, Edlich RG, Buck R, Jane J (1981) Pre-hospital treatment of the spinal cord patient. Resuscitation 9:29
11. Sarant G, Chipman C (1982) Early management of cervical spine injury. Postgrad Med 71:164
12. Werba A, Hertz H, Spiss CK (1989) Die traumatische Querschnittsläsion. Anaesthesist 38:503

Lungenkontusion, Pneumo- und Hämatothorax als häufige Komplikation von BWS-Verletzungen

J. J. Glaesener, W. Hasse und G. Exner

Berufsgenossenschaftliches Unfallkrankenhaus,
Querschnittgelähmten-Zentrum, Abteilung Anästhesie,
Bergedorfer Straße 10, W-2050 Hamburg 80

Aus dem Jahr 1967 stammt die Aussage von Frankel, daß Begleitverletzungen des Brustkorbes in fast allen Fällen einer BWS-Verletzung auftreten und häufig bei Verletzungen des dorso-lumbalen Überganges [2]. In gleicher Weise verweist Meinecke in mehreren Veröffentlichungen auf die Korrelation von Brustkorbverletzungen mit Verletzungen der Brustwirbelsäule [6, 7]. Seinen genauen statistischen Auswertungen verdanken wir den Nachweis, daß sich der Anteil des Thoraxtraumas an den Begleitverletzungen bei traumatischer Querschnittlähmung seit 1967 regelrecht verdoppelt hat [4–6, 8] (Abb. 1).

Das Auswerten der eigenen Patientendaten aus dem QZ Hamburg seit dem Jahr 1985 zeigt ebenfalls eine konstante Zunahme an Begleitverletzungen des

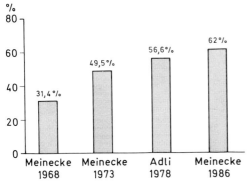

Abb. 1. Anteil der Thoraxtraumata an den Begleitverletzungen bei Querschnittlähmung (Literatur nach Erscheinungsjahr)

Tabelle 1. Inzidenz der Thoraxbegleitverletzung bei zur Erstrehabilitation aufgenommenen Unfallverletzten im QZ-Hamburg

	Gesamt	Davon mit Thoraxverletzung	
1985	119	22	18,5%
1986	124	29	23,4%
1987	122	33	27%
1988	123	36	29,2%
1989	132	43	32,5%
1990	130	42	32,3%

Thorax. In Absolut-Prozent findet sich für das Jahr 1989 und 1990 eine Inzidenz von 32% an Begleitverletzungen des Brustkorbes bei den insgesamt 262 stationär aufgenommenen Unfallverletzten mit Querschnittlähmung (Tabelle 1).

Unser Anliegen war es jedoch in erster Linie, die Korrelation zwischen der Begleitverletzung am Thorax und der BWS-Verletzung zu untersuchen, was trotz zahlreicher Publikationen über das Thoraxtrauma [3, 9, 10, 13] bislang nur vereinzelt geschehen ist und dann nur an relativ kleinen Patientenzahlen [11]. Dieses geschah anhand der Patienten, die in der Akutphase auf der anästhesiologischen Intensiv-Station des BUK Hamburg behandelt wurden, wobei wir uns wegen der personellen Kontinuität der Behandlung, der Einheitlichkeit des diagnostischen und des therapeutischen Vorgehens auf den Zeitraum Januar 1988 bis Ende Februar 1991 beschränkt haben.

Insgesamt wurden 283 Patienten im vorgenannten Zeitraum wegen einer Wirbelsäulenverletzung intensivbehandelt, 203 mit Querschnittlähmung und 80 ohne Querschnittlähmung (Abb. 2). Die demographischen Daten entsprechen bezüglich Alters- und Geschlechtsverteilung denen aus der Sammelstatistik für die gesamte Bundesrepublik aus den vergangenen 10 Jahren, so daß wir bei der von uns untersuchten Patienten-Gruppe von einer repräsentativen Population ausgehen konnten (Tabelle 2).

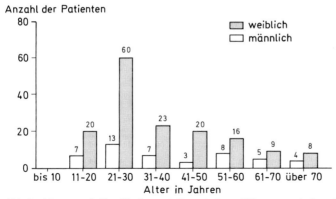

Abb. 2. Alters- und Geschlechtsverteilung bei n = 203 traumatischen Querschnittlähmungen – BUKH-Intens.

Tabelle 2. Demographische Daten der n = 283 Wirbelsäulenverletzten mit und ohne Querschnittlähmung:

	Mit QSL	Ohne QSL
Anzahl	203	80
Alter	38,1 ± 4,2 J.	37,2 ± 4,2 J.
Männer/Frauen	156/47	53/27
Im Verhältnis	3,3 : 1	2 : 1
HWS-Verletzung	95	24
BWS-Verletzung	82	17
LWS-Verletzung	26	39

Tabelle 3. Häufigkeit der Begleitverletzungen bei frischer traumatischer Querschnittlähmung – BUKH-intensiv

Aufnahmen 1/88–2/91 gesamt	203
Ohne oder geringe Begleitverletzungen	76 (37,5%)
Mit Mehrfachverletzungen (Polytrauma)	127 (62,5%)

Tabelle 4. Aufschlüsselung der polytraumatisierten Patienten mit frischer traumatischer Querschnittlähmung

Polytraumata gesamt	127	N%
Mit Thoraxtrauma	96	76
Mit Schädelhirntrauma	57	45
Mit Bauchtrauma	17	13
Mit Beckenfraktur	10	8
Mit Extremitätenfraktur	43	34

Zum besseren Vergleich mit den Resultaten früherer Publikationen verständigten wir uns auf den Begriff des Polytraumas, wie er von Tscherne 1977 definiert wurde [14]. Desgleichen waren wir bemüht, strenge Kriterien bei der Definition des Thoraxtraumas anzuwenden, damit nicht eine isolierte Rippenverletzung oder eine Thoraxprellung fälschlicherweise Eingang in die Statistik findet. Hier orientierten wir uns an den Definitionskriterien von Schweiberer [12].

Bei den 203 ausgewerteten traumatischen Querschnittlähmungen fanden wir nur in 37,5% der Fälle keine erwähnenswerte Begleitverletzung neben der Wirbelsäulenverletzung, während ein Polytrauma nach der obigen Definition immerhin in 62,5% der Fälle vorlag (Tabelle 3). Von diesen 127 querschnittgelähmten Patienten mit Polytrauma hatten 96 Patienten ein Thoraxtrauma, während nur in 45% der Fälle ein begleitendes Schädelhirn-Trauma nachgewiesen werden konnte (Tabelle 4).

Beim Aufschlüsseln nach Höhe der Wirbelsäulenverletzung zeigte sich tatsächlich eine Häufung von Thoraxverletzungen in Verbindung mit Verletzungen der Brustwirbelsäule (Abb. 3). Dieses Zusammentreffen von Brustwirbelsäulenverletzungen mit Brustkorbverletzungen in immerhin 82% der Fälle läßt sich allerdings nur bei BWS-Verletzungen mit neurologischem Schaden nachweisen und steht also vermutlich mit der Rasanz des Traumas in Verbindung, da bei den Brustwirbelsäulenverletzungen ohne Querschnittlähmung der Anteil der Brustkorbverletzungen um die Hälfte niedriger ist (Abb. 4).

Die Untersuchung des Verletzungsmusters (s. Tabelle 5) am Thorax bei den 96 brustkorbverletzten Querschnittgelähmten ergab erwartungsgemäß einen hohen Prozentsatz an Rippenfrakturen, wie er auch von zahlreichen anderen Autoren zuvor beschrieben wurde [4, 6, 9]. Unerwartet war die hohe Inzidenz des Hämatothorax mit immerhin 75%, wobei er in fast der Hälfte der Fälle sogar beidseitig gefunden wurde. Erwähnenswert ist ebenfalls der beträchtliche Anteil an

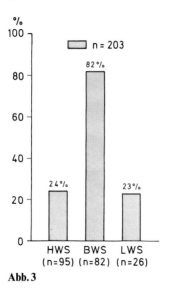
Abb. 3

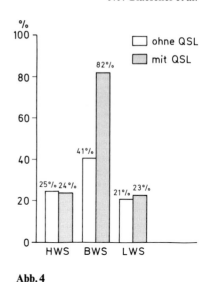
Abb. 4

Abb. 3. Häufigkeit des begleitenden Thoraxtrauma bezogen auf die Verletzungshöhe bei 203 traumatischen Querschnittlähmungen (QSL)

Abb. 4. Häufigkeit des begleitenden Thoraxtrauma bei Wirbelsäulenverletzung mit und ohne traumatische Querschnittlähmung

Tabelle 5. Verletzungsarten im Thorax bei 96 polytraumatisierten Querschnittlähmungen:

Verletzung	Anzahl	%
Hämatothorax	72	75
(davon beidseitig)	31	
Rippenfrakturen	63	66
(davon Rippenserienfraktur)	49	
Lungenkontusion	46	48
Pneumothorax	30	31
(mit Spannungspneumothorax)	1	
Contusio cordis	8	8
Sternumfraktur	2	2
Traumatische Aortenruptur	2	2

Lungenkontusionen mit 48%, d. h. einem Auftreten in fast der Hälfte der von uns untersuchten Thoraxtraumen.

Das Auswerten der auf der Intensivstation in der Akutphase aufgetretenen Komplikationen (s. Tabelle 6) zeigt eine Häufung von Pneumonien und rezidivierenden Atelektasen als typische Folgen der oben erwähnten Lungenkontusionen.

Entsprechend benötigten alle 96 Patienten mit Verletzungen des Brustkorbes eine Intensivbehandlung, die durchschnittlich 19,7 Tage dauerte. 92% dieser Patienten waren respiratorpflichtig, wobei die Dauer der Beatmung im Mittel 2 Wochen betrug. Tracheotomien waren bei 18 der 96 Patienten notwendig und er-

Tabelle 6. Verletzungskomplikationen in der Akutphase bei 96 thoraxtraumatisierten Querschnittslähmungen

		Anzahl
Respiratorisch	Pneumonie	34
	Rez. Atelektasen	46
	Rez. Pleuraergüsse	10
	Rez. Pneumothoraces	6
	Bronchopleurale Fistel	1
	Spannungspneumothorax	1
	Thorakale Blutung	1
	Lungenembolie	2
	ARDS	2
	Trachealstenose	6
Cardial	Schwere Rhythmusstörung	9
Cerebral	Delir/Psychosyndrom	16
	Apallisches Syndrom	1
Abdominal	Ileus/Peritonitis	3
	Ulcus/Magenperforation	3
Allgemein	Sepsis	12
	Akutes Nierenversagen	3
	Multiples Organversagen	3
	Exitus letalis	5

Tabelle 7. Aufschlüsselung der Intensivbehandlung bei n = 96 Querschnittlähmungen mit Thoraxtrauma

	Anzahl	Mittelwerte
Intensivtherapie:	96	19,7 Tage/Pat. (1–150)
Respiratortherapie:	88 (92%)	14,7 Tage/Pat. (1–150)
Thoraxdrainage:	74 (77%)	2 Drainagen/Pat.
(davon bds.)	30	(1–5)
Bronchoskopie:	60 (63%)	3,4 Bronch./Pat. (1–13)
Tracheotomie:	18 (19%)	19 Tage n. Unfall

Tabelle 8. Letalität der traumatischen Querschnittslähmung (QSL) mit und ohne Begleitverletzungen

	Gesamt	Letal	
QSL ohne Begleitverletzung	76	7	(9%)
(davon Paraplegie)	20	0	
(davon Tetraplegie)	56	7	(12,5%)
QSL mit Mehrfachverletzung	127	5	(4%)
(ohne Thoraxtrauma)	31	0	
(mit Thoraxtrauma)	96	5	(5%)

folgten im Mittel am 19. Beatmungstag. Thoraxdrainagen wurden bei 77% der Patienten gelegt, im Mittel 2 Drainagen pro Patient (Tabelle 7).

Angesichts der von einigen Autoren angeführten hohen Letalität bei Thoraxtraumen im Rahmen eines Polytraumas [3, 10] interessierte uns der Vergleich mit den von uns behandelten Patienten (s. Tabelle 8). Es zeigte sich eine Letalität von 9% bei den auf der Intensivstation behandelten Querschnittgelähmten ohne Begleitverletzung, wobei es sich ausnahmslos um Patienten mit HWS-Verletzungen handelte und der Altersdurchschnitt dieser 7 Patienten 68 Jahre betrug. Bei den polytraumatisierten Querschnittgelähmten betrug die Letalität 4%, wobei der letale Ausgang der Intensivbehandlung ausnahmslos Polytraumatisierte mit einer Begleitverletzung des Thorax betraf.

Zusammenfassend haben wir feststellen können, daß die Häufigkeit der Thoraxtraumen als Begleitverletzung auch seit 1985 bei der traumatischen Querschnittlähmung weiter zugenommen hat und derzeit 32% beträgt. Bemerkenswert für uns war der hohe Anteil der Brustkorbverletzung am Polytrauma, der mit 76% bei den in der Intensivstation der BUKH behandelten Patienten den Anteil der Schädelhirn-Traumen mit nur 45% deutlich übertroffen hat.

Von hervorragender Wichtigkeit erscheint uns jedoch die Erkenntnis, daß tatsächlich in 82%, d.h. in über $^4/_5$ der Fälle, die BWS-Verletzung mit Querschnittlähmung mit einer Begleitverletzung am Thorax korreliert ist. Der Häufigkeit nach handelte es sich dabei in drei Viertel der Fälle um einen Hämatopneumothorax und in der Hälfte der Fälle um eine Lungenkontusion.

Da die von zahlreichen Autoren [13, 15] als Basis der Diagnostik des Thoraxtraumas empfohlene ap-Röntgenaufnahme allein nicht hinreicht zur Differenzierung zwischen Atelektase, Lungenkontusion und Hämatothorax und somit oft zu einer Unterschätzung der Schwere des Thoraxtraumas führt, sind wir seit 2 Jahren dazu übergegangen, bereits während der Primärdiagnostik bei BWS-Verletzungen eine orientierende Computertomografie des Thorax durchzuführen. Im Rahmen dieser erweiterten CT-Diagnostik sind auch ventrale Pneumothoraces nachweisbar bzw. können unklare Mediastinalverbreiterungen rasch abgeklärt werden. Die Bedeutung dieser optimierten Diagnostik für die Behandlung in der Akutphase soll an einem *Fallbeispiel* erläutert werden.

Bei einem 28jährigen Soldaten, der sich mit seinem Jeep überschlagen hatte, bestand eine BWK-5/6-Luxationsfraktur mit motorisch und sensibel kompletter Querschnittlähmung und begleitendem schweren Thoraxtrauma. Bei der im erstversorgenden Krankenhaus durchgeführten ap-Röntgenaufnahme wurde die rechtsthorakale Verschattung als Hämatothorax gedeutet (Abb. 5). Beim Versuch, den vermeintlichen Erguß zu evakuieren, kam es zur intrapulmonalen Fehllage der Thoraxdrainage mit konsekutivem Spannungspneumothorax auf dem anschließenden Lufttransport (Abb. 6).

Bei Aufnahme im BUK Hamburg befand sich der Patient in einem schweren Kreislaufschock mit Hypoxie trotz Beatmung mit 100% Sauerstoff. Auch nach sofortiger Entlastung des Spannungspneumothorax mit zusätzlichen Drainagen konnte keine Verbesserung der Oxygenierung erreicht werden. Ursache der schweren Lungenfunktionsstörung war nämlich eine ausgedehnte rechtsseitige Lungenkontusion bei Sternumfraktur, wie sie auch bereits auf den mitgegebenen CT-Aufnahmen hätte erkannt werden können (Abb. 7, 8). Vorrang hatte dementsprechend die Stabilisierung der Lungenfunktion durch Respiratortherapie in Kombination mit Flüssigkeitsrestriktion, Bronchoskopie und Drainagelagerungen, während operative Maßnahmen an der Brustwirbelsäule in gemeinsamer Absprache zurückgestellt wurden.

Angesichts der oben erwähnten Häufung von Begleitverletzungen am Brustkorb bei Brustwirbelsäulenverletzungen mit Querschnittlähmung und der hier beispielhaft dargestellten Schwere des daraus resultierenden Polytraumas zeigt sich einmal mehr, daß der frisch querschnittgelähmte Patient nur im Rahmen eines funktionierenden spezialisierten und multidisziplinären Teams optimal versorgt werden kann [16].

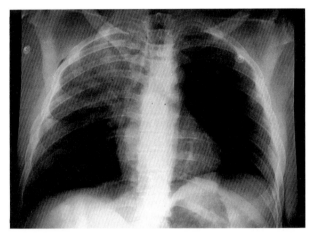

Abb. 5. Rechtsthorakale Verschattung und Hauptemphysem bei Erstdiagnostik

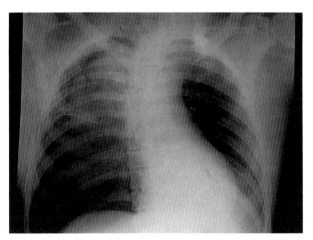

Abb. 6. Spannungspneumothorax nach Legen einer Bülau-Drainage

Abb. 7 u. 8. Lungen-CT mit Verdichtung der gesamten rechten Lunge infolge Lungenkontusion

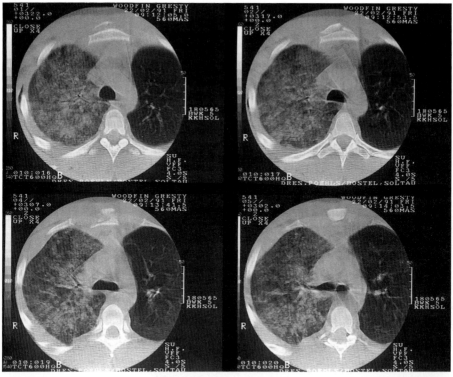

Abb. 7 ▲

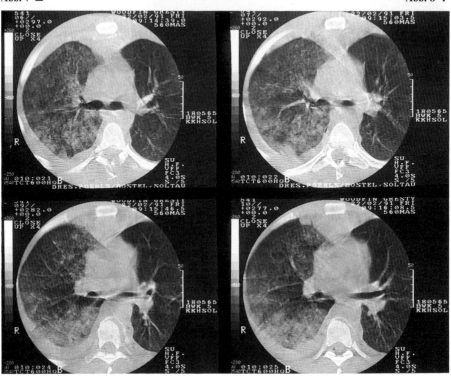

Abb. 8 ▼

Literatur

1. Adli G (1978) Lésions associées et paraplégie. Ann Méd Phys T XXI:468–477
2. Frankel HL (1967) Associated chest injuries. Paraplegia 5:221–225
3. Hartel W, Steinmann R (1982) Die Thoraxverletzung beim Polytraumatisierten. Wehrmed Monatsschr Heft 5:139–146
4. Meinecke F-W (1967) Frequency and distribution of associated injuries in traumatic paraplegia and tetraplegia. Paraplegia 5:198–209
5. Meinecke F-W (1977) Pelvis and limb injuries in patients with recent spinal cord injuries. Proceedings of the 19. Spinal Cord Inj. Conf. 1973, 205–212
6. Meinecke F-W (1983) Begleitverletzungen bei Querschnittlähmungen. In: Zenker R, Deucher F, Schink W (Hrsg) Chirurgie der Gegenwart, Bd IV, Ergänzung. Urban & Schwarzenberg, Berlin München Wien S 1–19
7. Meinecke FW (1986) Polytrauma mit Querschnittlähmung. In: Sefrin P (Hrsg) Klinische und experimentelle Notfallmedizin 8. Zuckschwerdt, München, S 107–116
8. Meinecke FW (1987) Diagnostik und Therapie Rückenmarkverletzter, Bericht Unf. med. Tag. BG, Sept. 87 Murnau, S 97–120
9. Rehn J (1977) Rippenverletzungen und ihre Komplikationen. Unfallheilkunde 80:397–403
10. Roscheck H, Marohl K, Lenz J (1989) Therapie und Prognose des Thoraxtraumas. Wehrmed Monatsschr Heft 7:297–300
11. Schulte am Esch J, Vladic I, Pfeifer G, Wappenschmidt J (1975) Mediastinal-Pleuraerguß als Folge frischer Frakturen der Brustwirbelsäule. Chirurg 46:36–40
12. Schweiberer L, Nast-Kolb D et al. (1987) Das Polytrauma – Behandlung nach dem diagnostischen und therapeutischen Stufenplan. Unfallchirurg 90:529–538
13. Silver JR (1967) Chest injuries and complications in the early stages of spinal cord injury. Paraplegia 5:226–243
14. Tscherne H (1977) Mehrfachverletzungen. In: Heberer G, Köhle W, Tscherne H (Hrsg) Chirurgie. Springer, Berlin Heidelberg New York, S 784–786
15. Wenz W, Klöhn I, Wolfart W (1979) Röntgendiagnostik beim Thoraxtrauma. Radiologe 19:201–213
16. Werba A, Hertz H, Spiss CK (1978) Die traumatische Querschnittläsion – eine interdisziplinäre Herausforderung. Anästhesist 38:503–509

Dekubitusprophylaxe in der Akutphase

M. Liebenow, M. Ketelhut und G. Exner

Berufsgenossenschaftliches Unfallkrankenhaus,
Querschnittgelähmten-Zentrum, Bergedorfer Straße 10, W-2050 Hamburg 80

Entstehung des Dekubitalulkus

Dekubitalulcera entstehen an den prädisponierten Körperstellen. Hier ist nur wenig Bindegewebe oder Fettgewebe zwischen Knochen und Haut vorhanden. Die knöchernen Strukturen stehen z. B. am Steißbein oder an der Schulterblattgräte hervor. Der Auflagedruck des Körpers wirkt so auf das zwischen dem Knochen und der Unterlage befindliche Gewebe punktuell ein. Die Folge ist die Kompression der dazwischenliegenden Gewebskapillaren, eine Verringerung der Mikrozirkulation. Der Kapillardruck wird im allgemeinen mit 30 mm Hg angegeben. Dieser Druck wird am Steiß in Rückenlage auf harter Unterlage leicht um ein Mehrfaches überschritten. Eine Sauerstoffaufnahme oder CO_2-Abgabe der Zellen ist dann unterbrochen. Es besteht eine Hypo- oder Anoxie. Diese führt zum Zelltod, zur Nekrose.

Wie hoch der Druck sein darf und wie lange er einwirken kann ohne einen Dekubitus herbeizuführen, kann nicht für alle Patienten verbindlich gesagt werden. Man geht allgemein davon aus, daß nach einer zweistündigen Hypoxie Schäden auftreten.

Zuerst ist als Zeichen einer reaktiven lokalen Gefäßerweiterung ein Erythem sichtbar, eine Rötung, die weggedrückt werden kann. Als nächstes Stadium folgen Blasenbildungen und Erosion, dann die Ulzeration in drei Graduierungen, bis hin zum Knochen. Ist die Hautoberfläche erst einmal erodiert und abgelöst, folgen regelmäßig bakterielle Infektionen und Eiterungen, bis hin zur Fistelbildung und Osteitis. Bakterien finden hier optimale Bedingungen vor.

Die einzige Voraussetzung für die Entstehung eines Dekubitalgeschwürs ist die Gewebshypoxie durch eine Drosselung der Mikrozirkulation infolge Druck- oder Scherkrafteinwirkung.

Querschnittgelähmte in der Akutphase unterliegen einem erhöhten Risiko, sich ein Druckgeschwür zuzuziehen.

Aufnahmeroutine, Diagnostik, Therapie der WS-Verletzung und eventuell weiterer Verletzungen, die Beatmung des Mehrfachverletzten mit Thorax- oder Schädel-Hirn-Trauma erfordern meist längere Zeiten der Rückenlage. In dieser Phase haben andere Behandlungsziele Priorität vor der Dekubitusprophylaxe. Das Dekubitusrisiko wird bisweilen bewußt einkalkuliert. In nicht spezialisierten Kliniken ist öfter eine überängstliche Fixierung des ganzen Behandlungsteams auf die Wirbelsäulenverletzung und Querschnittlähmung zu beobachten. Das Drehen der Patienten wird deshalb dem Pflegepersonal untersagt, auch wenn eine operative Stabilisierung der Wirbelsäule bereits stattgefunden hat. Bei einer längerdauernden permanenten Druckexposition von Steiß, Ferse, Schultern und Hinterkopf ohne zwingenden Grund und ohne geeignete druckmindernde Unterlage wird so das Ergebnis der Erstrehabilitation im Frühstadium in Frage gestellt.

Immerhin sind bei diesen Patienten die vasomotorische Regulation und Thermoregulation ausgefallen, der Muskeltonus unterhalb des Lähmungsniveaus fehlt. Die periphere Perfusion ist also generell schlechter als bei nicht gelähmten Patienten. Die stützende Funktion der Skelettmuskulatur fehlt.

Bei Ateminsuffizienz mit globaler Hypoxie werden nun druckexponierte Areale durch weitere Abnahme des paO_2 besonders gefährdet.

Hochhalsmarkgelähmte und Patienten mit vorbestehenden Herz-Kreislauf-Erkrankungen erreichen womöglich nicht den allgemein angenommenen Kapillardruck von ca. 30 mm Hg. Durch die notwendige Gabe von vasoaktiven Substanzen wird die periphere Mikrozirkulation ebenfalls beeinflußt.

In einer solchen Situation haben Pflegefehler und Nachlässigkeiten natürlich Folgen. Im Bett befindliche Kabel, Thermosonden, ungünstig plazierte EKG-Elektroden und vergessene Schutzstöpsel von Infusions- und Injektionszubehör, übertriebener Bettschutz durch gummierte und harte Unterlagen bewirken schnell ein Druckgeschwür. Eine durch suboptimale Körperpflege feuchte, mazerierte Haut ist sicherlich besondes anfällig.

Zusätzlich findet sich in dieser Phase ein Postaggressionssyndrom mit kataboler Stoffwechsellage.

Technik der Dekubitusprophylaxe

Einreibungen der Haut mit Salben, Ölen und hyperämisierenden Substanzen, Franzbranntwein oder die Anwendung von gerbenden Stoffen dienen der Vorbeugung nicht.

Sie trocknen die Haut entweder aus oder schaffen ein feuchtes Milieu, in dem die Haut schnell weich wird und mazeriert. Die farbigen Gerbstoffe erschweren zusätzlich die weitere Beurteilung der Haut oder schon vorhandener Schäden.

Die prophylaktische Wirkung von selbsthaftenden Hautschutzplatten muß sicher skeptisch bewertet werden. Sie sind nicht dick genug, um – wie ein Gelkissen – den Druck zu verteilen und verhindern ebenso die Inspektion der darunterliegenden Haut.

Die Eis-Föhn-Behandlung – ohnehin umstritten – bewirkt bei fehlender Vasomotorenregulation nicht die gewünschte Hyperämie.

Wechseldruckmatratzen haben ihre prophylaktische Wirkung ebenso wenig beweisen können, wie Wasserkissen und dergleichen.

Zur Zeit wird, besonders auf einigen Intensivstationen, eine Matratzenauflage aus mehreren, ca. 20 mm starken Schaumstofflagen favorisiert, auf die der Patient ohne weitere Textilien gelagert wird. Je nach Stärke der gesamten Schaumstoffschicht ist hier eine Druckverteilung bzw. -reduzierung zu erwarten. Dies ist aber keine sichere Methode. Kleinere Druckgeschwüre, insbesondere am Steiß, haben wir nach einer solchen Lagerung öfter gesehen. Ein „Massageeffekt" findet bei fehlender Eigenbewegung sicher nicht statt. Dagegen ist wegen der starken Reibung auf purem Schaumstoff mit entsprechenden Scherkräften zu rechnen, z. B., wenn der Patient halbsitzend oder schräg gelagert wird. Gefährlich wird diese Art der Lagerung, wenn unter den besonders gefährdeten Stellen der Schaumstoff ausgeschnitten wird. Das Gewebe wird in diese Löcher oder Trichter hineingequetscht, die Mikrozirkulation gestört. Im günstigsten Fall entsteht bei entsprechender Neigung des Patienten nur ein Ödem.

Die wirksamste Art der Dekubitusprophylaxe ist die Wechsellagerung der Patienten auf superweichen Matratzen. Durch ihre gewürfelte Oberfläche und das richtige Raumgewicht bewirken sie durch die erforderliche Einsinktiefe eine großflächige Druckverteilung. Nach einiger Zeit des Gebrauchs verliert aber auch Bulltex® seine Elastizität und muß ausgewechselt werden.

Eine gute Druckverteilung bringt auch die Roho®-Matratze, die aus vielen miteinander verbundenen Luftkammern aus Gummi besteht. Die vielfach geforderte 30°-Schräglagerung ist nach Wirbelsäulenverletzungen oft nicht durchführbar, weil eine Rotation der Wirbelsäule unerwünscht ist und Schmerzen verursacht. Bei fehlendem Muskeltonus oder bei Spastik gleiten die Patienten oft in die Rückenlage ab. Es wirken Scherkräfte auf das Gesäß.

Weil die Druckbelastbarkeit des Gewebes nicht trainierbar ist, stellt die Kombination von Superweichlagerung und Wechsellagerung die sicherste Methode dar.

Das in diversen Untersuchungen beschriebene 2stündige Drehen der Patienten kann mit Sicherheit nicht überall geleistet werden. Ein erholsamer Nachtschlaf erscheint mir bei einer solchen generellen Planung auch kaum möglich. In Hamburg drehen wir die Patienten 3- bis 4stündlich. Dabei kann jeweils die Haut des Patienten inspiziert und der Erfolg der bisherigen Pflege evaluiert werden. Bei Bedarf stehen alle bei uns gebräuchlichen Lagerungshilfen sofort zur Verfügung, um den Erfordernissen des Patienten gerecht zu werden.

Ist die Drehbehandlung des Patienten nicht möglich, wird das Low-flow-Bed verwendet und dem Patienten individuell angepaßt. Die Fersen werden in jedem Fall frei gelagert. Spitzfußprophylaxe wird nicht durch Lagerung, sondern durch regelmäßige krankengymnastische Betreuung durchgeführt.

In Seitenlage werden bei Verwendung einer Normalmatratze die Fußaußenknöchel auf Kissen oder Fellen gelagert.

Auch außerhalb des Bettes darf die Dekubitusprophylaxe nicht unterbrochen werden. Zum Duschen auf der Duschtrage, auf dem Röntgen- und CT-Tisch und ähnlichen harten Unterlagen verwenden wir seit einiger Zeit erfolgreich die Softcare-Matte.

Ein Verzicht auf gezielte Prophylaxe außerhalb des Patientenbettes käme der Verwendung des Sicherheitsgurtes nur auf der Autobahn gleich. Eine intensive tägliche Hautpflege, möglichst mit Dusche, wird bei unseren Patienten angestrebt. Beatmung, Absaugen von Bronchialsekret und Verabreichen hochwirksamer Medikamente mittels Akkuperfusor, wie im CT z. B. üblich, sind auch auf der Duschtrage möglich. Durch diese aufwendige Körperpflege, Lagerungstechnik und Krankenbeobachtung wurde bei uns in den letzten Jahren die Dekubitusrate drastisch gesenkt.

Literatur

Neander K-D, Birkenfeld A (1988) Die Effektivität von Antidekubitusmatratzen. DKZ 6/88
Seiler WO, Stähelin HG (1984) Erfolgreiche Decubitusprophylaxe mittels superweicher Unterlage und 30°-Schräglage. DKZ 1/84
Strunk H, Osterbrinte J (1989) Druckschäden an der Haut in der Herz-Thorax-Gesäß-Chirurgie. Die Schwester/Der Pfleger, 5/89

Die neurologische Verschlechterung nach einem akuten Rückenmarkstrauma

Ch. Meier und M. Mäder

Schweizerisches Paraplegiker-Zentrum Basel, Im Burgfelderhof, CH-4055 Basel

Als Verschlechterung wird diejenige Veränderung des Rückenmarks bezeichnet, die, nach einer ersten zur Querschnittlähmung führenden Traumatisierung, mit einem Anstieg des neurologischen Niveaus verbunden ist. Wir beschränken uns hier nur auf die neurologische Veränderung über 3–4 Segmente.

Definitionsgemäß beinhaltet ein Anstieg des neurologischen Niveaus einen Sensibilitätsverlust und eine funktionelle Einschränkung der Motorik oberhalb der ursprünglichen Höhe der Rückenmarksläsion. Im hochzervikalen Rückenmarksabschnitt kann auch eine zunehmende Lähmung des Diaphragmas mit der lebensbedrohenden Komplikation der respiratorischen Insuffizienz auf einen Niveauanstieg hindeuten.

Diese erneute Veränderung von Sensibilität und Motorik wird von dem mit einer Querschnittlähmung bereits konfrontierten Patienten als sehr beängstigend erlebt und ist sowohl von seiten des Patienten als auch von seiten des betreuenden medizinischen Teams sehr gefürchtet.

In der Literatur wird die Inzidenz für eine neurologische Verschlechterung nach akutem Rückenmarkstrauma sehr unterschiedlich angegeben. Dabei zeigen Studien vor allem in den USA, daß 2–10% aller nach einem Unfall gelähmten Patienten eine derartige sekundäre Veränderung erfahren.

Grundsätzlich können zwei ursächliche Gruppen von neurologischen Veränderungen unterschieden werden: Erstens die durch Drittpersonen iatrogen verursachten sekundären Traumatisierungen des Rückenmarks und zweitens primär nicht voraussehbare Veränderungen im Spinalkanal und im darin liegenden Rückenmark. Eine sekundäre Traumatisierung des Rückenmarks wird in der ersten Gruppe verursacht durch:
– lagerungsbedingte Instabilität v.a. am Unfallort und auf dem Transport ins Akutspital,
– perioperative Komplikationen,
– unsachgemäß angewandte Distraktionsverfahren bei konservativer Frakturbehandlung,
– Vorzeitige Mobilisation konservativ oder operativ behandelter Frakturen mit sekundärer Instabilität,
– Einblutung unter Antikoagulation.

Zu den nicht-iatrogen bedingten neurologischen Verschlechterungen können die weiteren gezählt werden:
– Spontanhämorrhagien,
– Ischämien,

- frühe Syringomyelien,
- aufsteigendes Rückenmarksödem, über Läsionshöhe hinaus.

Im speziellen möchten wir auf die Problematik des aufsteigenden Rückenmarködems eingehen. Im Patientengut des Schweizerischen Paraplegikerzentrums Basel konnten in den Jahren 1985–1989 bei 2 Patienten auf 434 Frischverletzte ein derartiges Aufsteigen des primär auf die Läsionshöhe beschränkten Rückenmarködems beobachtet und dokumentiert werden.

Als Beispiel soll der Krankheitsverlauf eines 1967 geborenen Patienten vorgestellt werden. Der Patient erlitt als Motorradfahrer am 30. September 1989 einen Verkehrsunfall und zog sich neben BWK-5-8-Kompressionsfrakturen eine BWK-5/6-Luxationsfraktur zu. Bereits am Unfallort bestand eine Querschnittssymptomatik mit sensomotorisch inkompletter Paraplegie unterhalb Th5, komplett unterhalb Th8. Die operative Versorgung und Stabilisation erfolgte innerhalb 12 h nach Verlegung ins Akutspital. Zur abschwellenden Behandlung und Prophylaxe einer weiteren Kompression des Thorakalmarks im bereits anatomisch bedingt engen Spinalkanal, wurde dem Patienten ca. 6 h nach dem Unfall Methylprednisolon nach einem Schema über 10 Tage verabreicht.

Nachfolgend der neurologische Verlauf nach Verlegung des Patienten ins SPZ Basel:

- Während 6 Tagen nach dem Unfall zeigte der Patient eine stabile Neurologie mit sensomotorisch inkompletter Paraplegie unterhalb Th5, komplett unterhalb Th8.
- Am 6. Oktober 1989 unter Reduktion des Solumedrols beginnende neurologische Verschlechterung, insbesondere Anstieg des sensiblen Niveaus.
- Am 8. Oktober 1989 nach Feststellen eines kompletten Kontrastmittelstopps in der Myelographie auf Frakturhöhe und Ausschluß einer ossären bzw. ligamentären Instabilität wurde der Verdacht auf ein aufsteigendes Rückenmarksödem gestellt. Auf Grund dieses Befundes Einleitung einer nochmaligen Solumedrol-Gabe nach Schema, etwas später zusätzlich Mannitol 20%.
- Unter Methylprednisolon weiterer Anstieg des neurologischen Niveaus, insgesamt innerhalb von 5 Tagen, aufsteigend von einer Paraplegie mit Niveau Th5 auf eine Tetraplegie mit Niveau C4.
- Am 10. Oktober 1989 nun eindeutige motorische Abschwächung der Hand- und Armmuskulatur und Ausbildung eines zweiten spinalen Schocks mit negativen Reflexen an den unteren Extremitäten. Das noch gleichentags durchgeführte MRI des Zervikalmarks bestätigte den Verdacht auf ein Rückenmarksödem, aktuell bis auf HWK 5-Oberkante reichend.
- Unter Gabe von Solumedrol (320 mg täglich) Stabilisation des sensiblen Niveaus, dagegen fortschreitende Abschwächung der Motorik an den oberen Extremitäten.
- Am 16. Oktober 1989 Solumedrol-Reduktion auf die Hälfte täglich bei steroidinduzierter Hepatomegalie und Steroidakne.
- Am 19. Oktober 1989 zunehmender Verlust der Motorik entsprechend C4–C8 und respiratorische Insuffizienz bei Teilparese des Zwerchfelles.
- Die MRI-Untersuchung zeigte nun ein aufsteigendes Rückenmarködem bis auf Höhe C1. Erhöhung der Steroiddosis auf 375 mg täglich.

- Unter unveränderter Steroidgabe über 10 Tage und gleichzeitiger Applikation von Mannitol 20%, langsame Erholung mit Absinken des neurologischen Niveaus bis auf Höhe C6.
- Im weiteren Verlauf bis zum Hospitalisationsende im April 1990 und in späteren ambulanten Kontrollen stabilisierte sich das sensible, neurologische Niveau auf Höhe C8, motorisch weitgehende Erholung an den oberen Extremitäten. Aktuell besteht eine sekundär schlaffe Tetraplegie, inkomplett unterhalb C8, komplett unterhalb Th8 bei einem Patienten, der sich heute trotz der neurologischen Verschlechterung in einem erfreulichen Rehabilitationszustand präsentiert und im Alltag weitgehend selbständig ist.

Anhand dieses Patienten kann eine seltene Ursache für eine neurologische Verschlechterung im akuten Stadium nach einem Rückenmarkstrauma und deren Verlauf aufgezeigt werden. Das aufsteigende Rückenmarksödem als Komplikation einer Rückenmarkstraumatisierung wird in der Literatur nur am Rande erwähnt und darauf eingehende Studien sind bis dahin nicht veröffentlicht worden.

Mit Hilfe neuer Untersuchungsmethoden, vor allem dem MRI, ist es heute möglich, einerseits das mit dem primären Trauma in Verbindung stehende Rückenmarksödem als auch ein Aufsteigen dieser Rückenmarksschwellung auf nicht invasive Art und Weise darzustellen. Noch 1986, als die MRI-Untersuchung des Rückenmarks in den Anfängen steckte, war die Interpretation der Bilder auf Grund der fehlenden Erfahrung schwierig.

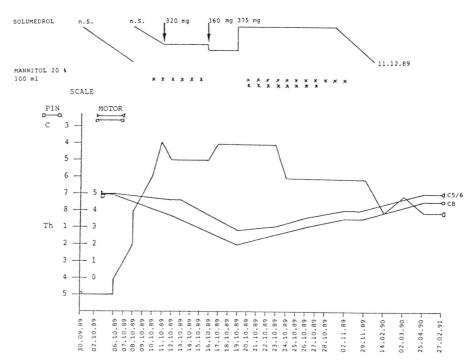

Abb. 1. Patient H.-P. D.: Neurologischer Verlauf, Therapie

Das aufsteigende Rückenmarksödem bei einem zweiten Patienten wurde radiologisch als sekundäre Hämorrhagie fehlinterpretiert, die mit der Absicht der Hämatomausräumung durchgeführte Operation zeigte keine Blutung, sondern ein durch das Ödem stark angeschwollenes Rückenmark.

Bei beiden Patienten war das Ödem sehr ausgedehnt, was sich im Ansteigen des neurologischen Niveaus manifestierte. Beim ersten Patienten erstreckte sich die neurologische Verschlechterung von thorakal 5 bis zervikal 4, beim zweiten Patienten sogar von lumbal 1 bis zervikal 4.

Die Ursache für ein Ansteigen des Rückenmarködems bzw. die Umstände, die ein Ausbreiten eines Rückenmarködems von der Läsionshöhe weiter nach cranial bedingen, sind nicht bekannt. Auf dem teilweisen Ansprechen auf die Behandlung mit hochdosiertem Methylprednisolon müssen wir annehmen, daß ähnliche pathophysiologische Mechanismen an der Ausbildung eines aufsteigenden Rückenmarködems wie bei dem sekundären Gewebeuntergang auf Höhe der Läsion selbst eine Rolle spielen. Dabei konnten mehrere Studien zeigen, daß ein Hauptgrund für den Gewebeuntergang bei traumatischen Rückenmarksläsionen in der Bildung von freien Radikalen liegt, die zur Lipidperoxidation führen. Wir stützen unsere therapeutischen Ansätze auf der Vermutung, daß Methylprednisolon wahrscheinlich eine direkte Wirkung auf die Membranen selbst ausübt.

Ob dieser neurologische Verlauf jedoch auf die Gabe hochdosierter Steroide oder Mannitol zurückzuführen ist oder ob der beschriebene Verlauf eher einer spontanen Remission entspricht, können wir nicht endgültig belegen.

Der *neurologische Verlauf* mit teilweise neurologischer Erholung bei beiden Patienten mit aufsteigendem Rückenmarködem war erfreulich. Im MRI-Verlauf über 1 respektiv 3 Jahre zeigte sich eine Rückenmarksatrophie.

Zusammenfassend kann gesagt werden, daß es zum Wohl dieser, vom Schicksal schwer getroffenen Patienten, gilt, einerseits frühzeitig eine neurologische Verschlechterung zu erkennen, andererseits optimale therapeutische Ansätze zur Behandlung des aufsteigenden Rückenmarködems zu erarbeiten.

Literatur

1. Bracken MD et al. (1990) A randomized, controlled trial of methylprednisolone or naloxone in the treatment of acute spinal-cord injury, results of NASCIS II. New England J Med 322(20)
2. Fonda J, Bondurant D et al. (1990) Division of orthopaedic surgery and the department of radiology, University of Texas medical school, Houston. Acute spinal-cord injury, a study using physical examination and magnetic resonance imaging. Spine 15(3)
3. Marshall FL et al. (1987) Deterioration following spinal cord injury, a multicenter study. J Neurosurg 66:400–404
4. Roos A (1991) Upjohn pharma, CH-8306 Brüttisellen. Neuroprotektive Wirkung von Methylprednisolon bei akuten Rückenmarksverletzungen. Therapiewoche Schweiz 7:3

Kombinierte Thromboseprophylaxe beim Querschnittgelähmten – eine Hamburger Lösung

Chr. Kamm und G. Exner

Berufsgenossenschaftliches Unfallkrankenhaus,
Querschnittgelähmten-Zentrum, Bergedorfer Straße 10, W-2050 Hamburg 80

Im Querschnittgelähmten-Zentrum des Berufsgenossenschaftlichen Unfallkrankenhauses Hamburg wurde ab Spätsommer 1986 eine veränderte umfassende Thromboseprophylaxe für Patienten in der Erstbehandlung entwickelt. Die Notwendigkeit zur Verbesserung ergab sich aus den Risiko- und Belastungsfaktoren, die für den Patienten von einer Thrombose, der Thrombosetherapie und verlängerten Verweildauer ausgehen. Mehr als zuvor ist dabei die Thromboseprophylaxe von uns nur noch denkbar als Gemeinschaftsleistung pflegerischen, krankengymnastischen und ärztlichen Zusammenwirkens.

Zielvorstellung ist dabei die Virchow'sche Trias der Thromboseentstehung durch
- Stase,
- Gefäßveränderungen und
- Veränderungen der Blutfließeigenschaften

in jedem dieser Faktoren an allen erreichbaren Angriffspunkten therapeutisch anzugehen. Die in der posttraumatischen Phase beginnende krankengymnastische Therapie vom ersten Lähmungstag an war und ist seit Jahren eine etablierte Behandlungsmaßnahme, die neben der Verbesserung der Atmungsfunktion und Erhaltung von Funktionen des Bewegungsapparates auch der Thromboseprophylaxe dient. Diesen Nebeneffekt haben auch die regelmäßige Darmentleerung, die Flüssigkeitsbilanzierung, die reichliche Durchspülung der Harnwege zur Infektprophylaxe und die Decubitusprophylaxe, die auch vor 1986 schon erfolgten. Die Anwendung von Kompressionsstrümpfen zur Thromboseprophylaxe beim frischgelähmten Bettlägerigen wurde 1986 noch nicht in gleicher Konzeption und Konsequenz durchgeführt, wie in den letzten beiden Jahren. Verwendet werden inzwischen im Querschnittgelähmten-Zentrum Hamburg oberschenkellange Kompressionsstrümpfe der Kompressionsklasse I für frischgelähmte Bettlägeri-

Tabelle 1. Kompressionsklassen für Antithrombosestrümpfe

Kompressions-Klasse	Intensität	Kompression (mm HG)	(K Pa)	(p/cm^3)
1	leicht	18,4–21,2	2,45–2,83	25,0–29,0
2	mittel	25,1–32,1	3,35–4,28	34,0–44,0
3	kräftig	36,4–46,5	4,86–6,20	49,5–63,5
4	sehr kräftig	über 59,0	über 7,87	über 80,0

ge. Danach bei Rollstuhlmobilisierten werden dann über ein halbes Jahr Strümpfe in der Kompressionsklasse II angewendet (Tabelle 1).

Die Thromboseprophylaxe mit medikamentösen Mitteln am ersten Lähmungstag beginnend mit einer Low-dose-Heparinisierung, wurde von uns weiter ausgebaut, da nach unseren Beobachtungen ca. zwei Drittel der Thrombosen jenseits des 60. Tages bis zu einem halben Jahr nach Lähmungseintritt auftraten. Alle Querschnittgelähmten werden nicht nur bis zur ersten Sitzprobe im Rollstuhl, sondern von dem Zeitpunkt der ersten Vollmobilisierung ausgehend, mindestens sechs Wochen konsequent mit Low-dose Heparin weiterbehandelt. Das Absetzen der Heparinisierung erfolgt nach vorheriger Kontrolle der Gerinnungsparameter: Quick, PTT, PTZ, Fibrinogen und AT III sofern diese unauffällig sind. Zeigen sich wesentliche Normabweichungen oder bestehen thrombosedisponierende Faktoren, wie Varicosis, ausgeprägte Adipositas, etc., wird die Low-dose-Heparinisierung fortgeführt. Bei Patienten, die aufgrund schnell rückläufiger Lähmungserscheinungen innerhalb der ersten sechs Wochen zum Fußgänger außerhalb des Barrens mobilisiert werden können, erfolgt die Heparinisierung ab Erstmobilisation als Fußgänger für noch weitere sechs Wochen. Jede Immobilisierung, die z. B. zu urologischen operativen Eingriffen oder bei fieberhaften Infekten erforderlich ist, hat die Wiederaufnahme der Low-dose-Heparinisierung zur Folge, mindestens bis zum Zeitpunkt der vollen Remobilisierung des Patienten.

Problematik

Wie die hauseigene Erfahrung gezeigt hat, ist viel Einsatz erforderlich, um die Behandlungsmaßnahmen im Alltag umzusetzen. Hier ist zunächst erforderlich, daß die Einsicht in die Gesamtproblematik und Kenntnis der Mechanismen der Thromboseentstehung allen Therapiebereichen gleichermaßen nahegebracht wird, damit Motivation und Engagement zur Zusammenarbeit im Interesse des Patienten gefördert werden. Im pflegerischen Bereich ist z. B. das tägliche Anziehen von Kompressionsstrümpfen, das nahezu bei jedem Patienten vom Pflegebereich durchgeführt werden muß, ein erheblicher Mehraufwand. Auch die Vielzahl der täglich zu gebenden Heparinspritzen bedeuten erhebliche Mehrarbeit, so daß diesem pflegerischen Therapiebereich mehr als den Bereichen Krankengymnastik und Ergotherapie zusätzliche Arbeiten abverlangt werden. Die allgemeine Erhöhung der Aufmerksamkeit auf geschwollene Beine und Beinumfangsdifferenzen und ggf. Messung der Beinumfangsmaße seien nur nebenbei erwähnt.

Die Durchsetzung des von uns bereits 1986 entwickelten Konzeptes hat aufgrund dieser Umsetzungsprobleme im Alltag bei uns zunächst Schwierigkeiten bereitet. Es wurde in voller Konsequenz erst drei Jahre nach dessen prinzipieller Einführung in gleicher Weise auf allen Stationen praktiziert. Die Thromboserate ist seither drastisch zurückgegangen.

Ergebnisse

Bei annähernd gleichen Aufnahmezahlen von Frischverletzten wurden 1986 8,4%, 1987 9,5%, 1988 9,5% und erst 1989 nur 3,0% und 1990 nur 2,5% tiefe

Bein- und Beckenvenenthrombosen bei Frischgelähmten beobachtet. Sie wurden unter Berücksichtigung der Indikationen und Kontraindikationen therapiert (Abb. 1, 2).

Die Embolierate lag zwischen 1,0 und 1,6%, ohne wesentliche Veränderung über die Jahre zu zeigen (Abb. 3). *Keine* statistisch signifikante Veränderung zeigte sich in der Häufigkeit von Beckenvenenthrombosen. Die statistische Verteilung der Thrombosen auf Tetra- und Paraplegiker, männliche und weibliche Patienten war gegenüber der Verteilung im Gesamtkollektiv der erstbehandelten Frischgelähmten nicht statistisch signifikant abweichend (Abb. 4, 5 u. 6, 7).

Zusammenfassend hat sich die Thromboseprophylaxe nach unserem bisherigen Konzept mit inzwischen Senkung der Thromboserate auf 2,5% bewährt. Die Maßnahmen bestehen in
1. krankengymnastischer Therapie;
2. Thromboseprophylaxe mit Kompressionsstrümpfen Kompressionsklasse I beim Bettlägerigen, Kompressionsklasse II bei allen mobilisierten Patienten;
3. als wesentliche Neuerung Thromboseprophylaxe durch eine Low-dose-Heparinisierung mindestens sechs Wochen über den Zeitpunkt der ersten

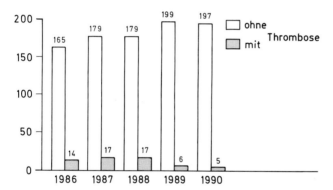

Abb. 1. Thromboseraten bei Querschnittgelähmten in der Erstbehandlung

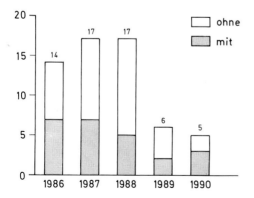

Abb. 2. Anteil der Beckenvenenthrombosen bei Querschnittgelähmten in der Erstbehandlung

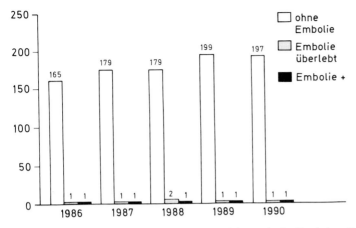

Abb. 3. Lungenembolieraten bei Querschnittgelähmten in der Erstbehandlung

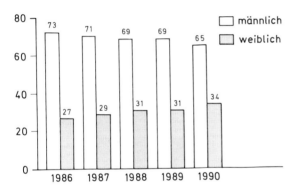

Abb. 4. Querschnittgelähmte in der Erstbehandlung in Prozent weiblich/männlich

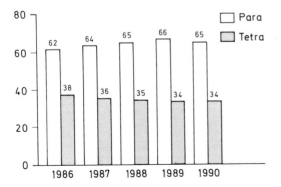

Abb. 5. Querschnittgelähmte in der Erstbehandlung in Prozent Tetra/Para

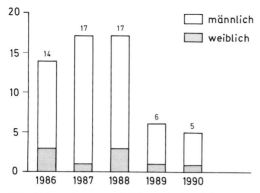

Abb. 6. Thromboseraten bei Querschnittgelähmten in der Erstbehandlung weiblich/männlich

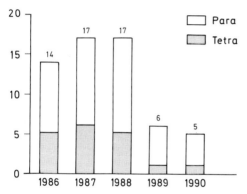

Abb. 7. Thromboseraten bei Querschnittgelähmten in der Erstbehandlung Tetra/Para

Vollmobilisierung konsequent hinaus, ggf. auch länger nach Maßgabe durch die Gerinnungsparameter einschließlich Fibrinogen, die weitere Gesamtaktivität des Patienten und seine lähmungsunabhängigen Gesamtthromboserisiken.

Diese „Hamburger Lösung" bieten wir zur Übernahme und Verbesserung an.

Literatur

1. Dengler HJ (1973) Orthostatische Belastung und Blutumverteilung. In: Das Orthostasesyndrom: Theorie und Experiment, 5. Rothenburger Gespräch, 25. u. 26. Mai 1973, in Sonderdruck der Fa. Sandoz
2. Gerner HJ (1988) Thromboseprophylaxe bei Querschnittgelähmten. In: Weber U, Schöndorf Th (Hrsg) Thrombose-Embolie. Thieme, Stuttgart New York
3. Jaenecke Y (1982) Antikoagulantien- und Fibrinolysetherapie. Thieme, Stuttgart New York
4. Kirchhof B (1987) Gerinnungsstörungen. Wissenschaftl. Verlagsgesellschaft, Stuttgart
5. Schattenfroh S (1982) referiert: Thrombose und Embolie in der Unfallheilkunde als Hauptthema der 46. Jahrestg. der Deutschen Ges. für Unfallheilkunde, Berlin 1982, Sonderdruck der Fa. Sandoz

Erfahrungsbericht über den Aufbau eines Zentrums für Querschnittgelähmte in Eriwan, Armenien, 1.10.1990–31.1.1991

A. Schaedel und M. Seubert

Orthopädische Universitätsklinik, Abteilung für Querschnittgelähmte,
Schlierbacher Landstraße 200 a, W-6900 Heidelberg

Eine morgendliche Übergabe im Stationszimmer der Abteilung für Querschnittgelähmte im Institut für Physiotherapie in Eriwan: der Vorgang unterscheidet sich kaum von Übergaben in anderen Zentren überall auf der Welt. Vertreter des Rehabilitationsteams treffen sich, um Informationen auszutauschen und den Tagesplan festzulegen.

Mit einer Ausnahme – hier nimmt zusätzlich noch ein Dolmetscher teil, in diesem Projekt eine der unverzichtbaren Personen, die die Sprachbarriere zwischen der armenischen und der internationalen Gruppe von Mitarbeitern überbrücken. Jegliche Art von Kommunikation, ob zwischen Patient und Behandlungsteam oder im Team untereinander, ob bei Visite, Planungstreffen, Übergabe oder im Unterricht, was über die elementare Form der Unterhaltung hinausgeht, bedarf der Übersetzung. Hier sind die Dolmetscher fester Bestandteil des Teams, unverzichtbar zu jeder Tages- und Nachtzeit. Eine junge Dame im weißen Kittel ist Schwester Carmen, sie vertritt in dieser Übergabe die armenischen Krankenschwestern.

Einige Worte zur Position und Ausbildung einer Krankenschwester: Die staatliche Ausbildung der Schwestern in der Sowjetunion bzw. in Armenien dauert 2 Jahre und ist ausschließlich theoretischer Natur; Praktika fehlen völlig. Das Berufsniveau nach Beendigung der Ausbildung ist vergleichsweise niedrig, medizinisches Grundwissen ist nur mangelhaft, wenn überhaupt vorhanden. Ein Berufsbild, wie wir es in Mitteleuropa vorfinden, existiert nicht, auch nicht in der Vorstellung einer Krankenschwester. Die Grundpflege und der größte Teil der Behandlungspflege sind ihr fremd, in Armenien ist dies die Aufgabe der Angehörigen. Kein Krankenhaus würde ohne sie auch nur annähernd funktionieren.

Einen selbständigen Arbeitsbereich hat die Krankenschwester nicht, sie trägt somit kaum Verantwortung, muß selten Entscheidungen treffen. Ihre Tätigkeit beschränkt sich größtenteils auf assistierende Aufgaben bei der ärztlichen Behandlung, bei diversen Schreibarbeiten oder manchmal bei der Pflege durch die Angehörigen. Es fällt auf, daß viele Schwestern eine geradezu räumliche Distanz zum Patienten zeigen.

Der Krankenpflegeberuf ist wenig begehrt, er ist der am wenigsten attraktive in der Reihe der Sozialberufe und darüber hinaus sehr schlecht bezahlt, wie alle medizinischen Berufe. Ohne die üblichen Bestechungsgelder, die in Krankenhäusern für jeden Handstrich entgegengenommen werden, könnte eine Schwester finanziell nicht auskommen.

Mit der Einarbeitung von armenischem Pflegepersonal in die Behandlung querschnittgelähmter Patienten begann eine ganze Serie von ungewöhnlichen Problemen.

Der mangelhafte Wissensstand des Pflegepersonals machte sehr bald zusätzlich zur praktischen Ausbildung eine umfassende theoretische Grundlagenbildung notwendig. Das Unterrichtskonzept sieht eine einjährige Zusatzausbildung vor, welche berufsbegleitend ist und durch das Personal des Roten Kreuzes direkt im Krankenhaus durchgeführt wird. Sie ist gegliedert in die Bereiche Anatomie und Physiologie, allgemeine und spezielle Pflege, Notfallmedizin, Rehabilitation und Pflegeorganisation und schließt mit einem Examen ab.

Die Konfrontation der armenischen Schwestern und Ärzte mit westlicher Rehabilitationsmedizin war für alle etwas vollkommen Neues. Da vergleichbare Rehabilitationseinrichtungen in Armenien fehlen, mußte das Behandlungskonzept komplett importiert werden. Die Bereitschaft und Fähigkeit, eigeninitiativ zu arbeiten und eigenverantwortlich zu denken, fehlte überwiegend. So fand sich das Rot-Kreuz-Pflegepersonal bald in der Rolle der Organisatoren und Problemlöser wieder.

Einfache Routineabläufe, wie die Einhaltung von Zeitplänen beim Drehen, beim Versorgen von Blase und Darm und der Mobilisation bzw. Immobilisation stießen auf größte Schwierigkeiten bei der Durchführung, sowohl beim Pflegepersonal als auch bei Patienten und deren Angehörigen.

Die Vielschichtigkeit der Problematik fiel insbesondere bei der Erstellung von Dienstplänen auf. Das armenische Personal arbeitet in rotierenden Wechselschichten, jedoch sind mehr als zwei Nachtdienste hintereinander nicht realisierbar. Die Schwestern leben zusammen mit mehreren Familienmitgliedern in kleinsten Wohnungen, an Ruhe und Schlaf tagsüber ist nicht zu denken, länger als zwei bis drei Tage hält dies niemand durch. Auch sind Nachtdienste in armenischen Krankenhäusern in der bei uns üblichen Form nicht bekannt; die Nachtschwester geht normalerweise gegen zehn Uhr ins Bett.

Eine armenische Familie ist eine in sich sehr verbundene, gut funktionierende Einheit, die an Fest- und Feiertagen eine geregelte Arbeit normalerweise nicht vorsieht. Die Patientenversorgung durch das Personal an solchen Tagen war reine Glücksache.

Doch zurück zu Schwester Carmen. Sie begann im März '89, also knapp 4 Monate nach dem Erdbeben, ihre Tätigkeit. Sie durchlief zusammen mit 12 weiteren Kolleginnen die Zusatzausbildung durch das Rote Kreuz und arbeitet seither in dieser Abteilung.

Seit Beginn des Projektes des Roten Kreuzes waren mehr als 30 Pflegepersonen, alle mit Verträgen zwischen 4 und 6 Monaten, in Armenien: Pflegepersonal aus Querschnittszentren aus aller Welt, mit vielen unterschiedlichen Behandlungskonzepten. Eines der größten Probleme und nicht nur für das armenische Personal, war die Auswahl an verschiedenen Behandlungsmöglichkeiten und deren Koordination, ohne daß alle paar Monate eine grundlegende Änderung eintrat, welche das armenische Personal in Konfusion stürzen würde.

In der Situation der armenischen Schwestern des Projekts hat sich mittlerweile einiges geändert. Bei vielen ist echter beruflicher Ehrgeiz erwacht, Behandlungskonzepte werden individueller umgesetzt, Führungspersönlichkeiten kristallisieren sich allmählich heraus. Es wurde ein modernes Pflegesystem erarbeitet und mit zunehmendem Erfolg begonnen, es in die Tat umzusetzen. Nach und nach tritt das Personal des Roten Kreuzes in den Hintergrund, während selbstbewußte und mittlerweile fachlich qualifizierte Menschen wie Carmen damit beginnen, moderne Rehabilitation in die Tat umzusetzen: für unsere Begriffe und Maßstäbe in sehr kleinen Schritten, für ein Land wie Armenien, in dem Rehabilitation erst seit etwa 2 Jahren praktiziert wird, in gewaltigen Schritten nach vorne.

Vier Jahre Institutsausbildung haben die armenischen Studenten hinter sich, als sie im Juli 1990 eine neunmonatige Ausbildung zum Rehabilitationstherapeuten im Projekt der Liga der Roten Kreuz- und Roten Halbmondgesellschaften beginnen. Temporär ist das Projekt im „Institut für Physiotherapie" in Eriwan untergebracht. Die Ausbildung dieser angehenden Rehatherapeuten steht im Vordergrund der Mission der delegierten Ergo- und Physiotherapeuten. Keine leichte Aufgabe für uns, bedenkt man, daß unsere Schüler vier Jahre überwiegend sportorientiert vorgebildet wurden. Alle beherrschen eine sportliche Disziplin bis zur Wettkampfreife.

Medizinisch sind sie eher mangelhaft ausgebildet: Anatomie, Physiologie und Krankheitslehre, Massage und aktive Bewegungsübungen standen zwar auf ihrem Lehrplan, der Stundenaufwand und die Lehrinhalte waren jedoch unverhältnismäßig gering. Von Physiotherapie haben sie eher abstrakte Vorstellungen und „Querschnittlähmung" ist ein neues Wort im Vokabular. So verwundert es nicht, daß die Gruppe von der Endgültigkeit der Lähmung immer wieder ebenso betroffen ist, wie der Patient selbst und an Behandlung und ausländische Therapeuten, besonders da sie aus dem vermeintlich „Goldenen Westen" kommen, große Hoffnungen knüpfen. Die Vorstellung, aus einem Patienten, der bewegungsunfähig in seinem Bett liegt, einen mobilen Aktienten zu machen, schockiert sie. Sie paßt so gar nicht in ihr Weltbild und schließlich auch nicht in die Familienstruktur, die es nicht zuläßt, daß ein „krankes" Familienmitglied Selbständigkeit erlangt. Wofür gibt es den überaus engen Familienverband und wie stünde eine Ehefrau oder Mutter da, würde sie dem Betroffenen nicht alles abnehmen! Zweimal täglich, je eine Stunde, behandeln die angehenden Rehatherapeuten die Patienten krankengymnastisch unter Anleitung und fachlich kompetenter Supervision. Ausgefeilte Techniken zur Spastikreduktion oder Schmerzlinderung können vom Team der Physiotherapeuten, das zu meiner Zeit aus Australien, Deutschland, England, Holland und Kanada stammt, nicht vermittelt werden; das würde den Rahmen einer nur neunmonatigen Ausbildung gänzlich sprengen und unsere Schüler überfordern.

So haben sich die Krankengymnasten in ihrem Curriculum auf die Basistechniken, die unseren Ländern gemeinsam sind, beschränkt.

Das aktiv/passive Bewegen der teilweise oder komplett gelähmten Extremitäten zur Thrombose- und gleichzeitig auch zur Kontrakturprophylaxe wird in allseits anerkannten PNF-Mustern durchgeführt.

Aufgrund der klimatischen Verhältnisse im Winter bei -20 Grad Celsius Außentemperatur und mäßig bis gar nicht funktionierender Heizung ist die Atemtherapie besonders bei Tetraplegikern wichtig. Sie wird nach klassisch deutschem Muster und ganz ohne Apparate durchgeführt; denn Strom fließt nur selten. Zur Koordinationsförderung, Erhaltung und Kräftigung der verbliebenen innervierten Muskulatur bringen wir neben PNF und Brunkow Hanteln, Theraband und Sandsäckchen zur Anwendung.

Auf vorbereitende Maßnahmen wie Wärmeapplikationen verzichten wir notgedrungen ganz, gibt es warmes Wasser doch nur selten und unvorangekündigt. Eis hingegen kratze ich gelegentlich aus dem Kühlschrank.

Im Schnitt beträgt die Liegezeit der Patienten im Eriwaner Zentrum zwischen drei Wochen und zwei Monaten. Keiner der Patienten, die wir in achtzehn Wochen kennengelernt haben, kam frischverletzt, keiner war konservativ versorgt.

In den erstbehandelnden Kliniken waren alle laminektomiert und ausnahmslos *nicht* stabilisiert worden. Dies vertieft die Zusammenarbeit mit den Orthopädiemechanikern. Langzeitversorgung mit Mieder und Korsett ist unumgänglich.

Nach der Mobilisierung über das Stehbrett werden die Patienten in einem von der Liga bereitgestellten Rollstuhl stundenweise belastet, bis sie sich schließlich im Ganztagesprogramm befinden und somit auch am Rollstuhlsport und am Rollstuhltraining teilnehmen. Die krankengymnastische Behandlung findet ab sofort im KG-Saal statt, den Augen der neugierigen Verwandtschaft entzogen und deren Hilfsbereitschaft entrissen.

Rehatherapeuten und Patienten ergänzen sich hier idealerweise zu einem Team, in dem beide ihr erlerntes Wissen im funktionellen Training wie zum Beispiel Drehen, Aufsetzen und Übersetzen praktisch durch Aussortieren kombinieren. Die „erfahrenen Hasen" stehen in jeder Behandlung selbstverständlich zur Verfügung.

Den Arbeitstag beschließen die angehenden Rehabilitationstherapeuten mit einer Stunde Unterricht täglich. Hier werden funktionelle Anatomie, Physiologie, KG-Grundlagentechniken und manch anderes mehr gelehrt. Es ergibt sich aber auch die Möglichkeit, Behandlungsproblematiken vorzubringen und zu diskutieren. Unsere armenischen Kollegen in spe sind sehr kritisch. Nur diejenigen Maßnahmen haben im armenischen Zentrum eine „Überlebenschance", die logisch und nachvollziehbar funktionieren.

Die Zeit in Armenien gehört, trotz mancher Frustration, nicht nur aus beruflicher Sicht zu unseren schönsten Erfahrungen und Erinnerungen.

Wir möchten uns bei der DMGP, bei Herrn Prof. Paeslack und Herrn Dr. Gerner bedanken, die das Projekt auf dem Jahreskongreß im April 1989 vorstellten.

Der Mensch als Ganzes ist verletzt

Sinn früher Aufklärung über die Querschnittlähmung aus psychologischer Sicht

A. Breitung und E. Jetter

Berufsgenossenschaftliche Unfallklinik,
Schnarrenbergstraße 95, W-7400 Tübingen

Die mögliche präventive Wirkung kurzfristiger psychologischer Interventionen während einer akuten Lebenskrise wurde 1944 von Lindemann erkannt und später durch die theoretische und praktische Arbeit Caplans (1964) erweitert, der im Rahmen eines Gesamtkonzeptes zur Prävention der Krisenintervention eine zentrale Bedeutung zuschrieb. Der Ansatz der Krisenintervention ist seither längst in das angelsächsische Sozialwesen aufgenommen (Breitung 1982).

Einfach ausgedrückt, gerät danach ein Mensch dann in den Zustand einer Krise, wenn er gefährdenden Umständen ausgesetzt ist, welche für ihn ein bedeutendes Problem darstellen und die er mit seinen gewohnten Adaptationsmethoden nicht lösen kann. Dann kann eine Periode der Disorganisation entstehen, die durch unangenehme Gefühle, wie Angst, Schuld oder Trauer gekennzeichnet ist und welche zunächst einen Mangel an verfügbaren Bewältigungsmethoden widerspiegeln.

Jede Krise kann aber bei entsprechender Intervention zeitlich begrenzt sein. Dies kann erreicht werden durch eine realitätsentsprechende Lösung des Problems, durch das rechtzeitige Eingreifen in einer hoffnungslosen Ausgangslage, durch eine realistische Modifikation der Situation und durch die entsprechende psychische Anpassung beim Zustand einer instabilen Lage.

Wenn wir im oben genannten Sinne davon ausgehen, daß mit Eintritt einer Querschnittlähmung die Betroffenen insbesondere zu Beginn von dieser neuen Situation überrollt werden, läßt sich leicht vorstellen, daß die Patienten dazu neigen, in eine tiefe Krise hineinzugeraten.

Sie erfahren ihr plötzliches Herausgerissensein aus dem Alltag, ihre absolute Hilflosigkeit, ihr körperliches Befinden und die Totalität ihrer Abhängigkeit vom Fachpersonal besonders schmerzlich. Ihr Unvermögen, das ihnen Geschehene verstehen zu können, all das Neue, das sie erleben, erzeugt in ihnen ein tiefes Gefühl der Entfremdung, der Unwirklichkeit (Sturm 1979).

All ihre Erfahrungen beziehen sich auf ihr Leben vorher. Aus ihnen vertrauten und bekannten Situationen hatten sie bis jetzt immer versucht, die Zukunft nach Möglichkeit einzuschätzen, sie in der Vorstellung greifbar zu machen und ihr damit das Bedrohliche, das Unbekannte zu nehmen. Nun aber sehen sie sich mit einer Situation und einer Zukunft konfrontiert, die für sie äußerst schwer zu beurteilen ist.

In Wiederholung einer früheren Untersuchung (Breitung 1980), die wir in leicht abgeänderter Form vorgenommen haben, herrscht bei den Patienten überwiegend Übereinstimmung darüber, daß sie dazu tendieren, ihr zukünftiges Leben im Rollstuhl falsch einzuschätzen (Abb. 1) und sich dadurch in ihrem Selbst-

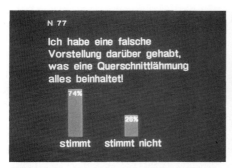

Abb. 1

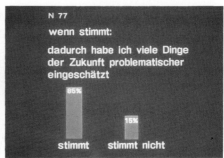

Abb. 2

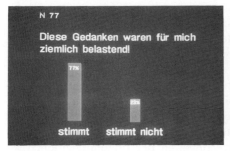

Abb. 3

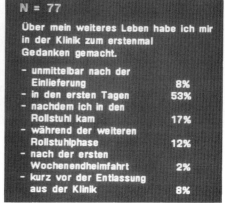

Abb. 4

verständnis tief getroffen zu fühlen (Abb. 2). Der Mangel an wirklichkeitsnaher Information für die psychische, soziale und medizinische Auswirkung einer Querschnittlähmung scheint gedanklich demnach stark belastend auf die Patienten einzuwirken (Abb. 3). Ihr bisheriges etabliertes und funktionierendes Selbstkonzept kann dann in der Folge in Frage gestellt sein (Schöler et al. 1981; Lindenmeyer 1983). Da die meisten Patienten auch schon sehr bald eine gedankliche Auseinandersetzung mit dem weiteren Leben vornehmen (Abb. 4) und weil die Therapieziele durch die Klinik klar vorgegeben sind, sollte eine frühzeitige Aufklärung unter allen Umständen stattfinden. Oft herrscht noch Unsicherheit darüber, zu welchem Zeitpunkt von den Fachkräften die Aufklärung stattfinden soll (Abb. 5). Unsere Ergebnisse sprechen hier eindeutig für eine Aufklärung innerhalb der ersten 4 Tage (Abb. 6), damit bei den Patienten ein Vorbereitungsprozeß in Gang gesetzt werden kann, in dessen weiterem Verlauf es zu befreienden Gesprächen mit einer Fachkraft kommen kann (Abb. 7) und damit zumindest Sinn und Zweck der Behandlungsschritte erläutert werden können.

Die Forderung hinsichtlich einer früheren Aufklärung ist allerdings nicht neu. Moleski-Müller und Knapp wiesen 1977 darauf hin, daß in der Akutphase die Gefahr besteht, die Gesamtperson aus den Augen zu verlieren und den psychologischen Gesichtspunkt zunächst auszuklammern und auf nachfolgende

Phasen zu verschieben. Ihrer Ansicht nach ist vor allem die *erste* Einstellung, die ein behinderter Mensch zu seiner Behinderung gewinnt, von entscheidender Bedeutung.

Genau an diesem Punkt versuchen wir, in unserem Haus anzusetzen. Für den weiteren Klinikverlauf hat für uns insbesondere diejenige Einstellung einen zentralen Stellenwert, die der querschnittgelähmte Patient vor seinem Unfall zu einer Körperbehinderung hatte. Gerade in den ersten Tagen ist der gedankliche Zustand des Patienten durch diese Meinungen der Vergangenheit geprägt. Viele der Patienten geraten dann leicht in einen Zustand der Hilflosigkeit, Hoffnungslosigkeit und Verzweiflung, weil sie diese Gedanken in dieser neuen akuten Phase nun auf sich übertragen und letztendlich die Zukunft in einem düsteren Licht sehen. Oft sehen sie sich dann als totalen Pflegefall, völlig unselbständig in allen Alltagshandlungen, in Abhängigkeit von Eltern, Partnern und fremden Menschen, sehen sich als Mensch dauerhaft regrediert und in Beruf und Freizeit irreparabel entwurzelt.

In der Psychologie sprechen wir hier von irrationalen Selbstverbalisationen (Goldfried et al. 1977), die einen erheblichen Einfluß auf die Stimmungslage des Patienten haben können. Um diese irrationalen Annahmen im Sinne der kognitiven Umstrukturierungstherapie (Beck et al. 1981; Meichenbaum 1977) auflösen zu können, ist es wichtig, daß der Patient realitätsgerechte Informationen vermittelt bekommt, die seine Einschätzung bezüglich seiner neuen zukünftigen Situation verändern können. Erst hierdurch kann der Patient auf den Unterschied zwischen seinen Vorstellungen und der tatsächlichen Sachlage aufmerksam gemacht

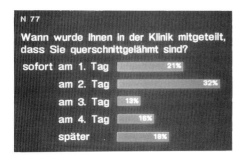

Abb. 5

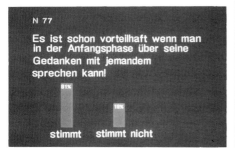

Abb. 6 Abb. 7

und können ihm die Zusammenhänge seiner Selbstverbalisationen aufgezeigt werden. In einem weiteren Schritt, in dem konkrete Situationen des künftigen Lebens gedanklich durchgegangen werden, ist es dann in den ersten Tagen vereinzelt schon möglich, daß der Patient hierdurch zu einer stabileren Gefühlslage finden kann.

Lindenmeyer macht jedoch richtigerweise darauf aufmerksam, daß dies ein sehr zäher und zeitaufwendiger Prozeß sein kann. Informationen müssen in der Anfangszeit gut dosiert gegeben und öfters wiederholt werden, da Urteile und Vorstellungen der Patienten in Abhängigkeit zu ihrem Selbstkonzept automatisiert sind und daher gegenüber neuen Informationen sehr resistent sein können.

Früher, als die Bettphase für den querschnittgelähmten Patienten noch wesentlich länger war, blieb für die obengenannten Umstrukturierungsprozesse wesentlich mehr Zeit. Die Patienten hatten während ihrer 6- bis 12wöchigen Liegezeit wesentlich mehr Spielraum, vom früheren Leben Abschied zu nehmen und sich auf die neue Situation vorzubereiten. Deshalb darf es niemand verwundern, wenn die gedanklichen und emotionalen Prozesse der Patienten nicht im selben zeitlichen Einklang mit den heutigen operativen und medizintherapeutischen Möglichkeiten stehen.

Da die Patienten oft schon nach 2 Wochen in den Rollstuhl kommen, dürfen wir als Behandelnde unter keinen Umständen erwarten, daß sie alle Informationen gedanklich schon verarbeitet haben, Sinn und Zweck sämtlicher Behandlungsschritte akzeptieren können, ihre Zukunftsperspektive positiver sehen und emotional stabil sind.

Literatur

Beck A et al. (1981) Kognitive Techniken. In: Kognitive Therapie der Depression. U. u. S. Psychologie. Urban + Schwarzenberg; München Wien Baltimore
Breitung A (1980) Untersuchungen zu rehabilitations- und präventionspsychologischen Fragen bei querschnittsgelähmten Personen. Diplomarbeit Tübingen, Jan. 1980, 357 S
Breitung A (1982) Präventionspsychologie – Theorie und praktische Anwendung am Beispiel Querschnittgelähmter. Rehabilitation 21:60–68
Caplan G (1964) Principles of preventive psychiatry. New York
Goldfried M et al. (1977) Kognitive Methoden der Verhaltensänderung. In: Kanfer H, Goldstein P (Hrsg) Möglichkeiten der Verhaltensänderung. Urban & Schwarzenberg, Berlin München Wien
Knapp F (1977) Rehabilitation und Psychologie. In: Augsburger W et al. (Hrsg) Rehabilitations-Praxis und Forschung. Springer, Berlin Heidelberg New York
Meichenbaum D (1979) Methoden der Kognitiven Restrukturierung: Kognitive Verhaltensmodifikation. U. u. S. Psychologie, München Wien Baltimore
Moleski-Müller M (1975) Soziale Hilfe. In: Jocheim KA (Hrsg) Rehabilitation Band I. Thieme, Stuttgart
Lindenmann E (1944) Symptomatology and management of acute grief. Am J Psychiatry 101:
Lindenmeyer J (1983) Behindert-Werden. Schindele, Heidelberg
Schöler L et al. (1981) Das alles soll ich nicht mehr können? Beltz, Weinheim
Sturm E (1979) Rehabilitation von Querschnittgelähmten. Huber, Bern

„Querschnittlähmung" – zur Frage der Erstinformation

V. Paeslack

Stiftung Orthopädische Universitätsklinik,
Schlierbacher Landstraße 200a, W-6900 Heidelberg

Bei jeder ersten Begegnung des klinischen Teams mit einem frischverletzten Querschnittgelähmten stellt sich die Frage, wann, wie und durch wen die Erstinformation an den Patienten und seine Angehörigen erfolgen soll. – Die Auffassungen über das richtige Vorgehen in dieser schwierigen Situation weichen, wie wir wissen, nicht unerheblich voneinander ab.

Die Auseinandersetzung mit dem dramatischen Geschehen, die meist kritischen intensivmedizinischen Erfordernisse, die sich nach einer traumatischen Rückenmarkschädigung zunächst ergeben, fordern in der Regel den vollen Einsatz des medizinischen Teams. Die Bemühungen um das Überleben und um die Erzielung einer möglichst günstigen rehabilitativen Ausgangslage lassen kaum Raum für ein Gespräch mit dem Patienten und mit seiner Familie. Der Verletzte selbst ist, zumindest anfangs, auch gar nicht in der Lage, sich mit seiner veränderten Situation vertraut zu machen; er wird nicht selten – heute häufiger als in früheren Jahren – sogleich einem rigorosen intensivmedizinischen Regime mit Intubation, Sedierung und der Durchführung von Operationen an der Wirbelsäule unterworfen. Vielfach bestimmt das Polytrauma den Gesamtablauf.

Leider erleben wir es immer wieder, daß wir, wenn frischverletzte Querschnittgelähmte – Tage, Wochen oder Monate nach dem Schadenereignis – aus einer vorbehandelnden Klinik zu uns verlegt werden, erfahren, daß dort bisher eine präzise und verbindliche Information versäumt bzw. offensichtlich vermieden wurde. So kann es nicht Wunder nehmen, wenn diese Verletzten in eine „Rehabilitationsabteilung" mit der Erwartung eintreten, hier würde nun – dafür sei eine solche Klinik ja sicher da – der entstandene Schaden behoben, die Lähmung beseitigt, das Gehvermögen wiederhergestellt werden. Es bedarf keiner ausführlichen Darstellungen, daß eine solche Situation für den Betroffenen eine zusätzliche Katastrophe bedeutet, seine Hoffnungen und Erwartungen müssen nun, wenn er mit der tatsächlichen Realität konfrontiert wird, in deprimierender Weise zusammenbrechen. Wir haben wenig Verständnis für einen solchen, wie wir meinen, unkorrekten Umgang mit diesem wichtigen Gebiet ärztlich-rehabilitativen Handelns.

Wie soll sich die Klinik, wie soll sich das Rehabilitationsteam in dieser Situation verhalten, wie kann es sich in einer für den Patienten positiven Weise dieser schwierigen Aufgabe unterziehen? Sicher wäre es unärztlich, ich meine aber auch unmenschlich und vor allem wenig hilfreich, wenn in dieser Situation nach einem harten, formelhaften Schema verfahren würde, d.h. wenn wir uns vielleicht mehr oder weniger achselzuckend, mit der Mitteilung einer nur für den langjährig Erfahrenen verständlichen medizinischen Diagnose begnügen würden.

Die Frage wann und in welcher Weise diese Erstinformation – oder richtiger die sich über Tage und Wochen erstreckenden Informationen erfolgen sollen, wird immer individuell, d. h. in Abhängigkeit von der jeweiligen Situation des Verletzten, als auch in geringerem Maße von der Einstellung des Informierenden, des mit dieser Aufgabe Betrauten, bestimmt werden.

Auf der einen Seite nämlich zeigt sich, daß eine frühzeitige evtl. sofortige Information des Verletzten keineswegs zu einem psychischen Zusammenbruch führt. Im Gegenteil, wenn diese Information vom ersten Augenblick mit der Eröffnung neuer, rehabilitativ orientierter Perspektiven verbunden wird, dann gelingt es, wie wir erfahren konnten, meist eine aktive Mitarbeit des so schwer Verletzten und so entscheidend Geschädigten in Gang zu setzen. Wir haben nämlich, im Gegensatz zu einem derartigen Vorgehen, die Erfahrung gemacht und müssen immer feststellen, daß ein Verschweigen der Tatsachen, ein Vertrösten, ein Hinausschieben der Informationen letztlich sich als Lüge erweist – und dann, Wochen oder Monate nach dem Schadenereignis, ein Zusammenbruch aller Hoffnungen zu tiefer Verzweiflung, nicht selten zu einem vollständigen Sichselbstaufgeben des Betroffenen führt.

Gleichzeitig darf allerdings auch nicht verschwiegen werden, daß die Gefahr einer zu schnellen, zu intensiven, als rücksichtslos empfundenen Information die angestrebte Kooperation mit dem Patienten und seiner Familie erschweren, ja zunichte machen kann.

Die Entwicklung von starren und verbindlichen Regeln zu diesem schwierigen Fragekomplex ist sicher nicht möglich – der richtige Weg, wenn es einen solchen gibt – wird der eines aktiven und zugleich mitfühlenden Aufbruchs in den so unendlich schweren, mitunter lebenslangen Weg sein, den der Verletzte, der auf Dauer mit seiner Behinderung Konfrontierte, wird gehen müssen.

Über die Wahrheit – Frühaufklärung ja oder nein

W. Strubreither und G. Stahr

Rehabilitationszentrum Häring, Schönau 147, A-6323 Bad Häring

In allen Situationen, in denen Menschen mit existenzbedrohenden Informationen konfrontiert werden (ob es sich dabei um Streß, Sterben, Trauern etc. handelt), laufen ähnlich wiederkehrende psychische Prozesse ab. Weiß man um diese Abläufe Bescheid, kann man solche Informationen situationsgerechter geben.

Tabelle 1 zeigt ihnen einen Vergleich verschiedener Phasenmodelle bei verschiedenen psychischen Belastungsthemen:

Tabelle 1. Reaktionen auf extreme psychische Belastung. Ein Vergleich verschiedener Phasenmodelle

Thema	Phasen				
Autor	1	2	3	4	5
Streß *Salye* (1957)	Alarm		Widerstand	Erschöpfung	
Sterben *Kübler-Ross* (1980)	Nicht wahrhaben wollen	Zorn	Verhandeln	Depression	Zustimmung u. Hoffnung
Trauern *Spiegel* (1973)	Schock	Kontrolle		Regression	Adaption
unkontrollierbarer Schock *Seligman* (1975)	Flucht- u. Vermeidungsverhalten		Emotionale Reaktionen		Apathie, gelernte Hilflosigkeit
Arbeitslosigkeit *Frese/Mohr* (1978)	Schock		Hilflosigkeit, Planlosigkeit		Stabilisierung
Verfolgte *Niederland* (1980)	Schock, Nichtglauben	Hoffnung	Aggression	Depression	
Schockierende Nachricht *Königswieser* (1985)	Schock	Hoffnung auf Rückgängigmachen	Aggression	Depression	Trauerarbeit

Tabelle 2. Übermittlung schockierender Nachrichten

1. Phase	Schock
2. Phase	Hoffnung auf Rückgängigmachen
3. Phase	Aggression
4. Phase	Depression
5. Phase	Trauerarbeit

Bei Informationen, die Existenz, Identität und Lebenspraxis bedrohen, kann ein Mensch bei der Verarbeitung dieser, verschiedene Phasen zu bewältigen haben (Tabelle 2).

Der ersten Phase des Schocks, die die Realität abblockt, den Schmerz abwehrt und der alten Identität die Möglichkeit gibt, Zeit zu gewinnen, folgt eine Phase der Hoffnung auf Rückgängigmachung, der Verleugnung. Die Information wird rational gehört, dringt jedoch emotional nicht ein. In der dritten Phase wird dann die Realität schon mehr zur Kenntnis genommen, nun aber setzt die Phase des Sichwehrens ein, der Aggression. Wird einsichtig, daß Aggression keine beeinflussende Kraft ist, treten als Reaktion auf den realen Verlust depressive Störungen auf. In der fünften Phase beginnt ein langsamer Verarbeitungsvorgang, die Ablösung von dem, was war, die Aussöhnung mit der Realität und mit sich selbst, die „Trauerarbeit" (Freud). Diese Phasen stellen eine Abstraktion dar, die die wesentlichen und immer wiederkehrenden Reaktionen aufzeigen – es gibt daneben sicherlich auch andere –, die je nach individuellem Background auch sehr verschieden ausfallen können, oftmals auch hin- und herschwanken können.

Was bedeutet die Kenntnis dieser Phasen nun für die Praxis? Allgemein dienen die Abwehrmechanismen dazu, Angst zu bewältigen, Überforderungen zu vermeiden. Der Patient wird vom psychischen Apparat, wie oben erwähnt, geschützt.

Das bedeutet, daß auch schlechte Nachrichten bald und direkt gegeben werden können, besser gesagt, gegeben werden müssen, um die psychischen Verarbeitungsprozesse in Gang zu setzen.

Eine genaue Interpretation der verschiedenen Phasen läßt einige Hinweise auf die Übermittlung schlechter Nachrichten zu (Königswieser 1985) (Tabelle 3).

Informationen sollen direkt, ohne Umschweife und vor allem unmißverständlich gegeben werden, wobei es günstig ist, die schlechte Nachricht anzukündigen. Es wäre aber ein Affront gegenüber dem Patienten, würde man zuerst eine lockere Atmosphäre herstellen, und dann nach einiger Zeit die schlechte Nachricht übermitteln. Das gleiche gilt für Teilinformationen. Obwohl die Aufklärung natürlich dem Arzt obliegt, muß sich das mit dem Patienten befaßte Team auf eine einheitliche Vorgangs- bzw. Informationsweise einigen. Der Patient braucht Zeit, den Schock zu überwinden; das kann verschieden lange dauern. In dieser Zeit helfen kein gutes Zureden, keine Ratschläge, keine Hilfsangebote.

Die Information muß meist öfters wiederholt werden. In Extremfällen ist auch gegen beruhigende Medikamente nichts einzuwenden. Wenn es die Nähe der Beziehung zuläßt, wirkt sich Körperkontakt beruhigend aus. Eine Berührung

Tabelle 3. Übermittlung schlechter Nachrichten

1. Mit Mitarbeitern gemeinsame und einheitliche Information Vereinbaren!
2. Information rasch und direkt geben
3. Wenn nötig, Information wiederholen
4. Zeit lassen, um Schock überwinden zu können
5. Aggression und Depression aushalten, nicht abwehren
6. Keine Bagatellisierungsversuche machen
7. Hilfe anbieten, wenn der Patient in der Trauerarbeit selbst darauf zu sprechen kommt
8. Kontakt mit nahestehenden Menschen herstellen bzw. fördern

der Hand kann ausdrücken: Du bist nicht alleine, ich verstehe deinen Schmerz. Wesentlich ist, echtes Verstehen zu vermitteln.

In der Phase der Verleugnung wäre es unmenschlich, diese Hoffnung zu nähren, denn damit wird der Verarbeitungsprozeß nur quälend verlängert. Durch konsequentes, sanftes Hinweisen auf die Realität ist dem Abwehrenden am meisten geholfen – zwar nicht im Augenblick, denn das fördert eher seine Ohnmachtsgefühle, für die langfristige Verarbeitung aber sicher.

In der Phase der Aggression richtet sich die Wut des Betroffenen oft auf den Überbringer der schlechten Nachricht (früher sind Boten, die schlechte Nachrichten überbrachten, nicht selten hingerichtet worden). Zorn, Wut, Aggression müssen als Abwehrmechanismen verstanden werden, als notwendige Reaktion der Verarbeitung.

Was macht man gegen Depressionen? Diese Frage ist problematisch. Es geht nicht darum, etwas dagegen zu tun, sondern darum, die Depression als Stück Bewältigungsarbeit eines Verlustes zu sehen. Bagatellisierungen, Aufheiterungen, zu fordern, die Dinge nicht so schwarz zu sehen, die „positiven Seiten" zu erkennen, entspricht eher *unseren* Bedürfnissen, unserer Ohnmacht gegenüber einem Depressiven. Wir dürfen dem Patienten nicht verbieten, seinen Verlust zu verarbeiten.

Grundsätzlich ist zu sagen, daß in dieser Phase nahestehende, geliebte Personen die besseren Dienste leisten können. Für Fremde ist die beste Möglichkeit: zuzuhören, Interesse und Verständnis zu zeigen. Diese Gespräche sind immer Grundsatzgespräche, die den eigentlichen Sinn des Lebens reflektieren.

Wir sprechen oft von einer unabänderlichen Situation, man müsse sich in das Unabänderliche fügen. Das mag sicherlich richtig sein – aber nur zum Teil. Es gibt im Leben viele Begebenheiten, die nicht rückgängig gemacht werden können; trotzdem sind sie nicht unabänderlich. Man kann die Situation nicht verändern, aber anders erleben, durch Selbstreflexion oder Gespräch anders sehen, anders auffassen, anders etikettieren, anders bewerten, zu einer anderen Einstellung gelangen.

Der Patient soll nicht überredet werden, zu sprechen; vielleicht kann er gerade das jetzt nicht. Er muß aber das Gefühl haben, daß man zur Verfügung steht, wenn er sprechen möchte.

Erst in der darauffolgenden Trauerarbeit, wenn die Realität wirklich als die eigene anerkannt wird, kann konkrete Hilfestellung gegeben werden.

Wir wissen auch, daß ein Trauma eine Regression bewirkt, in der der Patient eine seelische Haltung einnimmt, die der eines jüngeren Menschen, oft eines Kindes entspricht. Hier kommen wir zum „*Wie aufklären*". Hier sei die Geschichte des englischen Anästhesisten Robinson erwähnt, der als Patient auf seiner eigenen Intensivstation lag. Nach seiner Gesundung teilte er seinen Kollegen mit, daß er – während er so krank war – ihre umfangreichen und differenzierten Mitteilungen über seinen Gesundheitszustand als sehr quälend empfand; in seiner Lage (und in seiner Regression) wollte er nur ganz „primitive" Informationen haben (ob und wann gesund, ...). Das Beziehungsfeld Arzt–Patient ähnelt hier dem Beziehungsfeld Kind–Eltern; der Patient braucht einen souveränen Begleiter, dem er vertrauen kann.

Aufklärung so früh wie möglich bedeutet aber, daß für den Arzt oder das Team die Richtlinien immer nur die Qualität von Wahrscheinlichkeiten haben, sie eine absolut sichere Voraussage niemals machen können. Eine endgültige Aussage über den Umfang der Schädigung kann erst viel später gemacht werden. Nach bestmöglicher neurologischer Diagnostik und Einbeziehung aller Erfahrungswerte ist aber der Versuch, in der Wahrheit zu leben (V. Havel) – was die Information, aber auch die Echtheit der Gefühle, der Anteilnahme betrifft, das Notwendige, das für den Patienten zu tun ist. Es ist auch klar, daß es sogar von seiten der Patienten oder auch der Angehörigen Widerstände gegen eine frühe Aufklärung geben kann; dieser Abwehrmechanismus hat in der Bewältigung einer erwarteten schockierenden Nachricht sicher auch eine Funktion, muß aber eben als Abwehrmechanismus gesehen werden.

Wir in Österreich sehen etwas, was in Deutschland oder der Schweiz vielleicht nicht so deutlich oder so oft gesehen wird: In der BRD und in der Schweiz sind Akutkrankenhaus und Rehabilitationszentrum meist in einer Einheit zusammengefaßt; das Wissen und die Erfahrungswerte sind hier somit anders als in Österreich, wo die Akutversorgung, bzw. die Akutphase in einer, die Rehabilitationsbehandlung aber in ganz anderen Händen sind. Wir erleben immer wieder ganz dramatisch, daß falsche Aufklärung („im RZ wird's schon wieder") eine adäquate Rehabilitation verhindert, daß Patienten, in ihrer Einstellung einmal auf dem falschen Geleise, nicht mehr auf das richtige finden, und nicht oder nur sehr schlecht rehabilitierbar sind (Friedrich 1980).

Literatur

Friedrich H et al. (1980) Verläufe von chronischen Krankheiten in Abhängigkeit von Folgeerscheinungen in der psychosozialen Umwelt, Bd 1 u Bd 2. Selbstverlag, Göttingen
Königswieser R (1985) Die Auswirkungen schockierender Nachrichten. DBW 45:1

Die Aufklärung des Patienten als non-verbaler Prozeß

R. Klassen

Krankenhaus Hohe Warte, W-8580 Bayreuth

Die verbale Aufklärung des Patienten erfordert – wie jede Konfrontation mit einer schwerwiegenden Diagnose – den Kairos, d.h., das rechte Maß, den rechten Zeitpunkt, den günstigen Augenblick. Wenn die Bedingungen nicht geschaffen sind, damit der Frischverletzte diese Aufklärung annehmen kann, wird deren Inhalt durch die individuellen Formen des Leugnens ungeschehen gemacht. Es ist deshalb nicht unredlich zu schweigen, wenn der Patient nicht nach der Diagnose fragt, zumal diese bei einer Rückenmarkverletzung in der Frühphase oft keine eindeutige Prognose erlaubt. Durch die verbale Aufklärung weiß der Patient – wenn er dazu bereit ist –, daß er eine komplette oder inkomplette Querschnittlähmung hat. Was es bedeutet, querschnittgelähmt zu sein, erfahren alle Frischverletzten durch die Mitglieder des Klinikpersonals, die sie mit den Konsequenzen ihrer Rückenmarkverletzung konfrontieren. Die Therapeuten und Pflegekräfte sprechen nicht über die Querschnittlähmung, sondern gehen mit dem Querschnittgelähmten um. Ich bezeichne die Art und Weise dieses Umgangs als nonverbale Aufklärung, was aber nicht „sprachlos" meint.

Ich möchte dies an einem Beispiel verdeutlichen: Eine KG wird von einem Frischverletzten (C5, sensibel inkomplett, motorisch komplett) für jede Verspätung mit strafenden Blicken, schließlich mit Vorwürfen wegen ihrer unzuverlässigen Behandlung konfrontiert. Er fordert mehr als die übliche Physiotherapie, da nur intensives Training die motorischen Ausfälle beseitigen kann. Die KG bittet den zuständigen Arzt um Aufklärung des Patienten, weil sie sich ungerechtfertigt unter Druck gesetzt fühlt. Der Arzt meint, es sei bei diesem Patienten zu früh, 4 Wochen nach dem Unfall, keine Hoffnung mehr zu haben. Die KG überprüft daraufhin, ohne Erfolg, wiederholt die Muskeln des Patienten. Als sie erfährt, daß er sich bei der Abteilungsleitung um eine andere KG bemüht, bespricht sie mit dem Patienten, 6 Wochen nach dem Unfall, die Hilfsmittel zur häuslichen Versorgung und macht ihm damit den bleibenden Zustand seiner Lähmung bewußt. In der Woche danach erkrankt der Patient an Bronchitis und asthmoiden Anfällen. Wäre diese Entwicklung vermeidbar gewesen? Wer hat hier versagt? Die KG, die mit der Wahrheit den Patienten bestraft und damit ihre Macht als Wissende mißbraucht?

Der Arzt, der „Hoffnung-lassen" sagt und „Illusionen" meint? Oder der Patient, der sich an seine Hoffnung klammert, obwohl er vielleicht längst ahnt, daß diese Hoffnung zur Illusion geworden ist?

Echte Hoffnung hat Zukunft, der Illusion jedoch fehlt der Charakter der Wirklichkeit. Illusionen sind Selbsttäuschung, sind unerfüllbare Phantasien.

Darf also der Inkomplette hoffen und der komplett Gelähmte hegt lediglich Illusionen, wenn er für das Wiederlaufen-Können trainiert?

Frischverletzte trainieren nicht für ein selbständiges Leben im Rollstuhl, sondern um körperliche Intaktheit zu erlangen. Ist dies nicht – auch beim komplett Gelähmten – eine von uns tolerierte Voraussetzung für Rehabilitation?

Wir lassen uns darauf ein, indem nicht über die Querschnittlähmung gesprochen wird, sondern über die Konsequenzen der Querschnittlähmung für einzelne Körperfunktionen, d. h., das Abführen, die Blase oder die Spastik. Damit wird der Krankheitscharakter einzelner Körperfunktionen betont, aber nicht die Behinderung als Ganzes thematisiert.

Gleichzeitig wundern sich Patienten, warum die Beine „nur" durchbewegt, aber der Oberkörper intensiv trainiert wird. Oder eine unfallbedingte Beinfraktur scheint, wie bei Claudio Kürten [1], wenig gravierend, „weil es für den Rollstuhl reicht". Oder das Auftreten der Spastik wird nicht als Zeichen der Regeneration interpretiert, sondern mit Antispastika bekämpft. Was Gelähmtsein auch bedeutet, erlebt der Frischverletzte dann, wenn er die KG-Behandlung abbrechen muß, weil er auf der Behandlungsbank abgeführt hat. Er erfährt es auch dann, wenn er sich zum ersten Mal im Spiegel sieht, aber die Körperteile nicht spürt, die er sieht. Oder wenn er in der Ergotherapie prätraumatische Selbstverständlichkeiten trainiert. In der Frühphase der Erstrehabilitation müssen gleichsam 2 Bewußtseinsebenen zugelassen werden: Die der Illusion, daß derartige Erfahrungen vorübergehend und krankheitsbedingt sind und gleichzeitig die Ahnung, daß damit die künftige Realität des Körperbehinderten vorweggenommen wird.

Diese konträren Bewußtseinsebenen können um so leichter nebeneinander bestehen, je mehr die Querschnittlähmung in ihre gestörten Körperfunktionen „aufgeteilt" wird, je diskrepanter sich die Mitglieder des Teams verbal und nonverbal verhalten und je diskrepanter ihre persönlichen Prognosen sind.

Die mangelnde Konformität im Team, aber auch unser eigenes widersprüchliches Verhalten zwischen verbalem professionellem Optimismus und nonverbalen Mitleidsgesten gibt dem Patienten die Möglichkeit, selektiv auszuwählen, was er sich gegenwärtig zumuten will. Gleichzeitig ist unsere Diskrepanz ein Spiegelbild seiner eigenen widersprüchlichen Gefühle zwischen Hoffnung und Verzweiflung.

Wir sollten dem Patienten dieses „Nicht-wissen-wollen" zubilligen, auch wenn es für die Teamvertreter mit der Forderung nach „schonungsloser Konfrontation" schwierig ist, nachzuvollziehen, daß ein Tetraplegiker sich zwar die Finger kleben läßt, aber sie anschließend wieder aufdehnt, um später keine verkrüppelten Hände zu haben. Diejenigen des Teams, die mit dem Patienten optimistisch hoffen und ihm zubilligen, mit dem Training noch warten zu dürfen, bis seine Muskeln wieder funktionsfähig sind, die seine Verweigerung des Rollstuhltrainings tolerieren und ihm auch den Wohnungsumbau noch nicht zumuten wollen, werden zuweilen durch die Entwicklung für ihr tapferes Hoffen belohnt. Öfter jedoch werden sie auch bestraft, wenn die Entlassung ansteht und weder die Hilfsmittel rechtzeitig geliefert sind, noch die Wohnung entsprechend adaptiert ist.

Dennoch ist unsere, vielleicht unlösbare Aufgabe, das, was wir auf Grund der Diagnose zu wissen meinen und das, was der Patient zum gegenwärtigen Zeitpunkt zu wissen bereit ist, schrittweise einander anzunähern und uns dabei von den Fragen des Patienten leiten zu lassen. Dieser Balanceakt impliziert Schweigen dann, wenn der Patient sich auf das Training mit den Schienen freut, weil er dann endlich wieder wird laufen können, bedeutet Gesten des Trostes, wenn er trauert, bedeutet aber auch energischen Widerspruch, wenn er meint, gar nichts mehr zu können.

Die Formulierung „falls es so bleiben sollte" halte ich bei der Akzeptanz von Schwerbehindertenausweis, Hilfsmitteln und beruflicher Rehabilitation für notwendig, anstatt damit die bleibende Behinderung bereits in der Frühphase unausweichlich zu demonstrieren. Wir sollten immer zubilligen, daß „Wunder" möglich sind. Denn, wie komplett ist komplett?

„Wunder" zubilligen und gleichzeitig rehabilitieren scheint zwar unvereinbar, ist aber dennoch möglich.

Frage: „Hoffen Sie manchmal noch auf ein Wunder, daß Sie eines Tages wieder gehen können?"
Schäuble [2]: „Ja".
Frage: „Beten Sie dafür?"
Schäuble: „Ja. Es gibt Einzelfälle von Menschen, die waren ähnlich verletzt und gelähmt wie ich und konnten eines Tages – aus medizinischer Sicht völlig unvorhersehbar – geheilt werden. Wahrscheinlicher ist, daß ich mit meiner Lähmung werde leben müssen. Darauf habe ich mich einzustellen. Ich lebe mit der Realität, aber ich gebe auch die Hoffnung auf ein Wunder nicht auf." (Wolfgang Schäuble, 7 Monate nach Eintritt der Querschnittlähmung).

Literatur

1. Kürten C (1987) Texte zur Patienten-Wirklichkeit. CK-Verlag, Dr. Sidow, München, S 57
2. Schäuble W (1991) Bunte Nr. 19. Burda, München, Mai 1991, S 126

Über die Rolle des Fachpsychotherapeuten in der multidisziplinären Betreuung Querschnittgelähmter in der Akutphase

B. Rost

Universitätsklinik und -Poliklinik, Kinder- und Jugendpsychiatrie,
Schaffhauserrheinweg 55, CH-4058 Basel

Während Erika Sturm in ihrer medizinpsychologischen Studie (Rehabilitation von Querschnittgelähmten) 1979 auf die Vernachlässigung der psychologischen Aspekte der Rehabilitation querschnittgelähmter Patienten hinwies, ist heute die Berücksichtigung psychosozialer Gesichtspunkte sowie die Bedeutung einer angemessenen psychologischen Betreuung gerade bei chronischen und invalidisierenden Erkrankungen/Unfallfolgen allgemeiner anerkannt. Diese Anerkennung widerspiegelt sich unter anderem in einer ausgedehnten Coping-Forschung, in der versucht wird, in verschiedenen Patientengruppen Formen von Krankheitsbewältigung zu erfassen, in bezug auf den Krankheitsverlauf günstigere von ungünstigeren zu unterscheiden und spezifische, im weitesten Sinne psychotherapeutische Interventionstechniken zu entwickeln, um Patienten in ihren Bewältigungsbemühungen optimal zu unterstützen. Diese Untersuchungen orientieren sich bislang aus methodischen Gründen am objektiven somatischen Krankheitsverlauf (z. B. Überlebenszeit, Komplikationsrate, Rezidivhäufigkeit u. ä.). Nicht meßbar ist vorläufig, welche Art von „psychologischer Unterstützung" in welcher Phase in und nach einer existentiellen Krise wie Unfall/Unfallfolgen die Bewältigungsversuche des Betroffenen günstig beeinflussen, günstig im Hinblick auf das subjektive Erleben, die Lebensqualität, die Fähigkeit zum aktiven Lebensentwurf u. ä. Wir sind auf unsere klinischen Beobachtungen und die Gespräche mit unseren Patienten angewiesen und vielleicht auch froh um die Nichtmeßbarkeit und Unvoraussagbarkeit menschlichen Reagierens in den Grenzsituationen zwischen Leben und Tod.

Wenn wir von „psychologischer Betreuung" sprechen, gilt es, zwei Aspekte zu unterscheiden, einmal die allgemeine, umfassende seelische Unterstützung des Betroffenen und zum anderen die fachpsychotherapeutische Hilfe im individuellen, von Konstitution, Lebensgeschichte und sozialem Umfeld des Einzelnen abhängigen Bewältigungsprozeß.

Ich habe als Ärztin des Schweizer Paraplegikerzentrums mit frisch verletzten Patienten in der Akutphase während der medizinischen Versorgung am Unfallort, vor und nach der Operation und in der Intensivstation gesprochen. Später bin ich zurückgekommen in meiner mir seit langem vertrauten ärztlichen Funktion als Psychiaterin und Psychotherapeutin, diesmal als Konsiliarärztin und im Rahmen einer Studie zur Bewältigung von Unfallfolgen bei jugendlichen Querschnittgelähmten. Und ich bin zur Überzeugung gekommen, daß die Psychotherapeutin/der Psychotherapeut nicht an das Krankenbett des Frischverletzten gehört, sondern im Hintergrund tätig sein muß in beratender und unterstützender Funktion für Ärzte, Schwestern, Pfleger und Therapeuten – außer in seltenen

Ausnahmesituationen, bei klarer psychiatrischer Indikation, bei Patienten mit psychotischen Zuständen, Delirien, sogenannten endogenen Depressionen und eventuell zur Beurteilung des Ausmaßes einer allenfalls weiter bestehenden Suizidalität bei Patienten mit Status nach Suizidversuch. Welche Überlegungen und Beobachtungen stehen hinter meiner Überzeugung?

Der Frischverletzte – herausgerissen aus sämtlichen Lebensbezügen – sucht bei seiner Ärztin/Arzt, seiner Schwester und seiner Physio- und Ergotherapeutin, die miteinander zu *der* Autorität in dem akut zusammengeschrumpften, angsterfüllten Lebensraum werden, Information, optimale medizinische Hilfe, Takt und Anteilnahme an dem, was in seiner existentiellen Not in seinem Innern aufbricht. Er weiß um die Lebensnotwendigkeit medizinischer und pflegerischer Betreuung und erwartet in diesen wenigen zentralen Beziehungen die notwendige seelische Unterstützung. Die Einführung des Psychotherapeuten als zusätzlichen Dialogpartner in diesem Moment kann vom Patienten verstanden und mißverstanden werden als Hinweis auf seine Bedürftigkeit und Schwäche, die besonderer psychologischer Unterstützung bedarf. Das heißt: Die auf Stützung und Entlastung ausgerichtete Intervention würde dann eher zu Verunsicherung statt zur Stärkung der Widerstandskraft des Patienten führen. Seelische Unterstützung von Patient und Familie *in der Akutphase* kann nicht an Fachleute delegiert werden, sondern muß im wesentlichen von Arzt/Pfleger/Therapeutin geleistet werden.

„Ihr Nachfolger, ist der nur Arzt oder Arzt und Psycho so wie Sie?" fragte mich ein Patient kurz vor meinem Abschied in meiner medizinischen Tätigkeit im Paraplegikerzentrum und brachte damit die Wichtigkeit medizinischer und psychologischer Betreuung zum Ausdruck, die, nach Überwindung des seelischen Schockzustandes, für eine Reihe von Patienten durchaus auf verschiedene Menschen verteilt sein kann. Insbesondere wenn es um den Wunsch nach Bewältigungshilfen geht, muß diese Betreuung im Verlauf der weiteren Rehabilitation, vor allem aber im Akutstadium von einzelnen Wenigen geleistet werden.

Literatur

Berger ThJ (1987) Psychische Aspekte der Querschnittslähmung: Psychische Reaktionen in der Akutphase einer traumatisch bedingten Para- oder Tetraplegie. Med Diss, Basel 1987

Heim E (1979) Coping oder Anpassungsvorgänge in der psychosomatischen Medizin. Z Psychosom Med 25:251–262

Heim E (1988) Coping und Adaptivität: gibt es geeignetes oder ungeeignetes Coping? Psychother Med Psychol 38:8–18

Heim E, Willi J (1986) Psychosoziale Medizin 2. Klinik und Praxis. Springer, Berlin Heidelberg New York Tokyo

Heim E, Augustiny K, Blaser A (1983) Krankheitsbewältigung (Coping) – ein integriertes Modell. Psychother Med Psychol 33:35–40

Joraschky P, Köhle K (1979) Maladaptation und Krankheitsmanifestation. Das Streßkonzept in der psychosomatischen Medizin. In: Uexküll Th v (Hrsg) Lehrbuch der psychosomatischen Medizin. Urban & Schwarzenberg, München, S 170–202

Rüger U, Blomert AF, Förster W (1990) Coping. Verlag für Medizinische Psychologie, Verlag Vandenhoeck & Ruprecht, Göttingen

Sturm E (1979) Rehabilitation von Querschnittsgelähmten. Huber, Bern Stuttgart Toronto

Surbek DV (1987) Psychische Aspekte der Querschnittslähmung: Psychische Verarbeitung einer Querschnittslähmung während der Erst-Rehabilitation. Med Diss, Basel 1987

Der Mensch als Ganzes ist verletzt – Psychologische Betreuung im Intensivzimmer

B. Drzin-Schilling und K. Dennig

Stiftung Orthopädische Universitätsklinik, Ludwig-Guttmann-Haus,
W-6900 Heidelberg

Bei unseren Patienten geht es in den meisten Fällen zunächst einmal um das pure Überleben, und niemand wird bestreiten, daß die Behandlung der körperlichen Probleme im Vordergrund zu stehen hat. Wir dürfen aber bei all den Fortschritten und Bemühungen der Intensivmedizin und Erstversorgung nicht länger übersehen, daß ein Mensch verletzt ist und daß die zu behandelnden Organe und Körperteile auch verbunden sind durch etwas, das jenseits der Erreichbarkeit rein körperlicher Betreuung liegt. Auch gilt es, gerade in unserem Fall der langfristig angelegten Zusammenarbeit mit dem Patienten, frühzeitig die Individualität und ganz spezifischen Bedürfnisse des einzelnen Patienten zu erkennen. Indem wir diesen Rechnung tragen, erhalten wir uns soviele Optionen wie möglich für eine personenzentrierte und ganzheitliche Rehabilitation.

Der erste Kontakt des psychologischen Dienstes mit dem frischgelähmten Patienten sollte deshalb nach Möglichkeit innerhalb der ersten 48 h des Klinikaufenthaltes stattfinden. In dieser sogenannten vulnerablen Phase muß zunächst ein anamnestisch-diagnostisches Gespräch zur Abklärung des weiteren Procedere geführt werden. Das Ergebnis dieser diagnostischen Phase muß bei bewußtseinsklaren, kooperationsfähigen Patienten ein Mosaik der Persönlichkeits- und evtl. Familienstruktur darstellen. Ressourcen des Patienten sind aufzufinden, biographische Besonderheiten im Umgang mit Krisen sind zu vermerken. Der Weg zu diesem Mosaik ist sowohl personen- als auch situationsabhängig und kann hier nur skizziert werden. Auf den nebenstehenden Dias sehen Sie ein Schema zum Ablauf dieses halbstandardisierten psychologischen Erstgespräches (Schema 1, 2).

Dieses Schema wurde in Anlehnung an gängige psychotherapeutische Erstinterviewleitfäden und unter Einbeziehung der für unsere Patienten und die Kliniksituation relevanten und spezifischen Merkmale erarbeitet. Mit diesem Instrumentarium kann und muß flexibel umgegangen werden, um sich der besonderen

---

Schema 1. Anamnestisch-diagnostisches Erstgespräch

Subjektives Empfinden (psychophysische Ebene, Wahrnehmung der Kliniksituation)
Lähmung (Ursachen, Hintergründe, bisheriger Verlauf)
Subjektive Einschätzung der körperlichen Beeinträchtigung (Phantasien, Ängste, Hoffnungen)
Frühere Klinikerfahrungen, Umgang mit Streßsituationen
Biographie (Schwerpunkt auf konflikthaften Lebensereignissen)

Schema 2. Anamnestisch-diagnostisches Erstgespräch

Aktuelle Lebenssituation (soziale Einbindung, familiäre Konstellation)
Persönliche Hypothesen über erwartete soziale und familiäre Beeinträchtigungen
Individuelle Ressourcen und Kompetenzen

Ergebnis
Mosaik der Persönlichkeits- und Familienstruktur
Eventuell Auffälligkeiten in bezug auf Umgang mit Krisen
Entscheidung über mögliche/notwendige therapeutische Maßnahmen

---

Situation des individuellen Patienten anpassen zu können: im Vordergrund jeden Erstgespräches steht immer der subjektive Zustand des Patienten. Psychologisch-psychotherapeutische Maßnahmen schließen je nach Indikationslage an diese Orientierungs- und Einführungsphase an.

Wenden wir uns der Situation des frischgelähmten Patienten im Intensivzimmer zu. Die folgenden Ausführungen beziehen sich auf den bewußtseinsklaren Patienten; die Besonderheiten des bewußtseinsgetrübten Patienten können hier nicht behandelt werden.

Der Mensch als prinzipiell sinnsuchendes Wesen zeichnet sich dadurch aus, daß er in jeder auch scheinbar noch so unverständlichen, neuen und komplexen Situation permanent um Verstehen bemüht ist, um das Auffinden ihm sinnvoll erscheinender Zusammenhänge von Ursache und Wirkung – kurz: um Situationsinterpretation. Diese Interpretationen sind nur zum Teil das Ergebnis rationaler Prozesse. Ein nicht unbedeutender Teil wird von emotionalen und affektiven Bereichen der menschlichen Psyche geleitet. Unter bedrohlichen, streßinduzierenden Bedingungen – zu denen ein Aufenthalt als Patient in einem Intensivzimmer ganz ohne Zweifel gehört – gewinnen diese affektiv-emotionalen Reaktionen eine verstärkte Bedeutung. Das anamnestisch-diagnostische Gespräch bezieht sich deshalb vorrangig auf diese gefühlsmäßige Gewichtung des Situationserlebens. Relevant sind hierbei vor allem die subjektiven Bedeutungszusammenhänge, die der Mensch entwickelt – sowohl in bezug auf die Lähmungsursache, als auch in bezug auf das aktuelle Geschehen um ihn herum. Die Zeit im Intensivzimmer ist oft verbunden mit einem psychischen Trauma; dieses Trauma hängt mit mehreren Faktoren zusammen:

1. Häufig steht am Beginn der Behandlung die Todesfurcht, die Angst vor dem Sterben im Mittelpunkt des emotionalen Erlebens.
2. Lähmungsbedingt kann eine zeitweise Entfremdung vom eigenen Körper, ausgedrückt durch Mißempfindungen, Körperschemastörungen und bedrohliche Schmerzen erlebt werden.
3. Durch medizinische Notwendigkeiten ergibt sich eine permanente Verletzung der natürlichen Distanzgrenzen (Verlust der Intimsphäre).
4. Ebenso ist lähmungsbedingt oft ein Durchbrechen kultureller Tabus unumgänglich.

5. Mangelnde Information über Ursache, Ausmaß und Bedeutung der Lähmung bzw. Unmöglichkeit, die gegebene Information momentan adäquat zu verarbeiten.
6. Mangelnde Kontrollmöglichkeit und Kenntnis in bezug auf das aktuelle Geschehen.
7. Auseinandersetzung mit einer Vielzahl von ständig wechselnden Personen.
8. Erlebnis der Isolation inmitten dieser vielen Betreuerinnen und Betreuer (Jensen 1986).
9. Konfrontation mit einer medizinischen Terminologie, die laut einer englischen Untersuchung von 1984 (Nichols) 50% der Patienten nicht verstehen.
10. Die erlebte Unfähigkeit, die nahe und fernere persönliche Zukunft rational zu definieren.
11. Ein auf den Körper bezogenes permanentes Defekterlebnis.
12. Heftige emotionale Schwankungen, die sich rational kaum beeinflussen lassen.
13. Starke Ängste und Phantasien, die z. T. gegen den Willen des Patienten ein Eigenleben führen.
14. Ein unvorbereitetes Herausgerissensein aus allen Lebenszusammenhängen.

Zwischen diesem psychischen Trauma und der physiologischen Verletzungssituation besteht eine Gegenseitigkeit oder Wechselwirkung: durch die physiologische Situation verändert sich das psychische Erleben und die kognitiven und emotionalen Anteile beeinflussen einerseits die Körperwahrnehmung des Patienten und können sich selbst auf körperliche Reaktionsmodi auswirken (Beispiele hierfür sind das hinlänglich bekannte Streßulkus, Kreislaufprobleme usw.). Zusätzlich wird sowohl die Eigen- als auch die Fremdwahrnehmung des Patienten durch die Sinnsuche und die Bemühungen um Verständnis der uns so vertrauten Intensivzimmeratmosphäre gelenkt: Unbekanntes wird in die vertrauten Verstehensschemata integriert und dadurch individuell interpretiert und auch verzerrt. Die durch das Streßerlebnis beschränkte Aufmerksamkeitsfähigkeit trägt zu einem weiteren Gefühl der Verlorenheit bei. Und schließlich ist die Fähigkeit zuzuhören und zu erinnern sehr stark beeinflußt von Filtermechanismen, die mit persönlichen Bedürfnissen, Ängsten und Phantasien zusammenhängen: der Mensch nimmt so viel wahr, wie er verkraften kann. Im Bereich dieser Wechselwirkung zwischen körperlichem Geschehen, psychischem Trauma und Anforderungen der unbekannten Kliniksituation liegt der Ansatzpunkt psychologischer Arbeit im Intensivzimmer, liegt die Betonung der ganzheitlichen Perspektive. Es gilt, diese individuellen Phänomene zu beachten, die situations- und personenabhängigen Beschränkungen wahrzunehmen und von Anfang an in den beginnenden Rehabilitationsprozeß einzubeziehen. Vor allem kann eine Einbeziehung der ganzheitlichen Perspektive dazu beitragen, falsche Weichenstellungen am Anfang einer langen gemeinsamen Aufgabe zu vermeiden.

Psychotherapeutische Aufgaben im engeren Sinne sind im Intensivzimmer weit seltener gefordert. Auf Schema 3 sehen Sie einen orientierenden Überblick. Am Ende des anamnestisch-diagnostischen Gespräches wird die Indikation hierfür gestellt.

Schema 3. Psychologisch-psychotherapeutische Maßnahmen im Intensivzimmer (situationsabhängig und individuell)

Stützende Gespräche
Artikulieren und Bearbeiten von Ängsten und Phantasien
Beginnende Konfliktbewältigung
Krisenintervention
Entspannungstechniken (Schmerz/Streßreaktionen)
Hypnotherapeutisches Vorgehen (Mißempfindungen/Körperschemastörungen)
Informationsvermittlung bzgl. Klinikalltag
Abklären mißverständlicher und potentiell konflikthafter Situationen
Falls nötig und möglich: Begleitung der Angehörigen

Der klinische Alltag jedoch sollte mitgeprägt sein durch die frühzeitige Beachtung der aus der Individualität des einzelnen Patienten resultierenden Quellen für Konflikte und auch Ressourcen. Da die psychologische Arbeit sich nicht vorrangig auf das körperliche Defekterlebnis stützt und auch nicht an die vielfältigen Abhängigkeiten gebunden ist, durch die die Beziehung Arzt–Patient, Schwester–Patient und Physiotherapeut–Patient notwendigerweise gekennzeichnet ist, bietet sich diese Position für eine Ergänzung im Sinne der ganzheitlichen Perspektive in der Teamarbeit an. Der Mensch als Ganzes ist verletzt, und der ganze Mensch bedarf unserer Bemühungen.

Literatur

Jensen PA (1986) Ich brauchte einen Menschen, den ich anfassen konnte. Deutsches Ärzteblatt 25/26:1843–1845
Nichols KA (1984) Psychological care in physical illness. Croom Helm, London Sidney
Sacks O (1984) A leg to stand on. Harper & Row, New York

Kommunikation mit dem Patienten aus der Sicht des Pflegepersonals

W. Berndorfer und K. Göggel

Berufsgenossenschaftliche Unfallklinik,
Schnarrenbergstraße 95, W-7400 Tübingen

Voraussetzung der fachgerechten Pflege (z. B. Lagerung, Prophylaxen, Krankenbeobachtung) und der gleichzeitig damit verbundenen Kontaktaufnahme zu dem frisch verunfallten Querschnittgelähmten, ist die frühzeitige Aufklärung des Verletzten durch den Arzt. Es ist deshalb für das Pflegepersonal von besonderer Bedeutung, weil alles, was wir aus pflegerischer und medizinischer Sicht an dem betroffenen Menschen machen, auf einer vollständigen Aufklärung des Verletzten über seinen Zustand aufbaut.

Oft bekommen wir auf die Frage: „Ist der Patient aufgeklärt?" eine positive Antwort des dafür zuständigen Arztes. In den allermeisten Fällen stellt sich aber dann heraus, daß der Arzt dem Querschnittgelähmten die Diagnose zwar mitgeteilt hat, der Patient aber oft von dieser Nachricht „erschlagen" wird, oder die Tatsache verdrängt. Unsere Aufgabe ist es nun, die Signale (Ängste, Fragen) des Patienten aufzufangen und diese dem Arzt weiterzugeben, damit dieser sein Aufklärungsgespräch fortführen, bzw. wiederholen kann.

Nach dem/den Aufklärungsgespräch(en) ist es unsere besondere Aufgabe, die Reaktionen des frisch Querschnittgelähmten aufzufangen, seine Zweifel zu beseitigen und dadurch zu stillen, indem wir ihm die Information des Arztes noch einmal erläutern und unsere pflegerischen Aufgaben durch deren Erklärung verständlich machen, zum Beispiel die veränderte Blasenentleerung, die richtige Lagerung und Kontrolle der Haut, die veränderte Darmfunktion.

Gerade jetzt, am Anfang des Krankenhausaufenthaltes, ist es wichtig, auch die Stimmungslage des Patienten zu beobachten. Nur so können wir die verbalen und nonverbalen Signale des Patienten (Angst, Hoffnungslosigkeit, Scham, Wut, Sprachlosigkeit) erkennen. Unser Ziel muß es sein, das Vertrauen des Patienten zu gewinnen und dieses weiter auszubauen.

Ich möchte an dieser Stelle die Herren Brückemann und Janowski aus ihrer Diplomarbeit aus dem Jahre 1975 zitieren:

„Gerade in dieser Zeit der Auseinandersetzung mit der Behinderung jedoch ist es wichtig, Freunde und Kollegen zu haben, denen man vertrauen kann. Hier kommt dem Personal eine verantwortungsvolle Aufgabe zu, deren Bedeutung durch den langandauernden Kontakt mit dem Patienten während des Klinikaufenthaltes erhöht wird."

Nach soviel theoretischen Informationen und pflegerischen Erfahrungen (Ganzwaschung, Lagerung, Stuhlgang, Blasenentleerung) verlangt der Patient oft eine Perspektive über die Länge des Klinikaufenthaltes und über sein weiteres Leben. Unsere Aufgabe ist in dieser Phase erst recht, pflegerische Tätigkeiten ihm und seinen Angehörigen näher zu bringen und diese mit ihnen zu üben. Daß er zum Beispiel lernt, den gelähmten und gefühllosen Teil seines Körpers genauso zu pflegen und zu beachten, wie den nichtgelähmten Teil seines Körpers. Aber daß wir uns auch mit ihm freuen, wenn er durch das gezielte Training (KG, BT, Sport) ein Stück Selbständigkeit wiedererlangt hat.

Nur in einer vertrauensvollen Umgebung kann uns der Verletzte über seine tiefsten und persönlichsten Nöte und Unsicherheiten berichten. Die Wahrung der größtmöglichen körperlichen und geistigen Intimsphäre des Patienten muß uns immer bewußt sein. Dies gilt besonders dann, wenn wir bei unserer täglichen Arbeit von Problemen erfahren, die den Patienten zwar stark berühren, aber für die Rehabilitation eine untergeordnete Rolle spielen. Um das Vertrauen des Patienten nicht zu zerstören, müssen wir mit solchem Wissen sehr behutsam umgehen. Zeigt es sich, daß solche Probleme in den Vordergrund rücken und unser pflegerisches Wissen und unsere Möglichkeiten übersteigen, sollten wir es dem Querschnittgelähmten ermöglichen, die bestehenden Probleme ungestört mit seinen Angehörigen allein zu klären, oder alle zu einem gemeinsamen Gespräch mit dem Arzt, Psychologen oder Sozialarbeiter ermuntern.

Der Querschnittgelähmte soll im Lauf der Zeit merken und erkennen, daß wir seine Partner für die Zeit der Rehabilitation sind. Übungspartner für ihn und seine Angehörigen bei der Einübung neuer Techniken (Katheterisieren, Abführen, Lagerung, Überwechseln). Ansprechpartner für die vielen Unsicherheiten und Nöte.

Wir müssen gleichzeitig aber auch erkennen und auch zulassen, daß der Patient eigene Methoden und Techniken entwickelt und anwendet, die von der von uns festgesetzten Norm abweichen, aber dennoch sinnvoll zum Ziel führen.

Äußerungen von Patienten gegenüber Außenstehenden, wie z. B. „Man wird hier wie ein kleiner Junge behandelt", oder „Die haben ihre Prinzipien", oder „Man wird hier nicht ernst genommen" (Zitate aus der o. g. Diplomarbeit), müssen bei uns alle „Alarmglocken" läuten lassen.

Ich denke, diese Partnerschaft – Pflegepersonal, Krankengymnasten, Beschäftigungstherapeuten, Ärzte, etc. auf einer Stufe mit dem Querschnittgelähmten – hilft, die Ohnmacht, in der sich der Gelähmte gegenüber seiner Lähmung, dem Krankenhaus und dessen Personal immer wieder befindet, zu mildern.

Für uns vom Pflegepersonal ist es von großer Bedeutung, die pflegerischen und auch persönlichen Probleme des Patienten im Rahmen der täglichen Übergabe, bzw. der Pflegeplanung, im Team ausführlich zu besprechen, spezielle Lösungsmöglichkeiten dafür zu erarbeiten, und diese auch schriftlich festzuhalten. Dies ist deshalb besonders wichtig, damit sich
1. die Kolleginnen und Kollegen, die bei dieser Besprechung nicht dabei sind, über die besprochenen Probleme und Maßnahmen und deren Bewältigung informieren können,
2. der frisch Querschnittgelähmte nicht vielen verschiedenen, gutgemeinten Ratschlägen, Äußerungen und Vorgehensweisen ausgesetzt ist, die ihn noch mehr verunsichern und Ängste auslösen.

Die Pflegeplanung baut uns hier eine ausgezeichnete Brücke zum Patienten und umgekehrt.

Pflegerische, medizinische Probleme, aber auch die Ressourcen des Patienten können leichter erkannt und mit dem Patienten besprochen werden. Die Erklärung, sowohl von standardisierten Pflegemethoden, als auch speziell auf ihn abgestimmten Pflegemaßnahmen, erleichtern dem Querschnittgelähmten, sich aktiv zu beteiligen. Auch die gemeinsame Kontrolle über die Effektivität der Maßnahmen gibt dem Patienten die Möglichkeit, in den Rehabilitationsprozeß einzugreifen.

Begleitverletzungen der Wirbelsäule bei traumatischer Querschnittlähmung

Zur Klassifikation von Wirbelsäulenverletzungen

U. Bötel

Berufsgenossenschaftliche Krankenanstalten „Bergmannsheil",
Universitätsklinik, Abteilung für Rückenmarkverletzte,
Gilsingstraße 14, W-4630 Bochum

Auf den ersten Blick haben Klassifikationen einen rein wissenschaftlich-akademischen Wert, bei näherem Hinsehen ergibt sich jedoch, daß bedeutende Schlußfolgerungen aus einer guten Klassifikation erwachsen können. Von Magerl, Harms und Gertzbein wurden nachstehende Ziele der Klassifikation von Wirbelsäulenverletzungen erarbeitet:
1. Allgemeiner, präziser und leicht verständlicher Sprachgebrauch
2. Prognose zu Heilung und Statik
3. Leitlinie zur Therapiewahl
4. Nützliches Werkzeug für zukünftige Forschung (Vergleichbarkeit!)

Hierbei erweisen sich besonders die Forderungen an die Prognose zu Heilung und Statik sowie die Leitlinien zur Therapie als praktisch und auch für den allgemeinen Gebrauch als wirksam.

Die Felder der Klassifikation umfassen sowohl die Morphologie als auch die Pathomechanik und die Funktion, vor allem im Hinblick auf neurologische Beeinträchtigungen. In verschiedenen Klassifikationsformen haben deshalb sowohl Begriffe aus der Morphologie als auch aus der Pathomechanik Eingang gefunden, wobei einerseits morphologisch Frakturformen, wie Deckplatteninfraktion, Keilwirbel, Spaltbruch, Berstungsbruch oder Crush-Cleavage-Fracture Eingang gefunden haben, wie auch Begriffe aus der Pathomechanik, wie Kompression oder Stauchung, Distraktion, Torsion und Scherung.

Wesentlich bei der Klassifikation ist die Unterscheidung in stabile und instabile Verletzungen, wobei nach Gertzbein Stabilität bedeutet, daß die Fähigkeit der Wirbelsäule vorliegt, den physiologischen Kräften zu widerstehen und damit eine normale Bewegung zu ermöglichen, ohne die neuralen Elemente zu gefährden.

Eine der wesentlichsten Stabilitätstheorien geht auf Louis zurück, der die Wirbelsäule durchgehend in 3 Säulen (der ventralen Säule der Wirbelkörper und den 2 dorsalen Säulen der Gelenkfortsätze) aufgebaut sieht sowie von 3 Brücken (den 2 Brücken durch die Bogenwurzeln und der Brücke durch die Lamina). Instabilität nimmt er dabei bei Zerstörung von 2 vertikalen Säulen an (Abb. 1). Hierbei ist entsprechend den zerstörten Strukturen eine vermutlich permanente von einer temporären Instabilität zu unterscheiden, wobei reine diskoligamentäre Instabilitäten mit Wahrscheinlichkeit auch permanent instabil bleiben, während rein ossäre Instabilitäten nur bis zur Ausheilung der knöchernen Verletzung eine temporäre Instabilität bedeuten (Abb. 2).

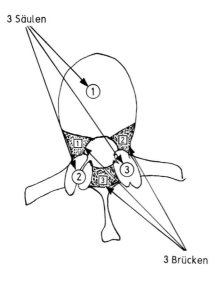

Abb. 1. Die Stabilitätstheorie von R. Louis

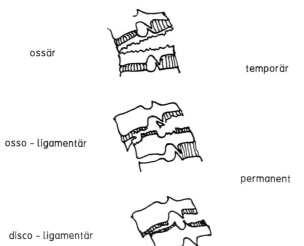

Abb. 2. Die Formen der Instabilität

Bedeutsam zur Analyse möglicher Verletzungsformen ist es, den Unfallmechanismus im Hinblick auf die Krafteinleitung zu analysieren, da typische Unfallmechanismen auch zu entsprechend typischen Verletzungsmustern führen.

Zu unterscheiden sind Unfallmechanismen in Form von Flexion, Extension, Scherung, Stauchung und Kompression sowie Torsion (Abb. 3).

In der Vergangenheit wurden zahlreiche Versuche unternommen, die Wirbelsäulenverletzungen zu klassifizieren, wobei sich keine Klassifikation endgültig durchsetzen konnte. 1935 nahm Lorenz Böhler noch eine rein morphologische Klassifikation vor, während Nicoll 1949 ausschließlich zwischen stabilen und instabilen Verletzungen unterschied und Holdsworth 1963 auf die Bedeutung des hinteren Bandkomplexes hinwies. Alfons Lob bezog 1965 die Bandscheibenbetei-

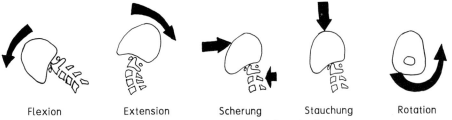

Abb. 3. Die Art der Krafteinleitung bei verschiedenen Unfallmechanismen

ligung zur Beurteilung ein, während Louis 1976 die 3-Säulen- und 3-Brückentheorie einführte, einfacher 1976 Roy-Camille mit der Definition des Ségment moyen. Von Denis u. McAffee wurde 1983 eine andere 3-Säulentheorie eingeführt, die von Wolter 1985 erweitert wurde bei gleichzeitiger Beurteilung der Spinalkanaleinengung. Zur Zeit stellt das Ende der Klassifikationsbemühungen das von Magerl u. a. vorgestellte Konzept mit systematischen Aspekten von Morphologie und Pathomechanik dar.

Die meisten Klassifizierungen beschäftigen sich nahezu ausschließlich mit den Verletzungen der Rumpfwirbelsäule und sind nur bedingt auf die besonderen Verhältnisse der Halswirbelsäule anwendbar. Allgemein durchgesetzt haben sich im Bereich der Halswirbelsäule lediglich die Einteilungen der Dens-Frakturen nach Anderson sowie die Einteilung der Hangman-Frakturen nach Effendi, während sich die sehr differenzierte Einteilung der Halswirbelsäulenverletzungen von Aebi bisher nicht ausreichend durchsetzen konnte. Im weiteren sollen die z. Z. nützlichsten Klassifikationssysteme für die Rumpfwirbelsäule beschrieben werden.

Auf Wolter geht eine recht leicht nachzuvollziehende Klassifizierung nach morphologischen Gesichtspunkten zurück, die einerseits eine Verletzung der 4 Säulen (vordere Anteile der Wirbelkörper, Wirbelhinterwand, Verletzung der Bogenwurzel und Facettengelenke und Zerreißungen im hinteren Bandapparat) sowie die Einengung des Spinalkanals nach $^1/_3$, $^2/_3$ oder $^3/_3$ berücksichtigt. Durch diese Einteilung waren komplizierte Verletzungsmechanismen nicht ausreichend zu dokumentieren, weshalb das System durch Eggers ergänzt wurde, wodurch auch eine Rotation, eine Seitverbiegung und eine Translation dokumentiert werden kann in einer einfachen Formel (Abb. 4).

Diese an sich einfache und gut nachzuvollziehende Klassifikation ließ Wünsche offen, weshalb nach vielen Vorversuchen von Magerl, Harms, Gertzbein, Aebi und Nazarian eine neue Klassifikation der thorako-lumbalen Frakturen entsprechend den Klassifikationskriterien der AO vorgestellt wurde. Es wurden 3 große Gruppen von Verletzungstypen definiert, wobei der Typ A Verletzungen des Wirbelkörpers mit Höhenverlusten beinhaltete, der Typ B Verletzungen mit Verlängerung der vorderen oder hinteren Säule (Distraktion) und der Typ C Torsionsverletzungen. Durch die sorgfältige Analyse der einzelnen Verletzungsarten in den großen Gruppen wurde festgestellt, daß einerseits von der Gruppe A bis zur Gruppe C eine zunehmende Instabilität vorlag, andererseits jedoch auch in den einzelnen Untergruppen 1–3 in den Typen A, B und C, wobei die Untergrup-

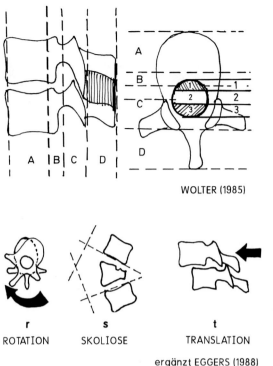

Abb. 4. Die Klassifikation der Wirbelverletzungen nach Wolter, ergänzt durch Eggers

pen wiederum in weiter spezialisierte Untergruppen unterteilt werden konnten, die jeweils von 1–3 eine zunehmende Instabilität aufwiesen.

Bei allen verwirrenden Einzelheiten eines umfassenden Klassifikationssystems ist es allein wichtig, eine Wirbelsäulenverletzung in die definierten Hauptgruppen einzuordnen, um den Anspruch der Klassifikation nach Richtlinie für die Therapiewahl sowie für die Prognose der Verletzung ausreichend zu gewährleisten, während die Feinunterscheidung nurmehr wissenschaftlichen Aspekten Genüge tut. Die Grobunterscheidung ist deshalb schon nach pathomechanischen Gesichtspunkten möglich, indem dem Typ A Kompressions- und Stauchungsverletzungen zuzuordnen sind, dem Typ B jedoch Distraktionen mit Verlängerung der vorderen oder hinteren Säulen sowie dem Typ C die Torsion.

Beim Typ A sind grundsätzlich die Hauptgruppen Impaktion, Spaltbrüche sowie Berstungsbrüche zu unterscheiden, wobei die Frakturen der Gruppe A 1 im wesentlichen stabil sind, die Frakturen der Gruppe A 3 jedoch auch deutliche Instabilitäten aufweisen können, zumal der primäre Aspekt eines Berstungsbruchs sich bei näherer Nachforschung auch als ein Bruch des Typs B erweisen kann (Abb. 5).

Beim Typ B finden wir ausschließlich instabile Frakturen, ein Teil von ihnen ist jedoch nur als temporär instabil einzuschätzen. Ein großer Teil der B 1-Verletzungen wird deshalb bei geeigneter Reposition und Retention konservativ

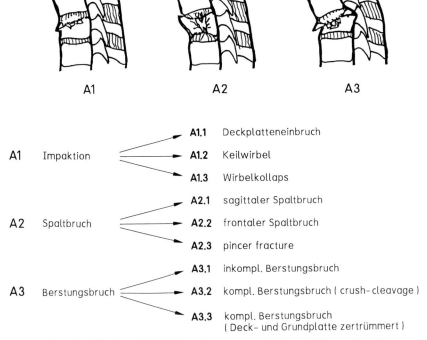

Abb. 5. Die Klassifikation der Wirbelverletzungen nach Magerl, Harms, Gertzbein u. a. Typ A Kompression

stabil verheilen, während die Typen B 2 mit Zerreißung des hinteren oder des vorderen Bandkomplexes überwiegend einer operativen Therapie bedürfen, im Bereich B 3 häufig auch einer zusätzlichen ventralen Stabilisierung. Eindeutig ist eine Verletzung in die Gruppe B einzuordnen, wenn im ap-Röntgenbild eine erhebliche Abstandsvergrößerung zwischen den Dornfortsätzen erkennbar wird. Grundsätzlich sind Frakturformen des Typs A auch in der Kombination mit Verletzungen des Typs B möglich (Abb. 6).

Ganz erhebliche, in aller Regel operativ zu versorgende Verletzungen finden wir im Typ C, der bei gleichzeitig vorhandener Torsion auf der einen Seite Frakturtypen A wie B beinhalten kann, andererseits jedoch auch Torsions-Scherungen, die ein besonders hohes Ausmaß von Instabilität aufweisen (Abb. 7). Bei der Ähnlichkeit der Frakturformen vor allem im Wirbelkörperbereich mit den Typen A und B sind besondere röntgenologische Zeichen für die Torsionsverletzungen zu beachten. Hierzu gehört:
1. Seitliche Versetzung von Dornfortsätzen
2. Seitliche Versetzung von Wirbelkörpern
3. Einseitige Luxation oder Subluxation von Facetten
4. Einseitige Querfortsatzabrisse in der Nachbarschaft von Frakturen
5. Einseitige paravertebrale Rippenfrakturen und Rippenköpfchenluxation.

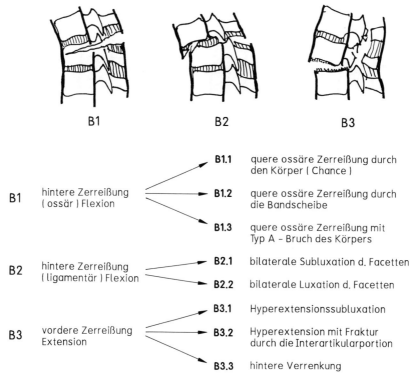

Abb. 6. Die Klassifikation der Wirbelverletzungen nach Magerl, Harms, Gertzbein u. a. Typ B Distraktion

Allgemein und an einem umfassenden Krankengut gesehen, ist davon auszugehen, daß 80% aller Wirbelsäulenverletzungen stabil sind, nur 20% jedoch instabile Frakturen umfassen, von denen wiederum die Hälfte auch neurologische Auswirkungen zeigt. Am vorselektionierten Krankengut einer Klinik zur Behandlung von Wirbelsäulenverletzungen (Harms) zeigt sich bei der Klassifikation allerdins, daß dem Typ A etwa 60%, dem Typ B etwa 15% und dem Typ C etwa 25% zuzuordnen sind.

Die zuletzt vorgestellte Klassifikation von Wirbelsäulenverletzungen erscheint auf den ersten Blick verwirrend und schwierig, die Erfahrung zeigt jedoch, daß allein aus technisch ausreichenden Röntgenaufnahmen der Wirbelsäule im ap-Strahlengang und seitlich, vor allem jedoch in Verbindung mit einer Computertomographie eine sichere Klassifizierung möglich ist, zumindest die Entscheidung, ob operativ oder konservativ vorgegangen werden muß. Grundsätzlich sollte auch jedes erstbehandelnde Krankenhaus zumindest in der Lage sein, eine Verletzung den Typen A, B oder C zuzuordnen, da diese Zuordnung allein aus den Standard-Röntgenaufnahmen möglich ist.

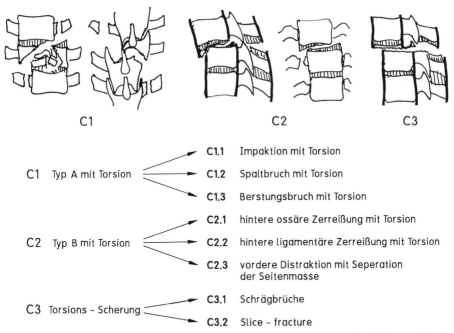

Abb. 7. Die Klassifikation der Wirbelverletzungen nach Magerl, Harms, Gertzbein u. a. Typ C Torsion

Literatur

Böhler L (1935) Die Technik der Knochenbruchbehandlung. Mandrich, Wien
Denis F (1983) The three column spine and its significance in the classification of acute thoracolumbar spinal injuries. Spine 8:817–831
Eggers Ch (1988) Zielsetzung der operativen Wirbelbruchbehandlung und Indikation unter funktionell anatomischen Gesichtspunkten. Schriftenreihe: Unfallmed. Tagungen der BG, Heft 68
Gertzbein SD, Court-Brown CM (1988) Flexion/distraction injuries of the lumbar spine. Mechanisms of injury and classification. CORR 227:52–60
Harms J (1987) Klassifikation der BWS- und LWS-Frakturen. Fortschr Med 105:545–548
Harms J, Magerl F (1986) Einteilung der Frakturen im BWS- und LWS-Bereich. Vortrag 1. Tagung der Konferenz deutschsprachiger WS-Chirurgen, Bad Wildungen 1986
Holdsworth F (1970) Fractures, dislocations and fracture-dislocations of the spine. J Bone Joint Surg 52A:1534–1551
Louis R (1977) Les théories de l'instabilité. Rev Chir Orthop 63:423
Magerl F, Harms J (1987) Einteilung der Frakturen im BWS- und LWS-Bereich. Vortrag AO-Kurs Wirbelsäule, Davos 1987
McAffee PC, Youan HA, Frederickson BE, Lubicky JP (1983) The value of computed tomography in thoraco-lumbar fractures. J Bone Joint Surg 65A:461–479
Nicoll AE (1962) Fractures and dislocations of the spine. In: Modern trends in orthopaedics, vol 3. Butterworth, London
Wolter D (1985) Vorschlag für eine Einteilung der Wirbelsäulenverletzungen. Unfallchir 88:481–484

Kernspintomographie, Computertomographie und Myelographie in der Diagnostik der Querschnittlähmung

R. Abel[1], H. J. Gerner[2] und G. Mariß[3]

[1] Eichhofkrankenhaus, W-6420 Lauterbach/Hessen
[2] Werner-Wicker-Klinik, Zentrum für Rückenmarkverletzte,
    Im Kreuzfeld 4, W-3590 Bad Wildungen
[3] Röntgenabteilung der Hardtwald-Klinik, W-3584 Zwesten

Sinn dieser Arbeit war es, die Wertigkeit der noch relativ neuen Kernspintomographie im Bezug zu den vorhandenen Techniken, also der Röntgencomputertomographie und der Myelographie festzustellen. Es sollte eine sinnvolle Stufendiagnostik dieser bildgebenden Verfahren vorgeschlagen werden, um überflüssige Untersuchungen zu vermeiden. Selbstverständlich sind alle konventionellen klinischen und röntgenologischen Untersuchungen zuvor ausgeschöpft gewesen.

Das Patientenkollektiv umfaßte 128 Patienten, dabei 85 mit inkompletter und 43 mit kompletter Lähmung. 90 Patienten waren Paraplegiker, 38 Tetraplegiker. Das Durchschnittsalter betrug 42,5 Jahre (5,2–83,9 Jahre).

Das erste Problem war die Ausarbeitung eines festen diagnostischen Zugangs zu dem sehr vielfältigen und bunten Bild der Querschnittlähmung. Unter Einbeziehung der klinischen Angaben und differentialdiagnostischen Überlegungen ist das Ablaufschema entstanden, das in Tabelle 1 dargestellt ist.

Die Patienten wurden in Fälle mit akut oder langsam aufgetretener Lähmung eingeteilt. Eine dritte Gruppe sind Patienten, bei denen die Ursache der Lähmung

Tabelle 1

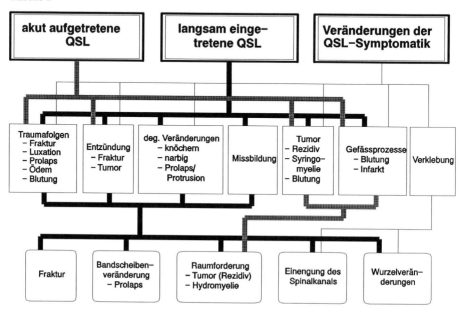

bekannt ist, jetzt aber eine Veränderung der Symptomatik zur Einleitung von Diagnostik führt.

Für diese drei Gruppen sind die differentialdiagnostischen Möglichkeiten in der zweiten Reihe aufgelistet. Beispielsweise kommen bei einer akut aufgetretenen Lähmung ein Trauma mit den angegebenen Folgen, eine Entzündung, ein Tumor mit Wirbelkörpereinbruch bzw. Einblutung oder ein Gefäßverschluß in Frage. Betrachtet man die beiden anderen Gruppen, so erkennt man, daß noch degenerative Veränderungen, Mißbildungen und Verklebungen berücksichtigt werden müssen. Als Fragestellung ergeben sich dann die in der untersten Reihe aufgeführten Fragegruppen. Es geht um den Nachweis oder Ausschluß von Frakturen, Bandscheibenveränderungen, Raumforderungen, Einengungen des Spinalkanals sowie Veränderungen im Bereich der Nervenwurzeln. Die Angaben beruhen auf der Beurteilung von 302 Untersuchungen an 128 Patienten, darunter 118mal CT, 143mal NMRT und 41 Myelogramme.

Vorweg einige Punkte, die außer dem reinen Informationsgehalt der gewonnenen Bilder bei der Einstufung der Methoden wichtig waren.

Es sei zunächst auf die bekannten Komplikationen und Kontraindikationen der Anwendung von Röntgenstrahlung und Kontrastmitteln hingewiesen. Die NMR gilt bei Beachtung einiger Kontraindikationen und Verwendung von Feldstärken im Rahmen der Empfehlungen etwa des BGA ebenfalls als unschädlich.

Die Myelographie ist die für den Patienten am meisten belastende Untersuchung, sie vermittelt jedoch die beste räumliche Vorstellung.

Bezüglich der NMR ist vor allem auf den Vorteil der freien Wahl der Schnittführung hinzuweisen. Allerdings bereiten auch hier Skoliosen oft große Schwierigkeiten. Gerade bei Prozessen unklarer Höhenlokalisation und bei multiplen Veränderungen ist die NMR erheblich effizienter als die CT, da sie einen großen Teil der Wirbelsäule im sagittalen Schnitt auf einmal darstellen kann. Auch die bessere Darstellung der Wirbelsäule im HWS-BWS-Übergang ist zu erwähnen.

Natürlich ist bei gleichen Ergebnissen immer die kostengünstigste Methode vorgezogen.

In Tabelle 2 sind die Fragestellungen und unser Vorschlag zur Stufendiagnostik zusammengefaßt.

Zur Fragestellung Raumforderung hat sich eine den Untersuchungstechniken angepaßte Unterteilung in Raumforderungen im Knochen, im perispinalen Weichteilgewebe und im Spinalkanal selbst als sinnvoll erwiesen. Außerhalb des Spinalkanals ist das CT meist völlig ausreichend (17 Fälle). Insbesondere Raumforderungen im Knochen werden gut dargestellt. Die NMR ist allerdings keineswegs knochenblind, wie dies manchmal behauptet worden ist. Soll z. B. die Frage einer Beteiligung des Myelons geklärt werden, ist sie meist in der Lage, gleichzeitig die gewünschten Informationen über die Veränderung im Wirbelkörper zu liefern.

Eine Ausnahme stellen perispinale Raumforderungen mit Verbindung zum Liquorraum, also z. B. zystische Wurzeltaschenveränderungen dar. Hier hat sich die beste Darstellung durch eine Myelographie erreichen lassen.

Intraspinale Raumforderungen (112 Fälle) können als Domäne der NMR bezeichnet werden. Die gute und weitgehend artefaktfreie Darstellung der Strukturen im Spinalkanal ist bekannt und hat sich auch bei uns bestätigt. In Abb. 1 als

Tabelle 2. Vorschlag zur Reihenfolge der Stufendiagnostik

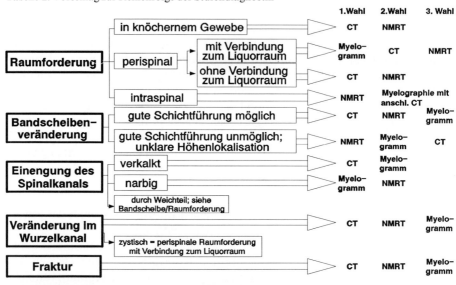

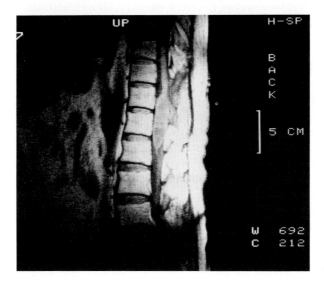

Abb. 1

Beispiel das Rezidiv eines Spongioblastoms. Auch bei der Differentialdiagnose zwischen Narbe und Rezidiv war die Kernspintomographie – hier insbesondere bei Verwendung von paramagnetischen Kontrastmitteln – sehr hilfreich.

Sollte kein NMR durchführbar sein, so läßt sich das Myelom am besten durch ein CT unmittelbar nach einer Myelographie abgrenzen.

Die Bandscheibendiagnostik mit der CT ist gut eingeführt. Allerdings ist eine gute Schichtführung der CT sehr wichtig, um Fehlbeurteilungen zu vermeiden. Außerdem ist die Eingrenzung des Verdachtes auf zwei bis drei Wirbelsegmente

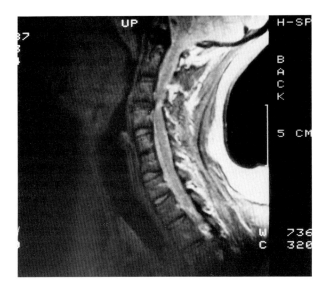

Abb. 2

nötig, da sonst ein unverhältnismäßig großer Aufwand bei der Untersuchung resultiert. Gerade bei inkompletten Lähmungen ist die genaue klinische Lokalisation aber nicht immer möglich, da die Symptomatik überdeckt wird. Das gilt für den Verdacht auf einen Prolaps unterhalb des Lähmungsniveaus oder wenn die ersten neurologischen Ausfälle tiefer liegen als die Läsion. Nach unserer Erfahrung ist hier die NMR durchaus indiziert, ohne daß vorher ein CT versucht worden wäre. Es wurden 47 Fälle mit der Fragestellung Bandscheibenveränderung ausgewertet. Abbildung 2 zeigt einen Prolaps bei C3 mit Beteiligung des Myelons im NMR. Bei diesem Patient konnte die erstversorgende Klinik weder durch Myelographie noch durch CT die Diagnose stellen. Die initiale Symptomatik war durch Alkoholintoxikation und ein Schädelhirntrauma überlagert.

Die Myelographie hat bei der Bandscheibendiagnostik nur in Ausnahmefällen (einmal bei einem Patienten mit extremer Skoliose) zusätzliche Informationen zu CT und NMRT gebracht.

Einengungen des Spinalkanals (83 Fälle) sind meist durch Wirbelfrakturen, Bandscheibenvorfälle oder Raumforderungen verursacht. Diese Fälle sind hier nicht angesprochen, da sie unter den anderen Fragegruppen besprochen werden. Gemeint sind kalkdichte Prozesse, etwa Spondylophyten sowie narbige Veränderungen. Die NMRT ist zum Darstellen von Spondylophyten wenig geeignet, auch deutliche Einengungen können übersehen werden. Abbildung 3a zeigt das NMR, Abb. 3b das CT eines Patienten mit deutlicher Einengung des Spinalkanals durch einen Spondylophyten. Der Befund ist nur im CT deutlich nachzuweisen.

Bei Verklebungen z. B. Arachnitis und dadurch verursachten Einengungen des Liquorraumes ist nur die Myelographie erfolgversprechend.

Für Veränderungen im Bereich der Nervenwurzel standen nur wenige vergleichbare Untersuchungen zur Verfügung. Meist liegen hier laterale Bandscheibenvorfälle vor, die durch ein CT fast immer nachgewiesen werden können. An-

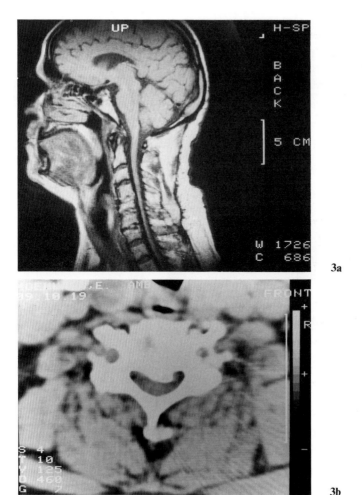

3a

3b

dererseits kann bei in den Wurzelbereich hineinwachsenden Prozessen ein NMR aufschlußreicher sein. Das Beispiel in Abb. 4a zeigt ein nach lateral ausladendes Hämangiom im koronaren Schnitt. Der Tumor kann viel besser als im CT, Abb. 4b abgegrenzt und in seiner Ausdehnung dargestellt werden.

In der Frakturdiagnostik (68 Patienten) ist sicherlich die Computertomographie die Methode der Wahl. Mit Hilfe sagittaler Rekonstruktionen kann der Zustand z.B. der Wirbelhinterkante gut zur Darstellung gebracht werden. Da auch die NMRT nicht knochenblind ist, sollte man durchaus ein Kernspintomogramm dann primär in Erwägung ziehen, wenn ohnehin die Frage nach der Beschaffenheit oder Beteiligung des Myelons im Vordergrund steht.

Nach unserer Auswertung muß die Myelographie insgesamt nur noch in Ausnahmefällen zum Einsatz kommen. Dabei stehen Verwerfungen der Wirbelsäule, komplexe Mißbildungen und Verklebungen im Vordergrund. Ansonsten ist die

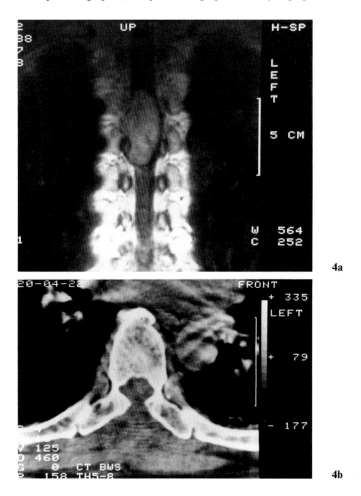

4a

4b

Diagnostik der Querschnittlähmung mit Hilfe der CT und NMRT befriedigend möglich.

Abschließend ist noch darauf hinzuweisen, daß auch bei maximalem diagnostischem Aufwand immer noch 18 Patienten, das sind etwa 12%, verblieben, bei denen trotz klinisch manifester Querschnittlähmung keine Korrelate in den Bildern der drei Methoden zu finden waren. Es werden dann meist die Diagnosen Contusio bzw. Commotio spinalis, minimale Gefäßläsion, Myelitis transversa acuta oder atypische Enzephalitis disseminata vermutet.

Literatur

Betz RR, Gelman AJ, DeFilipp GJ, Mesgarzadeh M, Clancy M, Steel HH (1987) Magnetic resonance imaging (MRI) in the evaluation of spinal cord injured children and adolescents. Paraplegia 25:92–99

Carmody RF, Yang PJ, Seeley GW, Seeger JF, Unger EC, Johnson JE (1989) Spinal cord compression due to metastatic disease: Diagnosis with MR imaging versus myelography. Radiology 173:225–229

Earnest F, Baker HL, Kispert DB, Laws ER (1985) Magnetic resonance imaging vs. computed tomography: advantages and disadvantages. Clin Neurosurgery 32:540–574

Fenzl G, Heywang SH, Vogl Th, Obermüller K, Clados D, Steinhoff H (1986) Die Kernspintomographie der Wirbelsäule und des Rückenmarkes im Vergleich zu Computertomographie und Myelographie. Fortschr Röntgenstr 144(6):636–643

Kampmann H, Schrödl P, Spranger M (1985) Diagnostik lumbaler Bandscheibenvorfälle durch Computertomographie. Eine klinische Vergleichsstudie zwischen myelographischen, computertomographischen und operativen Befunden. Röntgenblätter 38(12):387–391

Kratzer M, Hipp E (1986) Stellenwert der Myelographie und Computertomographie bei Problemfällen in der lumbalen Bandscheibendiagnostik. Z Orthop 124(1):107–111

Wimmer B, Friedburg H, Henning J, Kauffmann GW (1986) Möglichkeiten der diagnostischen Bildgebung durch Kernspintomographie. Veränderungen an Wirbeln, Bändern und Bandscheiben im Vergleich mit der Computertomographie. Radiologe 26(3):137–143

Wertigkeit der Stabilität bei der Indikation zur operativen Behandlung von Verletzungen der Brust- und Lendenwirbelsäule

D. Stoltze, J. Harms und A. Nanassy

Rehabilitationskrankenhaus Karlsbad-Langensteinbach
der Stiftung Rehabilitation Heidelberg, Abteilung für Orthopädie –
Traumatologie 1 – Paraplegiologie, W-7516 Karlsbad

Die Indikation zur operativen Behandlung von Wirbelsäulenverletzungen ist in Abhängigkeit von 3 Faktoren zu stellen:
1. Ausmaß und Art der Instabilität
2. Grad und Form der Deformität
3. Schweregrad und Muster einer Rückenmark- bzw. Wurzelschädigung.

Auf diese 3 Kriterien muß sich fortführend die Therapieplanung aufbauen. Das definierte Verletzungsmuster bestimmt das operationstaktische und -technische Vorgehen, d. h., die Wahl des Zugangsweges (dorsal, ventral oder kombiniert), die Technik der Reposition und der Stabilisation sowie der Dekompression neurogener Strukturen und den Zeitpunkt der operativen Therapie.

Die Ziele einer operativen Therapie sind:
1. Die weitestgehende anatomiegerechte Reposition und Wiederherstellung des normalen Profils der Wirbelsäule.
2. Eine kurze, biomechanisch korrekte und möglichst nur die verletzten Segmente umfassende Fusion, um zusätzliche Funktionseinbußen zu vermeiden.
3. Eine sichere primäre Stabilisation mittels geeigneter Implantate.
4. Verbesserung eines neurogenen Defizits durch frühestmögliche und suffiziente Dekompression.

Voraussetzung für die Realisierung dieser Behandlungszielsetzungen ist jedoch eine exakte Definition des vorliegenden Verletzungsmusters, denn diagnostische Unsicherheit erhöht generell das Risiko der nachfolgenden therapeutischen Maßnahmen. Wir bedürfen also einer klaren Definition bzw. Klassifikation, um prognostische Aussagen über mögliche Komplikationen bzw. Risiken und den wahrscheinlichen Heilungsverlauf einer Verletzung treffen zu können. Hiervon sind die therapeutischen Maßnahmen abzuleiten, d. h. konservative oder operative Behandlung einschließlich verletzungsadäquater Verfahren.

Eine allgemein-gültige Verletzungsklassifikation ist auch notwendig, um eine einheitliche Sprache zu finden, damit Indikationen und unterschiedliche therapeutische Wege wissenschaftlich vergleichbar werden.

Prognose und Heilungspotenz einer Wirbelsäulenverletzung sind mit der Klassifikation von Magerl, Harms und Gertzbein sowie Aebi und Nazarian sicher einzuschätzen. Die übersichtliche Einteilung in die 3 Hauptgruppen
A. Kompressions-Verletzungen
   (Vertebral Body Compression)
B. Distraktions-Verletzungen
   (anterior and posterior Element Injury with Distraction)

C. Torsions-Verletzungen
(anterior and posterior Element Injury with Rotation)

kann mittels konventioneller Röntgenaufnahmen zu über 90% erfolgen. Den nach Pathomechanismus erstellten Hauptgruppen sind deskriptive Untergruppen mit schweremäßig zunehmenden Verletzungsmustern zugeordnet. Der Schweregrad einer Verletzung nimmt innerhalb dieser Gruppen und insgesamt vom Typ A zu Typ C signifikant zu.

Es ist eine graduelle Differenzierung in stabile und instabile Verletzungen einschließlich prognostischer Aussagen bezüglich einer temporären (dominierend ossäre Verletzung) oder wahrscheinlich permanenten (disco- bzw. osteoligamentäre Verletzung) Instabilität möglich. Form und Grad des eingetretenen Stabilitätsverlustes, also der Instabilität, bestimmen sowohl das neurologische Risiko einer Wirbelsäulenverletzung als auch das mögliche Ausmaß der Deformierung des Achsorgans.

Die Einschätzung der (Rest-)Stabilität ist abzuleiten von der Frage, gegen welche der möglichen Krafteinwirkungen die verletzte Wirbelsäule noch stabil ist oder welche Kräfte in welcher Richtung führen zu weiterer traumatischer De-

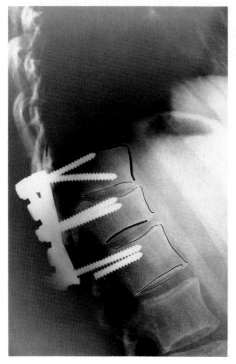

Abb. 1. Materialbruch und kyphotische Redislokation nach operativ versorgtem stabilem Kompressionsbruch des 2. Lendenwirbelkörpers (Typ A 1.2). Ursache ist die Mißachtung der biofunktionellen Gegebenheiten der Wirbelsäule. Eine konservative Behandlung hätte ein vergleichbares Ergebnis bezüglich der Kyphose erbracht, aber ohne operative Belastung und ohne zusätzliche Schädigung der dorsalen Strukturen

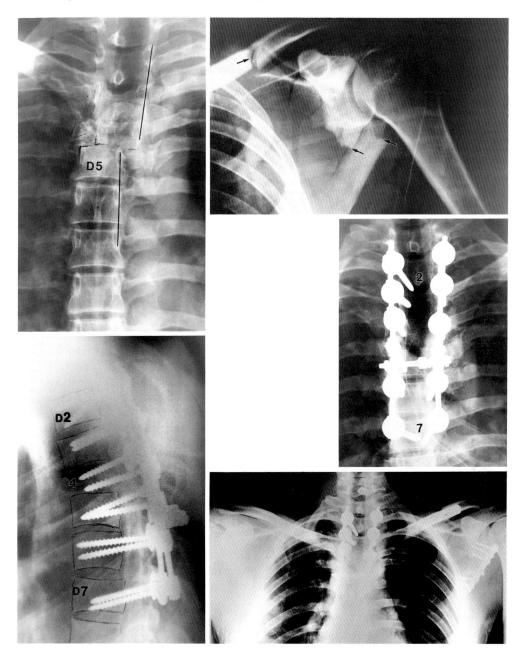

Abb. 2a–e. Hochinstabile Torsionsverletzung BWK 3–BWK 6 mit Distraktionsverletzung BWK 4/5 (Typ C 3.1). Motorisch komplette und sensibel inkomplette Lähmung. Mehrfachverletzung mit unter anderem dislozierter Schulterblattfraktur und Schlüsselbeinbruch links. Wegen der hochgradigen Instabilität und drohendem Verlust der im wesentlichen erhaltenen Sensibilität erster operativer Schritt: Dorsale Reposition und Stabilisation der Wirbelsäulenverletzung. Acht Tage postoperativ Reposition und Osteosynthese der Schulterverletzung (Paraplegiker!)

struktion und Schädigung. Nach den biomechanischen Konstruktionsprinzipien hat die Wirbelsäule ventral Kompressionskräften zu widerstehen und dorsal überwiegend Distraktionskräften und kombiniert Torsionseinwirkungen. Die Instabilität bzw. Reststabilität ist abzuleiten von der Widerstandsfähigkeit gegen diese Kräfte. So ist, graduell unterschiedlich, ein Wirbelkörperkompressionsbruch (Typ A) instabil gegen Kompression und Flexion, er ist aber stabil bei Distraktion, Hyperextension (intakte Wirbelkörperhinterwand) und Rotation. Eine Distraktionsverletzung analog Typ B ist untergruppenabhängig stabil bei axialer Belastung (Kompression) und Hyperextension (intakte Wirbelkörperhinterwand), jedoch instabil gegen Flexion und Distraktion. Prinzipiell gilt auch an der Wirbelsäule der Grundsatz, daß die Umkehrung der verletzungsverursachenden Kräfte zur Reposition und relativen Stabilisierung führt. Manipulationen in Richtung dieser Kräfte führen zu Komplikationen.

Die Architektur der Wirbelsäule – ventrale Druckbelastung und dorsale Zugbelastung – erklärt auch, daß meistens eine kyphotische Deformität entsteht.

Therapeutisch ist ein weiteres Konstruktionsprinzip des Achsorgans zu beachten. Die Wirbelsäulensegmente sind funktionell zweigelenkig: Ventral durch die Bandscheibe und dorsal durch die Einheit der Gelenke und Bänder. Bei einseitiger – dorsaler oder ventraler – Stabilisation verbleibt eine Restbeweglichkeit bzw. Restinstabilität, die zu Komplikationen im Heilungsprozeß führen kann. Als Frühkomplikation sind Materialbrüche (Abb. 1) und Redislokationen sowie als Spätfolge persistierende Instabilität oder progrediente Fehlstellung möglich.

Die Kenntnis dieser biomechanischen Prinzipien führt zu biofunktionell begründeten Osteosynthesen. Die Rekonstruktionsprinzipien für die Wirbelsäule erfordern ventral die Wiederherstellung der Druckbelastbarkeit durch Abstützung (autologe Knochenplastik, evtl. additive Instrumentation bei Hinterwanddestruktion) und dorsal die Wiederherstellung der Zugbelastbarkeit durch eine möglichst segmental angreifende Zuggurtungsstabilisation (instrumentelle Kompressionsspondylodese).

Die prätherapeutische Definition der entstandenen Instabilität gibt dem Traumatologen sichere prognostische Hinweise bezüglich
1. des neurologischen Risikos,
2. der Heilungs-Potenz der Verletzung,
3. möglicher Spätdeformitäten.

Gerade die Beziehung Instabilitätsgrad und hieraus abzuleitende neurologischer Gefährdung bereitet häufig Probleme. Eine Einschätzung des neurologischen Risikos ist bereits für Lagerungstechniken bei Transport und Diagnostik von Bedeutung. Für das Behandlungskonzept bei Mehrfachverletzten kann eine Fehleinschätzung zu eklatanten Komplikationen mit sekundären Lähmungserscheinungen führen. Dringlichkeit und Reihenfolge der therapeutischen Maßnahmen sind sicherer bei Kenntnis des Stabilitätszustandes der Wirbelsäulenverletzung festzulegen (Abb. 2 a–e, 3 a–g).

Genauso fatal sind operationstechnische Fehler bei Verkennung des Verletzungstypes und damit von Art und Grad der Instabilität. So bestanden bei 76 unserer Patienten (1984–1989) mit Spät- bzw. Sekundäreingriffen nach Wirbelsäulenverletzungen 21mal ein sekundäres oder progredientes neurogenes Defizit. Ursächlich war eine Fehlbeurteilung der Verletzung (Abb. 4 a–e) mit Einleitung

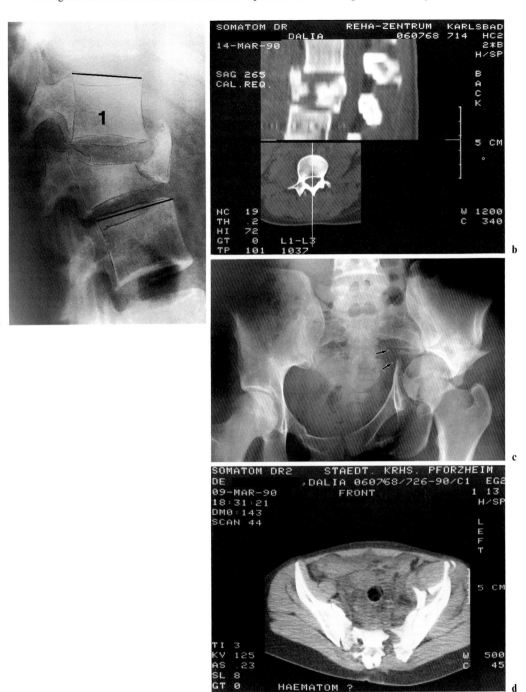

Abb. 3a–g. 21jährige Patientin. Mehrfachverletzung. Dominanz: Inkompletter Berstungsspaltbruch LWK 2 (Typ A 3.2) mit distal betonter inkompletter Paraparese (**a, b**); zentrale Hüftgelenksluxation links und dislozierter Kreuzbeinbruch (**c, d**). Bei ausreichender (Lagerungs-) Sta-

einer inadäquaten konservativen (14mal) oder operativen Therapie (62mal). Gravierende operationstechnische Fehler mit Sekundärlähmungen entstanden durch distrahierende Repositionstechniken bei Distraktionsverletzungen infolge falscher Anwendung oder den Gebrauch ungeeigneter Instrumente bzw. Implantate.

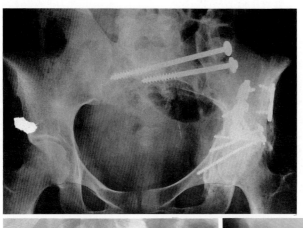

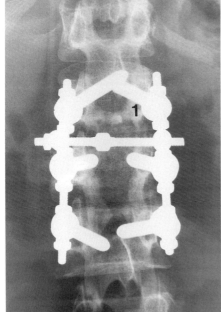

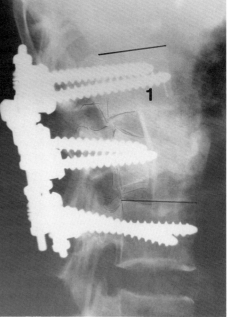

bilität der LWK-2-Fraktur acht Tage nach dem Unfall Reposition und Osteosynthese der Becken- und Kreuzbeinfrakturen (**e** Status 4 Monate postoperativ). 12 Wochen später ventrodorsale Korrekturspondylodese LWK 1–LWK 3 (**f, g** 3 Monate postoperativ)

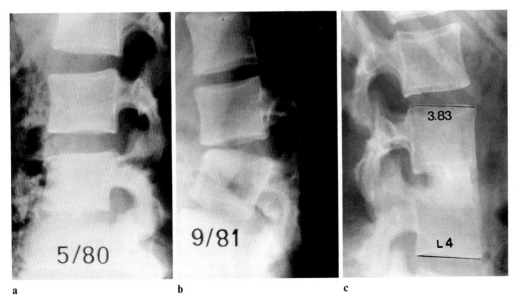

Abb. 4a–c. 17jährige Patientin. Motorradunfall im Mai 1980. Distraktionsverletzung (Typ B 1.2) mit bilateralem Bruch der oberen Gelenkfortsätze LWK 4 und Ruptur der Bandscheibe L 3/L 4 (**a**). Gipsbehandlung. Ausheilung der Gelenkfrakturen, persistierende diskoligamentäre Instabilität (**b**) mit Belastungsinsuffizienz und sekundärem neurogenem Defizit. Ausheilung nach intersomatischer Fusion

Zusammenfassung

Prätherapeutisch muß bei Verletzungen der Wirbelsäule eine Identifikation und Charakterisierung des Verletzungstypes erfolgen. Verletzungsspezifische konservative oder operative Behandlungsmaßnahmen unterschiedlicher Dringlichkeit dürfen erst eingeleitet werden, wenn vier Kardinalfragen beantwortet sind bezüglich

1. Stabilitätsverlust bzw. Grad der Instabilität,
2. des zu erwartenden Heilungsverlaufes (-potenz),
3. des Risikos einer neurogenen Schädigung (Gefährdung, Progredienz),
4. der Wahrscheinlichkeit von Spätschäden am Achsorgan und/oder neurogenen Strukturen.

Bei der Planung einer operativen Rekonstruktion evtl. in Verbindung mit einer neurogenen Dekompression müssen neben der Art der Instabilität anatomische und biomechanische Gegebenheiten beachtet werden.

Die Wertigkeit ventraler, dorsaler und kombinierter Stabilisierungsverfahren bei der instabilen Verletzung der Halswirbelsäule

E. Gläser und M. Hahn

Berufsgenossenschaftliche Krankenanstalten „Bergmannsheil",
Chirurgische Universitätsklinik, Gilsingstraße 14, W-4630 Bochum 1

In der Abteilung für Rückenmarkverletzte am Bergmannsheil Bochum wurden im Zeitraum zwischen März 1988 und März 1991 71 Patienten mit Verletzungen der Halswirbelsäule und posttraumatisch eingetretenen Lähmungserscheinungen primär behandelt.

Über diese Verletzten soll zunächst berichtet werden.

Es kamen 62 (87%) Männer und 9 (13%) Frauen zur Aufnahme; die in Abhängigkeit von der Verletzungshöhe bestehende Halsmarklähmung war in 37 (52%) Fällen komplett, in 34 (48%) Fällen inkomplett.

Ursache der Verletzungen war:
52% Unfälle im Straßenverkehr n = 37
10% Arbeitsunfälle n = 7
 4% Badeunfälle n = 3
 3% Sportunfälle (Trampolin) n = 2
 3% Selbsttötungsversuche n = 2
28% sonstige Unfälle n = 20

Die Verletzungen betrafen:
a. die obere   HWS in 11 Fällen (15%)
b. die mittlere   HWS in 30 Fällen (41%)
c. die untere   HWS in 32 Fällen (44%)

Bei zwei Verletzten bestand eine Zweietagenverletzung der HWS mit Beteiligung der oberen und unteren bzw. der mittleren und unteren HWS.

Obere HWS

Bei den operativen Primärversorgungen der oberen HWS stellten wir in 8 von 11 Fällen die Indikation zum dorsalen Eingriff, wenn transligamentäre oder kombinierte ossär-diskoligamentäre Verletzungen vorlagen. – 3 Patienten mit Densbasisfrakturen wurden nach geschlossener Reposition mit einer ventralen Densverschraubung nach Böhler versorgt.

Mittlere HWS

In der Mehrzahl der Fälle mit ossärer, diskoligamentärer oder kombinierter Instabilität nach Verletzung der mittleren HWS war die vollständige Dekompression und nachfolgende operative Stabilisierung alleine vom ventralen Zugang her ausreichend gewährleistet.

In den Fällen, die alleine durch einen dorsalen Eingriff behandelt wurden, lagen entweder dislozierte Facetten- und Laminafrakturen vor mit mechanisch wirksamer Einengung des Spinalkanales, oder es bestanden uni- bzw. bilateral verhakte Luxationen, die geschlossen nicht reponibel waren. Die Notwendigkeit eines primären dorso-ventralen Vorgehens sahen wir in 2 Fällen bei kombinierter Hinterkanten- und Laminafragmentverlagerung, weiterhin in der Versorgung von 3 Bechterew-Patienten. Hier stellt unseres Erachtens die Häufigkeit des Auftretens epiduraler Hämatome die Indikation zum dorsalen Vorgehen dar mit Release und ggf. dekomprimierendem Eingriff, zudem ist die Reposition und langstreckige Stabilisierung von dorsal technisch gut durchführbar. Wegen der Möglichkeit ventraler Implantatlockerungen mit Gefährdung des Ösophagus bietet sich bei der guten osteogenetischen Potenz dann vom ventralen Zugang die Dekortizierung und Spongiosaplastik ohne zusätzliche Implantatverankerung an.

Untere HWS

Der alleinige ventrale Zugang erschien bei der operativen Versorgung von instabilen Verletzungen der unteren HWS in nahezu 50% aller Fälle indiziert, wenn die geschlossene Reposition von uni- oder bilateralen Luxationen gelang.

Irreponibel jedoch waren posttraumatische Fehlstellungen bei gleichzeitigen Facettenabbrüchen, weshalb bei 4 Patienten nach offener dorsaler Reposition die dorsale Spondylodese angeschlossen wurde, die sich als ausreichend stabil erwies.

In 13 Fällen führten wir nach dorsaler Dekompression bei dislozierten Lamina- und Facettenfrakturen die kombinierte dorso-ventrale Fusion durch, wiederum auch bei 4 Patienten, bei denen eine vorbestehende Bechterew'sche Erkrankung vorlag.

Ergebnisse

Bei insgesamt 73 operativen Versorgungen instabiler HWS-Verletzungen kam es in 6 Fällen zu postoperativem Korrekturverlust mit Implantatlockerung, weshalb in allen Fällen Sekundäreingriffe durchgeführt werden mußten. Die Erstversorgung war jeweils alleine vom dorsalen oder ventralen Zugang erfolgt, bei kritischer Betrachtung lag allen schlechten postoperativen Ergebnissen eine unzureichende präoperative Diagnostik durch bildgebende Verfahren zugrunde bzw. eine technisch unzulängliche operative Erstversorgung.

Zwei Korrektureingriffe der oberen HWS waren in beiden Fällen wegen sekundärer Dislokation nach Densbasisfrakturen erforderlich und wurden mit transartikulärer C-2-/C-1-Verschraubung und gleichzeitiger Spaninterposition C 1/C 2 durchgeführt. – Bei 5 Korrektureingriffen an der mittleren und unteren HWS konnte mit kombiniertem dorso-ventralen Vorgehen jeweils ein achsengerechtes und stabiles Ausheilungsergebnis erreicht werden ohne Verschlechterung des neurologischen Defizits durch den Sekundäreingriff.

Auswärts voroperierte Patienten

Im genannten Dreijahreszeitraum wurden uns 10 Patienten nach operativer Erstversorgung in auswärtigen Kliniken zugewiesen. Den Beurteilungskriterien einer kurzstreckigen und winkelstabilen Osteosynthese genügten hierbei lediglich zwei Versorgungen, in allen anderen Fällen konnte das Operationsergebnis nicht befriedigen:
  Es lagen unter anderem in fortbestehender unilateral verhakter Luxation durchgeführte und zugleich über das verletzte Segment hinausgehende Spondylodesen vor.
  Der interkorporär eingebrachte Span führte zu einer segmentalen Distraktion mit Zug auch auf die medullären Strukturen. – In einem Fall war die Versorgung der oberen Halswirbelsäule in der dargestellten Weise erfolgt mit resultierender Spinalkanalstenose, Implantatverankerung im Bandscheibenraum bzw. lateral des Dens und Ösophagusimpression durch gelockertes Implantat.
  In lediglich 2 Fällen führten wir einen verspäteten Korrektureingriff durch, der sonst nur unter erheblichem operativen Aufwand und unter der Gefahr einer Verschlechterung der neurologischen Ausfallserscheinungen möglich gewesen wäre, so daß wir dieses Risiko dem zu erwartenden Erfolg kritisch gegenüberstellten und von weiteren Spätkorrektureingriffen bewußt Abstand nahmen.

Zusammenfassung

Zusammenfassend stellen wir die Indikation zum operativen Vorgehen bei instabilen Verletzungen der HWS – hier mit posttraumatischer Halsmarklähmung – wie folgt:
1. Dorsale Eingriffe sind erforderlich bei geschlossen nicht reponiblen uni- oder bilateralen Luxationen und dislozierten Facetten- und Laminafrakturen.
2. Kombinierte dorso-ventrale Eingriffe sehen wir indiziert bei Berstungen des Wirbelkörpers mit dorsaler Fragmentverlagerung in Kombination mit dislozierter Lamina- oder Facettenfraktur, ebenfalls in Fällen instabiler HWS-Verletzungen bei vorbestehendem Morbus Bechterew, zudem dann, wenn reine diskoligamentäre Verletzungen der mittleren HWS alleine vom ventralen Zugang nicht ausreichend stabil versorgt werden können.
3. In der Mehrzahl aller Fälle kann nach geschlossener Reposition durch ventrale Dekompression eine Druckentlastung der medullären Strukturen erreicht und durch alleinige ventrale Fusion eine stabile Versorgung durchgeführt werden.

Indikation und Behandlung von Wirbelfrakturen der Rumpfwirbelsäule mit neurologischem Defizit bei dorsalem Zugang

H. J. Gerner[1], Th. Hannich[2], G. Giebel[3] und P. Kluger[4]

[1] Werner-Wicker-Klinik, Zentrum für Rückenmarksverletzte,
Im Kreuzfeld 4, W-3590 Bad Wildungen
[2] Kreiskrankenhaus, W-3558 Frankenberg
[3] Chirurgische Universitätsklinik, Abteilung für Unfallchirurgie,
W-6650 Homburg/Saar
[4] Orthopädische Klinik und Querschnittgelähmten-Zentrum
im Rehabilitationszentrum Ulm, Forschungs- und Lehrbereich der Universität,
Oberer Eselsberg 45, W-7900 Ulm

Einleitung

Das grundsätzliche Ziel der Behandlung von Verletzungen der Brust- und Lendenwirbelsäule mit neurologischem Defizit ist die Korrektur der Fehlstellung und Rekalibrierung des Spinalkanales sowie die frühzeitige Mobilisierung des Patienten und die Beseitigung der Instabilität.

Die Indikation zur operativen Behandlung wird gestellt, wenn im Vergleich zur konservativen Therapie kein ausreichend günstiges Ergebnis erwartet werden kann.

Die früher auch von uns verwendeten Operationsverfahren der Harrington-Methode und der Plattenstabilisierung nach Roy-Camille haben wir wegen der fehlenden Winkelstabilität der Verankerung und der notwendigen Versteifung von wenigstens vier unverletzten Bewegungssegmenten der Wirbelsäule seit 1983 verlassen. Die Ausnahme bilden Frakturen der mittleren und oberen BWS z. B. bei schlechten Weichteilverhältnissen.

Auf die verletzten Bewegungssegmente beschränkte, kurzstreckige Fusionen bei den ventralen Stabilisierungsverfahren stellen gerade beim frischen Trauma an der Brust- und Lendenwirbelsäule unseres Erachtens einen zu großen Eingriff dar und belasten den Patienten deutlich mehr als ausschließlich dorsale Operationsverfahren. Sie sind in der Akutphase einer Wirbelsäulenverletzung mit neurologischem Defizit oft nicht in der gebotenen Dringlichkeit anwendbar.

Wir haben in früheren Jahren zunächst die Hybridmontage aus kurzer, transpedikulär verankerter Platte und darüber gespannter Weiß-Feder bevorzugt. Nachdem Magerl die Eignung des mechanischen Prinzips des Fixateur externe, als winkelstabile Überbrückungsmontage mit variabler Distanz und Richtung der Verankerung, für die Reposition und Stabilisierung von thorakalen und lumbalen Verletzungen nachgewiesen hatte und Dick den Fixateur interne der AO vorstellte, der auf ähnlichen Gedankengängen beruhte, übernahmen wir schon früh dieses Operationsverfahren [2–5].

Aus der Erfahrung von rund 40 Operationen mit dem Dick-Fixateur wurde in unserem Hause der Wirbelsäulenfixateur von Kluger weiterentwickelt, der folgende Vorteile bietet:

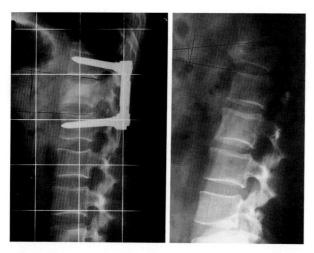

Abb. 1. Kompressionskeilbruch des 12. BWK. Gute Aufrichtung und kurzstreckige Fusion mit Wirbelsäulenfixateur (nach Kluger) und transpedikulärer Spongiosaplastik. Prä- und postoperatives Röntgenbild

1. Durch die instrumentelle Trennung des Vorganges der Reposition von der bleibenden Stabilisierung mit dem Dauerimplantat wird weniger Material implantiert, das Implantat ist glatter und flacher und daher auch in der mittleren und oberen Brustwirbelsäule gut einsetzbar.
2. Das nach außerhalb der Wunde verlagerte Repositionsinstrumentarium ist einfacher zu handhaben und der verletzte Wirbelsäulenabschnitt bleibt während der Reposition und der intraoperativen Retention frei zugänglich.
3. Die Längsträger im Dauerimplantat werden den Erfordernissen in Drehstellung und Länge genau angepaßt und überragen die Montage nicht. Monosegmentale Montagen können ebenso wie bi- oder trisegmentale Instrumentationen durchgeführt werden.

Wegen dieser Vorteile löste bei uns 1985 der Wirbelsäulenfixateur nach Kluger den Fixateur interne der AO ab (Abb. 1).

Nach ausreichend langer Beobachtungszeit wurden die Behandlungsergebnisse der operierten Patienten retrospektiv ausgewertet, um die Leistungsfähigkeit der verschiedenen Operationsverfahren zu vergleichen.

Material und Methode

Wir untersuchten retrospektiv 119 Patienten, die wegen Frakturen der Brust- und Lendenwirbelsäule mit neurologischem Defizit in den Jahren 1983–1988 operativ von dorsal behandelt wurden und deren Verläufe für unsere Fragestellung ausreichend dokumentiert waren.

Es handelt sich um 32 Frauen und 87 Männer (75%); das Durchschnittsalter lag bei 31 Jahren. 110 Patienten wurden ausschließlich von dorsal und 9 Patienten zusätzlich von ventral operiert. Initial bestand bei 50 Patienten (42%) eine komplette, bei 61 Patienten (51%) eine inkomplette und bei 9 Patienten keine Rückenmarkverletzung. Die Einstufung des Lähmungsgrades erfolgte nach der Frankel-Klassifikation. 72% der Patienten hatten Begleitverletzungen; Frakturen der Extremitäten, Schädel-Hirn-Traumen und Rippenfrakturen waren am häufigsten vertreten. Über 50% der Frischverletzten wurden innerhalb der ersten 48 Stunden nach dem Unfallereignis operativ versorgt. Die Läsion betraf am häufigsten den dorsolumbalen Übergang (40%). Bei 66% der Patienten war eine präoperative Computertomographie durchgeführt worden, die in 58% eine Einengung des Spinalkanals um mehr als die Hälfte nachwies.

Wir untersuchten die Verläufe dieser 119 Patienten mit einer Beobachtungszeit von durchschnittlich mehr als zwei Jahren hinsichtlich Komplikationen, Wirbelsäulenstellung (posttraumatische Kyphose) sowie der neurologischen Entwicklung.

Ergebnisse

Die Korrektur der traumatischen Fehlstellung haben wir als eines der wichtigsten Ziele der operativen Wirbelbruchbehandlung definiert. In dieser Hinsicht – beurteilt am Cobb-Winkel der posttraumatischen Kyphose – haben sich bei uns die

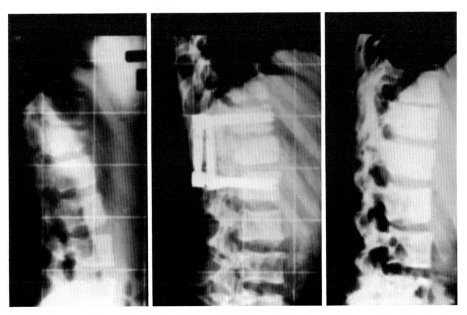

Abb. 2. Kompressionskeilbruch des 12. BWK mit kompletter Paraplegie unterhalb L 1. Röntgenbild prä- und postoperativ sowie Spätergebnis nach 20 Monaten. Aufrichtung der posttraumatischen Kyphose von 20° auf 0°. Durch suffiziente transpedikuläre Spongiosaplastik kein Korrekturverlust

Tabelle 1. Prä-, postoperative Kyphosewinkel (nach Cobb) und Langzeitergebnisse bei verschiedenen Techniken der Wirbelbruchbehandlung. Die besten Behandlungsergebnisse konnten mit dem Wirbelsäulenfixateur (nach Kluger) erzielt werden

	Kluger Fix.	Dick Fix.	Platte	Platte u. Weissfeder	Harrington-System	Ges.
Präop. Kyphosewinkel (nach Cobb)	13°	17°	18°	17°	18°	16°
Anzahl der Patienten	53	12	22	6	5	98
Postop. Kyphosewinkel (nach Cobb)	4°	3°	10°	4°	11°	6°
Anzahl der Patienten	59	14	31	7	8	119
Langzeitergebnis Kyphosewinkel (nach Cobb)	8°	12°	16°	13°	16°	13°
Korrekturverlust	4°	9°	6°	9°	5°	7°

kurzstreckigen Verfahren gegenüber den langstreckigen Instrumentationen eindeutig als leistungsfähiger erwiesen, sowohl hinsichtlich der initialen Korrektur als auch bezüglich der bis zwei Jahre postoperativ eingetretenen Korrekturverluste (Abb. 2).

Die Fixateure wiederum zeigten sich leistungsfähiger als die Hybridmontage und unter den Fixateuren konnten für den Wirbelsäulenfixateur (nach Kluger) die günstigsten Ergebnisse festgestellt werden (Tabelle 1). Des weiteren bestätigte sich die Bedeutung der transpedikulären Spongiosaplastik als Auffüllung des Knochendefektes, der im Wirbelkörper durch die Aufrichtung aus der traumatischen Keilwirbelbildung entsteht [1]. Unterblieb diese Auffüllung mit Eigenspongiosa, so waren die langfristigen Korrekturverluste größer, ein Effekt, der besonders bei zusätzlich durchgeführten Laminektomien deutlich wurde.

Hinsichtlich des Zeitpunktes der ersten Stehbrettbelastung zeigte sich ebenfalls eine deutliche Überlegenheit der Fixateur-Systeme. Bei 66% der Operationen mit dem Kluger-Fixateur und bei 57% mit Dick-Fixateur lag der Mobilisationsbeginn innerhalb der ersten Woche postoperativ.

Fast alle Patienten mit Verletzungen unterhalb Th 8 wurden unabhängig von der Art der Instrumentation in der funktionellen Vollbelastung mit einem Korsett versorgt, das durchschnittlich über knapp vier Monate getragen wurde. Bei 31 Patienten (26%) konnten im Behandlungsverlauf neurologische Verbesserungen um 1 bis 3 Frankel-Stufen beobachtet werden. Bei 2 Patienten kam es zu einer neurologischen Verschlechterung um je eine Frankel-Stufe (Tabelle 2).

Bei dem einen Patient bestand direkt nach dem Unfallereignis kein neurologisches Defizit (E), weshalb er das erstbehandelnde Krankenhaus verlassen hat. In der Folgezeit traten motorische und sensible Ausfallserscheinungen auf, die zur Wiederaufnahme und Operation führten mit postoperativ unverändertem neurologischen Befund. Der andere Patient wurde initial mit „B" eingestuft, da er im Dermatom L 5 noch kleine Areale mit Berührungsempfindung hatte. Bei einer späteren stationären Wiederaufnahme wurde er als komplett („A") eingestuft.

Tabelle 2. Traumatische Paraplegie, primäre WS-Stabilisation (n = 119). Neurologischer Status bei Aufnahme und Entlassung (Klassifikation nach Frankel). *A* motorisch und sensibel komplett; *B* motorisch komplett, sensibel inkomplett; *C* inkomplett, motorisch ohne Funktionswert; *D* inkomplett, motorisch mit Funktionswert; *E* kein neurologisches Defizit

A A	A B	A C	A D	A E
43	2	4	1	0
B A	B B	B C	B D	B E
1	5	1	5	0
C A	C B	C C	C D	C E
0	0	4	14	0
D A	D B	D C	D D	D E
0	0	0	26	4
E A	E B	E C	E D	E E
0	0	0	1	8

An Komplikationen sahen wir 7 Ermüdungsbrüche der Implantate, die allerdings erst im späteren Verlauf auftraten und im Langzeitergebnis nur in einem Falle zu einem größeren Korrekturverlust führten, wobei in diesem Falle eine Spongiosaplastik nicht durchgeführt worden war. Die relativ hohe Rate an Thrombosen (17%) und Embolien (2%) stammt noch aus der Zeit ausschließlicher „Low-dose"-Heparinisierung, die wir inzwischen zugunsten einer überwiegenden Markumarbehandlung verlassen haben.

Schlußfolgerung

Bei der Behandlung der frischen thorakalen und lumbalen Wirbelsäulenverletzung stellt sich bei grober Fehlstellung und definiert instabilen Frakturen unter den operativen Möglichkeiten die dorsale offene Reposition, transpedikuläre Spongiosaplastik und winkelstabile Überbrückungsmontage als Methode der Wahl dar.

Der Eingriff von dorsal ist für den Frischverletzten weniger belastend als der ventrale, er ist schonend und schnell auch in der Akutphase ausführbar.

Unter den dazu geeigneten Implantatsystemen haben wir mit dem Wirbelsäulenfixateur nach Kluger die besten Ergebnisse erzielt. Wenn bei nicht mehr frischen und nicht gut aufgerichteten Fehlstellungen ein deutlicher Korrekturverlust erwartet werden muß, kann ohne zusätzliche Implantate sekundär eine ventrale Spondylodese angeschlossen werden.

Literatur

1. Daniaux H (1982) Technik und erste Ergebnisse der transpediculären Spongiosaplastik bei Kompressionsbrüchen im Lendenwirbelsäulenbereich. Acta Chir Austriaca (Suppl) 43:79
2. Dick W (1984) Innere Fixation von Brust- u. Lendenwirbelfrakturen. In: Burti C, Harder F, Jäger M (Hrsg) Aktuelle Probleme in Chirurgie und Orthopädie, Bd 28. Huber, Bern Stuttgart Toronto
3. Kluger P, Gerner HJ (1986) Das mechanische Prinzip des Fixateur externe zur dorsalen Stabilisierung der Brust- u. Lendenwirbelsäule. Unfallchirurgie 12:68–79
4. Kluger P, Gerner HJ (1988) Klinische Erfahrungen mit dem Fixateur interne und seine Weiterentwicklung. In: Die instrumentierte Fusion von Wirbelsäulenfrakturen und -Erkrankungen. In: Schulitz KP, Winkelmann W (Hrsg) Die Wirbelsäule in Forschung und Praxis, Bd 107. Hypokrates, Stuttgart, S 145–152
5. Magerl F (1985) Der Wirbel-Fixateur externe. In: Weber BG, Magerl F (Hrsg) Fixateur externe. Springer, Berlin Heidelberg New York Tokio, S 56–75

Ursachen und Therapieformen der Mehretagenverletzungen bei rückenmarkverletzten Patienten

M. Hahn und E. Gläser

Berufsgenossenschaftliche Krankenanstalten „Bergmannsheil",
Chirurgische Universitätsklinik, Gilsingstraße 14, W-4630 Bochum 1

Einleitung

Im „Bergmannsheil Bochum" hat seit 1983 die Zahl der operativ versorgten Brüche der Hals- und Rumpfwirbelsäule stetig zugenommen.

Insgesamt wurden im Zeitraum vom 1.1.1983 bis 31.12.1990 952 Patienten mit traumatischen Läsionen des Achsorganes operiert.

Dabei wiesen 496 Patienten (52%) bei stationärer Aufnahme eine Schädigung des Rückenmarks auf.

Eine konsekutive Serie von 558 Patienten vom 1.1.1987 bis 31.12.1990 wurde in Hinblick auf Mehretagenverletzungen der Wirbelsäule und die damit verbundenen neurologischen Ausfallerscheinungen untersucht.

Patienten

Es fanden sich insgesamt 32 Patienten (5,7%) mit Mehretagenverletzungen, wobei zwischen zwei Wirbelbrüchen mindestens ein unverletztes Segment erhalten war. In der Literatur reicht die Inzidenz von Mehretagenverletzungen von 3,2–16,7% [1, 3, 4, 6, 7, 9]. Es handelte sich um 20 Männer und 12 Frauen (Verhältnis 2:1). Das Durchschnittsalter zum Unfallzeitpunkt betrug 33 Jahre. Der jüngste Patient war 17, der älteste 77 Jahre alt.

Ergebnisse

In drei Fällen (9,4%) waren die knöchernen Verletzungen nur im Bereich der Halswirbelsäule. Bei drei Patienten (9,4%) lag eine Beteiligung von Hals- und Brustwirbelsäule vor. Nur bei einem Patienten traten Brüche in Hals-, Brust- und Lendenwirbelsäule auf. Fünf Patienten (15,6%) wiesen mehrsegmentale Brüche der Brustwirbelsäule auf. Bei insgesamt 12 Patienten (37,5%) verteilten sich die Frakturen auf Brust- und Lendenwirbelsäule. Acht Patienten (25%) hatten segmentale Verletzungen der Lendenwirbelsäule.

Entsprechend der Gewalteinwirkung während des Traumas erlitten 67,7% der Patienten (n=21) teils multiple Begleitverletzungen. Dazu gehörten Schädelhirntraumen, Thoraxtraumen, Rippenserienbrüche, Radiusfrakturen, stumpfe

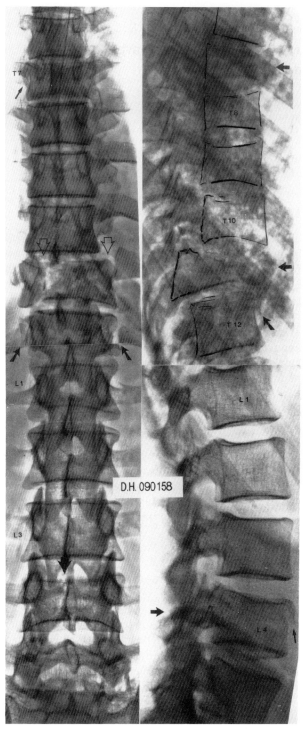

Abb. 1. Mehretagenverletzung der Rumpfwirbelsäule nach Sturz aus 12 Meter Höhe mit Flexions-Rotationsbruch BWK 7, Berstungsbruch BWK 11, Deckplattenbruch BWK 12 und Kompressionsbruch LWK 1

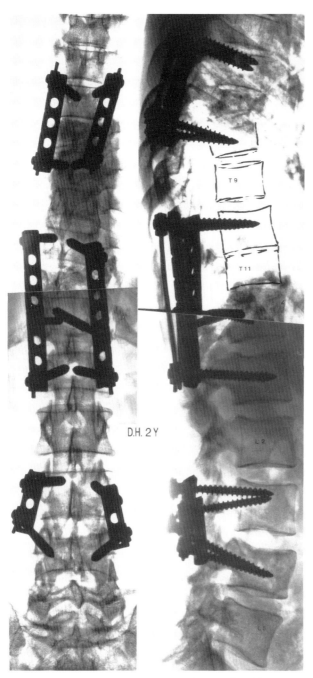

Abb. 2. Kontrollaufnahme 2 Jahre nach operativer Versorgung der Mehretagenverletzung der Rumpfwirbelsäule mit Kerbenplatten und USI-System (Daniaux-Montage). Stabile Versorgung der Wirbelsäule. Keine Lockerungszeichen

Bauchtraumen, Beckenbrüche und Frakturen an den unteren Gliedmaßen (hauptsächlich Sprunggelenks- und Fersenbeinbrüche).

Fallbeispiel 1

Der 30jährige Dachdecker war durch eine Luke aus etwa 12 m Höhe abgestürzt. Dabei erlitt er einen hochinstabilen Berstungsbruch des 11. BWK mit primär vollständiger Lähmung beider Beine, der Blase und des Mastdarmes unterhalb Th 10, einen Deckplattenbruch BWK 12, einen instabilen Flexions-Rotationsbruch des BWK 7 und einen instabilen inkompletten Berstungsbruch des LWK 4 (Abb. 1). Weiterhin kam es zu Frakturen der 6. und 7. Rippe links, einer beidseitigen Lungenkontusion sowie einem Schädel-Hirn-Trauma 2. Grades und Hinterkopfquetschwunden.

Erst nach Stabilisierung der lebensbedrohlichen Situation war die operative Versorgung der in 3 Etagen instabilen Wirbelfrakturen möglich. Die Instrumentierung von dorsal erfolgte mit Kerbenplatten und dem Universal-Spine-Instrumentation-System (Montage nach Daniaux) (Abb. 2).

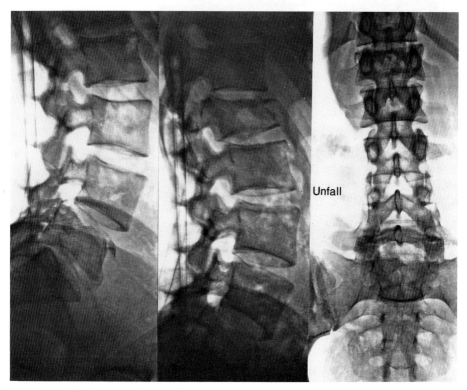

Abb. 3. Instabile Berstungsbrüche des 1. und 5. Lendenwirbelkörpers mit fast vollständiger Lähmung beider Beine, der Blase und des Mastdarms

Bei der Untersuchung 2 Jahre nach dem Unfall waren die Brüche der Wirbelsäule knöchern fest ausgeheilt. Bei reizloser und beschwerdefreier Lage der Metallimplantate wurde von einer Metallentfernung abgesehen, obwohl diese nach dem Ausheilungsgrad der Wirbelsäulenverletzungen durchaus möglich gewesen wäre.

Fallbeispiel 2

Die 21jährige Frau war in suizidaler Absicht aus dem 2. Stock gesprungen. Dabei erlitt sie instabile Berstungsbrüche des 1. und 5. Lendenwirbelkörpers mit inkompletter linksbetonter Cauda-Läsion (Abb. 3).

Die instabile 2-Etagen-Verletzung der LWS wurde operativ durch dorsale Spondylodesen jeweils mit dem internen Wirbelsäulenfixateur nach Kluger versorgt. Zusätzlich wurde eine translaminäre Verschraubung der Wirbelgelenke L4/5 nach Magerl durchgeführt (Abb. 4).

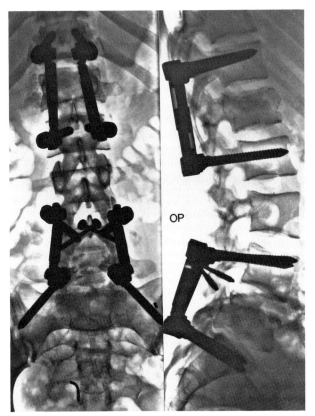

Abb. 4. Operative Versorgung mit Wiederaufbau der Wirbelkörper durch Spongiosaplastik und Stabilisierung durch zwei Kluger-Fixateure sowie translaminärer Verschraubung nach Magerl

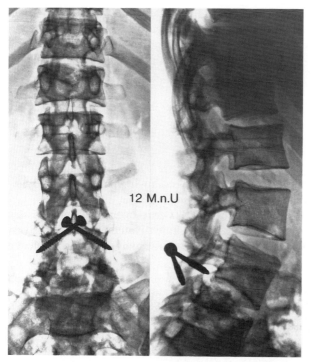

Abb. 5. Ausheilungsergebnis nach Entfernung der Kluger-Fixateure 12 Monate nach dem Unfall

Im postoperativen Verlauf besserte sich das Gehvermögen. Wegen Unsicherheit in der Dunkelheit und auf unebenem Boden blieb Frau Z. auf die Benutzung einer Unterarmgehstütze angewiesen. Blasen- und Mastdarmlähmung waren voll reversibel.

Wenige Monate nach der operativen Stabilisierung traten schmerzhafte Reizzustände im LWS-Kreuzbein-Übergang auf.

Bei der Untersuchung 12 Monate nach dem Unfall fand sich über den tastbaren Knochenschrauben in Höhe S 1 eine deutliche umschriebene Druckschmerzhaftigkeit. Die metallischen Implantate wurden daher entfernt (Abb. 5). Anschließend war die Patientin beschwerdefrei.

Diskussion

In der 1990 von Otte [8] veröffentlichten Auswertung der Verkehrsunfälle der Jahre 1973 bis 1988 ergab sich, daß Wirbelsäulenverletzungen insgesamt selten sind (3,8%), sie aber insbesondere bei polytraumatisierten Patienten (12,2%) Beachtung finden müssen.

Die Untersuchung des Verletzungsmusters bei Sturz aus großer Höhe ergab dahingehend eine Mitbeteiligung der Wirbelsäule in 85% der Fälle [5]. Von diesen Patienten hatten 16% eine Mehretagenverletzung.

Weit seltener werden heute Wirbelfrakturen nach direkter Gewalteinwirkung wie Steinschlag oder Verschüttung gesehen.

Bei Auswertung der Ursachen für Mehretagenverletzungen der Wirbelsäule in unserem Patientenkollektiv ergab sich nachstehende Verteilung: Sturz aus großer Höhe 23 (70,9%), Verkehrsunfälle 6 (19,8%), Sportunfälle 2 (6,2%) und ein direktes Trauma (3,1%).

Nur 7 Patienten (21,8%) hatten nach mehrsegmentaler Wirbelsäulenverletzung keine neurologischen Ausfallserscheinungen. In 43,9% der Fälle lag ein komplettes Transversalsyndrom vor, dabei hatten 2 Patienten eine Tetraplegie, 10 Patienten eine Paraplegie und 2 Patienten ein komplettes Conus-Cauda-Syndrom. Bei 5 von 11 Patienten mit inkompletten neurologischen Ausfällen bildeten sich diese im Verlauf um 1 bis 2 Grade nach Frankel zurück.

Verletzungen der oberen Halswirbelsäule gehen nicht selten mit Verletzungen im Bereich der unteren HWS einher [2]. Es ist daher bei der Primärdiagnostik unbedingt darauf zu achten, daß die gesamte Halswirbelsäule zur Darstellung kommt. Wir selbst entdeckten nach operativer Versorgung eines Axis-Bogenbruchs die zusätzlich noch vorliegende HWK-7-Fraktur erst in den postoperativen Kontrollaufnahmen im Stehen (Abb. 6, 7).

Bei allen Dezelerationstraumen, insbesondere bei Motorradfahrern, nicht angeschnallten Pkw-Fahrern (aus Pkw geschleudert!) und nach Stürzen aus größerer Höhe muß immer die gesamte Wirbelsäule abgebildet werden. Die in Verlet-

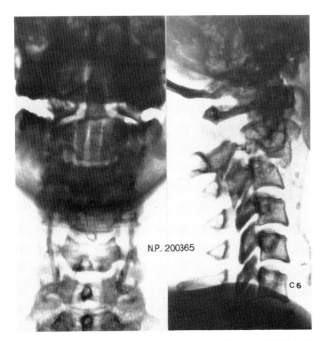

Abb. 6. Bogenbruch HWK 2 (Typ Effendi II) und HWK-3-Kompressionsbruch nach axialer Stauchung und Hyperextensions-Flexionstrauma der HWS. Darstellung der HWS in der Seitansicht bis HWK 6

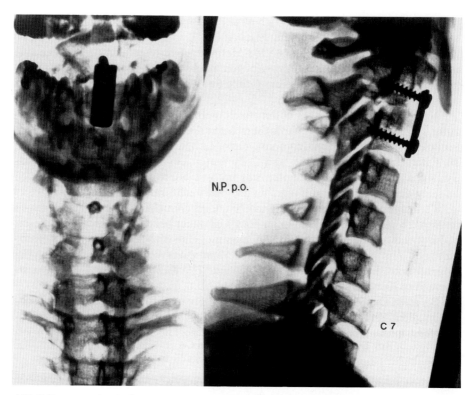

Abb. 7. Postoperative Aufnahme nach ventraler Spondylodese bei HWK-2-Bogenbruch (Typ Effendi II) und HWK-3-Kompressionsbruch. Bei kompletter Darstellung der HWS wird in der seitlichen Aufnahme die zusätzlich vorliegende HWK-7-Fraktur sichtbar

zungshöhe angefertigte Computertomographie zeigt das Ausmaß der Spinalkanalverlegung.

Ziel der Behandlung ist die Vermeidung weiterer Folgeschäden durch frühzeitige Mobilisation und die gesellschaftliche Wiedereingliederung durch intensive Rehabilitation.

Dieses Ziel ist heute durch Stabilisierung der verletzten Wirbelsäulenanteile und Dekompression des Wirbelkanales erreichbar. Es werden kurzstreckige winkelstabile Implantate zur Versorgung aller instabilen Verletzungen eingesetzt.

Dabei hängt der operative Erfolg von der richtigen Implantatwahl, der korrekten Implantatlänge und der sicheren Implantatverankerung ab.

Die Hoffnung, durch eine Operation die Lähmungserscheinungen zu verbessern, wird sich nur selten erfüllen lassen, da keine Maßnahme den substantiellen Schaden im Rückenmark beseitigen kann.

Zusammenfassung

Mit Verbesserung der operativen Techniken und zunehmend besseren Ergebnissen der operativen Stabilisierung ist im Bereich der deutschen Zentren für die Behandlung Rückenmarkverletzter eine Umorientierung eingetreten, mit der Hinwendung zur frühzeitigen operativen Versorgung und anschließend möglichen Frühmobilisation.

Diese Behandlungskonzepte sind nur in einem speziellen Zentrum für die Behandlung für Rückenmarkverletzungen zu verwirklichen. Daher sollte möglichst unmittelbar nach Eintritt einer traumatischen Querschnittlähmung die Zuweisung zu einem Spezialzentrum erfolgen.

Bei Mehretagenverletzungen der Wirbelsäule sollten alle instabilen Frakturen operativ versorgt werden, so daß unter Vermeidung weiterer Folgeschäden das Ziel der frühzeitigen Mobilisation und Rehabilitation erreicht werden kann.

Literatur

1. Calenoff L, Chessare JW, Rogers LF, Toerge J, Rosen JS (1978) Multiple level spinal injuries: Importance of early recognition. Am J Roentgenol 130:665–669
2. Effendi B, Roy D, Cornish B, Dussault RG, Laurin CA (1981) Fractures of the ring of the axis. A classification based on the analysis of 131 cases. J Bone Joint Surg 63-B:319–327
3. Griffith HB, Gleave JRW, Taylor RG (1966) Changing patterns of fracture in the dorsal and lumbar spine. Br Med J 1:891–894
4. Gupta A, El Masri WS (1989) Multilevel spinal injuries. Incidence, distribution and neurological patterns. J Bone Joint Surg 71B:692–695
5. Hahn M, Horn S, Bötel U, Muhr G Verletzungsmuster bei Sturz aus großer Höhe. (Zur Veröffentlichung vorgelegt)
6. Kewalramani LS, Taylor RG (1976) Multiple non-contiguous injuries to the spine. Acta Orthop Scand 47:52–58
7. Korres DS, Katsaros A, Pantazopoulos T, Hartofilakidis-Garofalidis G (1981/82) Double or multiple level fractures of the spine. Injury 13:147–152
8. Otte D, Sandor L, Zwipp H (1990) Bedeutung und Mechanismen von Brust- und Lendenwirbelsäulenverletzungen bei Verkehrsunfällen. Unfallchirurgie 93:418–425
9. Tearse DS, Keene JS, Drummond DS (1987) Management of non-contiguous vertebral fractures. Paraplegia 25:100–105

Operative und konservative Behandlung von Frakturen des thorakolumbalen Überganges und der LWS
Indikation – Behandlungsstrategie – Ergebnisse

R. Maier, O. Kwasny und F. Kutscha-Lissberg

I. Universitätsklinik für Unfallchirurgie, Alsterstr. 4, A-1090 Wien

Einleitung

Im mitteleuropäischen Raum entfallen jährlich pro 1 Mio. Einwohner 15–17 Patienten mit Querschnittlähmungen. 85% dieser Verletzungen sind traumatisch bedingt, wobei sich die Mehrzahl nach indirekter Gewalteinwirkung entwickelt. In der Litatur ist die Rückenmarksmitbeteiligung bei Wirbelverletzungen mit bis zu 20% angegeben.

Die Mehrzahl von Verletzungen der Brust- und Lendenwirbelsäule wird auch heute noch konservativ behandelt. Im eigenen Krankengut erwiesen sich etwa 15% aller Wirbelsäulenverletzungen als so schwerwiegend, daß die Indikation zur operativen Reposition und Stabilisierung gestellt werden mußte.

An der I. Univ.-Klinik für Unfallchirurgie wird folgendes Diagnose- und Behandlungsschema angewandt. Nach der Einlieferung erfolgt die neurologische Statuserhebung, mit der Überprüfung von Sensibilität, Motorik und Muskelkraft, insbesondere der Sacral- und Perinealregion. Die Diagnose komplette Querschnittläsion wird erst dann gestellt, wenn die sacrale Aussparung gesucht und nicht gefunden wurde. Danach folgt die konventionelle Röntgendiagnostik sowie die Computertomographie mit einer axialen Rekonstruktion. Anhand der Röntgenuntersuchung und unter Berücksichtigung des neurologischen Status wird die Verletzung analysiert und die Indikation zur operativen oder konservativen Therapie gestellt. Liegt eine Kompression des Rückenmarks durch Luxation oder Knochenfragmente und/oder Bandscheibenvorfälle vor, so wird umgehend (noch vor der CT-Untersuchung) die Dekompression des Rückenmarks angestrebt (Abb. 1 a–c). Schon Lorenz Böhler hat darauf hingewiesen, daß die anatomische Reposition die beste Dekompression ist und daher rasch zu erfolgen hat. Im Anschluß an die gedeckte Reposition und Lagerung des Patienten in einer dorsalen Gipsschale führen wir dann eine neuerliche Röntgenkontrolle und die CT-Untersuchung durch.

Konservative Therapie

Die konservative Behandlung erfolgt durch Reposition unter Längszug im dorsalen Durchhang und mit Anlegen eines Gipsmieders, das für 3–4 Monate befristet ist. Wichtig ist dabei das konsequente Wechseln des Gipsmieders nach 2, 4, 6 und 9 Wochen.

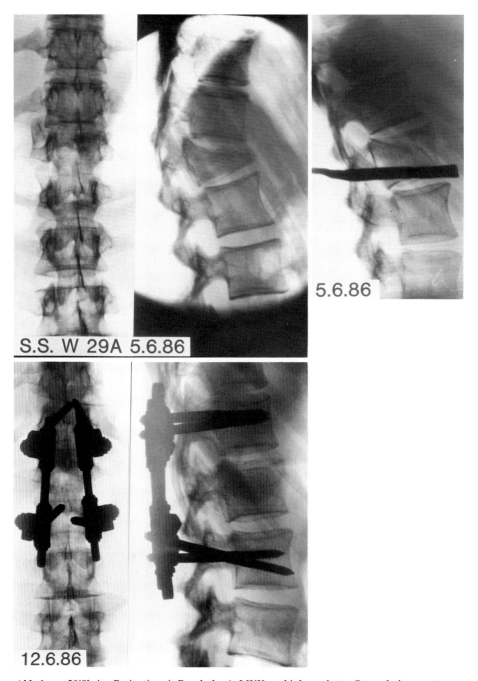

Abb. 1a–c. 29jährige Patientin mit Bruch des 1. LWK und inkompletter Querschnittsymptomatik. Nach der primären Röntgendiagnostik erfolgt die Reposition im dorsalen Durchhang, danach CT. Operation am Aufnahmetag: Fixateur interne Th12/L2. Postoperative Röntgenkontrolle mit deutlich sichtbarer Spongiosaplastik

Operative Therapie

Die offene Reposition und Stabilisierung erfolgt an unserer Abteilung mit dem Fixateur interne oder der winkelstabilen Montage nach Daniaux. Wenn möglich versuchen wir eine miederfreie Nachbehandlung.

Patientengut

Unser Krankengut umfaßt zwischen 1984 und 1990 84 operativ versorgte Verletzungen des thorako-lumbalen Überganges und der LWS. Es handelt sich dabei um 52 Männer und 32 Frauen mit einem Durchschnittsalter von 31,4 Jahren (16–78). Häufigste Ursache mit 32% stellt das im Straßenverkehr erlittene Rasanztrauma dar. An zweiter Stelle stehen mit 21% Sportverletzungen, gefolgt von Suizidversuchen 18%, Sturz aus Höhe 16,5%, Baumschlag 3,5% und Schußverletzungen 3%. 62 der Patienten (75%) waren polytraumatisiert oder mehrfachverletzt. Neurologisch lag bei 16 Patienten eine komplette, bei 23 Patienten eine inkomplette Querschnittlähmung und bei 5 Patienten eine radikuläre Symptomatik vor (Tabelle 1). 40 Patienten hatten keine neurologischen Ausfälle. Alle Patienten mit Querschnittsymptomatik, die primär an unsere Klinik eingeliefert wurden, sind innerhalb von 8 h operativ dekomprimiert und stabilisiert worden (Tabelle 2). Bei Frakturen mit Zerstörung der Deckplatte und damit einhergehender Bandscheibendestruktion räumen wir in letzter Zeit über einen transpedikulären Zugang die Bandscheibe aus und plazieren nicht nur im Wirbelkörper, sondern auch im Bandscheibenraum eine Spongiosaplastik, um damit eine ventrale Spangenbildung zu erreichen (Abb. 2a, b). Dies führen wir durch, weil wir

Tabelle 1. Neurologie präoperativ

	BWS	LWS
Kompl. Paraplegie	10	6
Inkompl. Paraplegie	8	15
Radikuläre Symptome	0	5
Keine	13	27

Tabelle 2. Operationszeitpunkt

	Gesamt	Neurologie
Sofort (–8 h)	43	35
Bis 48 h	12	4
Bis 1 Woche	11	3
Bis 2 Wochen	9	2
Bis 1 Monat	5	0
Nach 1 Monat	4	0

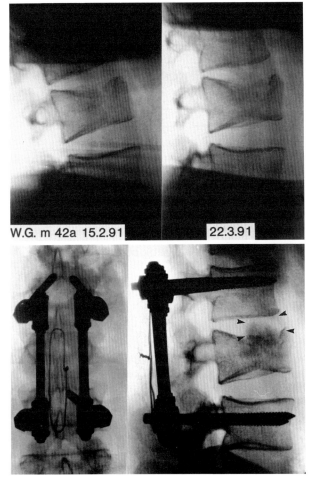

Abb. 2 a, b. 42jähriger Patient mit Bruch des 3. LWK, ohne Neurologie. Stabilisierung mit dem Fixateur interne, dorsale Spananlagerung, inter- und intrakorporelle Spongiosaplastik (*Pfeile*)

gesehen haben, daß nach der Metallentfernung der Korrekturverlust vor allem in der verletzten Bandscheibe eintritt. Seither konnte bei Patienten mit intervertebraler Spongiosaplastik dieser Korrekturverlust auf ein Minimum reduziert werden. Liegt eine osteoligamentäre Instabilität oder eine Zerstörung der Gelenkfortsätze vor, lagern wir dorsal kortikospongiöse Späne an.

Ergebnisse

Ausgewertet und nachuntersucht konnten bisher 66 Patienten werden, deren Operation mindestens 9 Monate zurücklag. Von seiten der neurologischen Sym-

Tabelle 3. Neurologie postoperativ

	BWS	LWS	BWS	LWS
Unverändert	9	5	2	6
Besserung	1	1	3	6
Ausheilung	0	0	3	3
Paraplegie	Komplett		Inkomplett	

ptomatik kam es bei 2 Patienten mit primär kompletter Querschnittsymptomatik zur Besserung des neurologischen Zustandbildes um eine Frankelstufe. Unverändert im neurologischen Status blieben 14 Patienten. Deutlich besser fiel das Ergebnis bei Patienten mit primär inkompletter Querschnittlähmung aus. Hier blieben nur 8 von 23 Patienten im neurologischen Status unverändert. Bei 9 Patienten wurde eine Verbesserung des neurologischen Status, bei 6 Patienten eine vollkommene Ausheilung ihrer neurologischen Symptomatik beobachtet (Tabelle 3).

Komplikationen

Viermal trat ein Infekt auf, der nach der Metallentfernung, die nach der knöchernen Konsolidierung durchgeführt wurde, ausheilte. Eine Patientin entwickelte nach einem Berstungsbruch von 4 eine Pseudarthrose, da keine primäre Spongiosaplastik eingebracht wurde. Nach sekundärer Spongiosaplastik, ein Jahr nach der Erstoperation, kam es zur knöchernen Ausheilung. Bei 2 Patienten kam es zur Implantatlockerung mit darauffolgendem Implantatbruch.

Zusammenfassung

Die Behandlung der zumeist jüngeren rückenmarksverletzten Patienten stellt in jeder Hinsicht eine ärztliche Herausforderung dar. Die Erstversorgung am Unfallort und in der Notaufnahme, die Durchführung von wirbelsäulenstabilisierenden und rückenmarksdekomprimierenden Eingriffen sowie die Versorgung von assoziierten Verletzungen (noch in der frühen Traumaphase) konfrontieren das behandelnde Team mit zahlreichen Problemen. Wir müssen daher trachten, unsere Behandlung so auszurichten, daß die Wiederherstellung der statischen, dynamischen und protektiven Funktion der Wirbelsäule gelingt. Die dazu notwendigen Operationstechniken sowie deren notfallmäßige Anwendung müssen standardisiert sein, um ein korrektes Repositionsergebnis und vor allem eine ausreichende Stabilität bei geringst möglichem Verlust an Bewegungssegmenten zu ermöglichen. Mit den heute zur Verfügung stehenden Implantaten und Operationstechniken lassen sich diese Ziele weitgehend erreichen.

Stellenwert der konservativen Frakturbehandlung beim querschnittgelähmten Wirbelsäulenverletzten

G. Exner, J. J. Glaesener und G. Bomnüter

Berufsgenossenschaftliches Unfallkrankenhaus,
Querschnittgelähmten-Zentrum, Bergedorfer Straße 10, W-2050 Hamburg 80

Zusammenfassung

Anhand der gültigen Gegenindikationsliste am Querschnittgelähmten-Zentrum in Hamburg wurden die Patienten der Jahrgänge 1985 bis 1989, die konservativ behandelt wurden, unter verschiedenen Gesichtspunkten analysiert. Von 36 Personen wiesen 19 Distorsionen oder stabile Brüche auf, mußten mithin nicht stabilisiert werden, während 17 Patienten mit instabilen Brüchen aufgrund von Polytraumata oder vorbestehender Inoperabilität nicht stabilisiert werden konnten. Gegenüber den Vorteilen der Frühstabilisation (anatomiegerechte Wiederherstellung, Frühmobilisation, verbessertes Rehabilitationsergebnis bei verkürzter Liegezeit) sollte die Domäne der konservativen Behandlung lediglich bei den stabilen Brüchen liegen. Alle anderen Gegenindikationen sind als sogenannter Verhinderungskatalog aufzufassen.

Fortgeschrittene Technik und Handhabbarkeit der Fusionseingriffe an der verletzten Wirbelsäule haben zur Entwicklung des Konzeptes für die Frühmobilisation des querschnittgelähmten Patienten wesentlich beigetragen. Die Fusion führt zu einer möglichst anatomiegerechten Wiederherstellung des Achsenorganes und gestattet den frühestmöglichen Einsatz aller therapeutischen Ressourcen des Spezial-Zentrums. Damit wird – bei vergleichbaren oder sogar deutlich verkürzten Liegezeiten – ein größtmögliches Ausmaß an Selbständigkeit für den Patienten während der Behandlung erzielt.

Unter diesen Voraussetzungen ist die Indikation zur konservativen Behandlung in Hamburg kritischer gestellt worden. Es schien uns daher nötig, aus der Sicht eines Teams überzeugter Fusionsanhänger den Stellenwert der konservativen Behandlung querschnittgelähmter Wirbelsäulenverletzter in unserem Therapiekonzept zu überprüfen. Dazu sollen die Faktoren analysiert werden, die letztendlich die Entscheidung beeinflußten, keine Sofortversorgung und retrospektiv auch keine frühe Sekundärversorgung durchzuführen.

1988 habe ich in Reinbek über unsere Indikationskriterien berichtet und unter der Gegenindikation den stabilen Kompressionsbruch, den oberen BW-Bruch bei stabilem Thorax, die vitalbedrohliche Mitverletzung und die allgemeine Inoperabilität aufgeführt. Dieser Katalog galt für die Sofortversorgung. Nach wie vor gilt für uns auch die Spätversorgung nach einem Zeitraum von 3 bis maximal 4 Wochen als nicht zwingend, insbesondere bei der oberen BWS-Verletzung. In der Regel liegt dann eine ausreichende Stabilität für die weitere Mobilisation vor.

Anhand dieser Indikationsliste haben wir die Jahrgänge 1985 bis 1989 durchgesehen mit dem Ziel, Aussagen zu treffen bezüglich der Gründe, warum wir nicht fusionierten. Mit überprüft wurden Ausheilungsergebnisse und Behandlungsdauer, um Vergleichszahlen gegenüber der Gruppe der operierten Patienten zu sammeln.

Auswahlkriterien

Ausgewählt wurden die Patienten aus der Gruppe der Erstbehandlungen, die innerhalb der ersten zwei Wochen zu uns kamen und noch nicht richtungsweisend vorbehandelt waren. Die Auswahl der Jahre 1985 bis 1989 erfolgte aus der Überlegung, daß wir während dieser Jahre die Indikationsstellung selbst und unbeeinflußt durch andere Abteilungen fassen konnten. Es ist ja nicht unbekannt, daß mit dem zunehmenden Interesse der Abteilungen für Unfall- und Wiederherstellungschirurgie die Indikationsstellungen der Paraplegiologen in einem hohen Maß beeinflußt werden. Dies nicht immer zum Vorteil der Patienten.

Zu den Ergebnissen

Während des genannten Zeitraumes behandelten wir 319 Patienten mit einem frischen Wirbelsäulen- und Spinaltrauma. Davon wurden 36 Patienten konservativ behandelt, das entspricht einem Prozentsatz von 11,3. Interessant ist dabei die Entwicklung dieses prozentualen Anteiles. In Reinbek berichtete ich mit Meinecke über Berichtszeiträume bis einschließlich 1986 und 1988. Damals fand sich bereits ein Absinken von 49 auf 30%. Die Tabelle 1 zeigt Ihnen ein weiteres Sinken auf einen prozentualen Wert von 3,7 im Jahre 1989. Die Tabelle 2 zeigt auch das Geschlechtsverhältnis und das Durchschnittsalter.

Der Aufnahmezeitpunkt lag bei fast 70% am Unfalltag bzw. am ersten Tag nach dem Unfall. Bei den polytraumatisierten Patienten lag der Prozentsatz mit 80 noch höher.

Tabelle 1. Anteil der konservativen Therapie und dessen Entwicklung

Konservative Behandlung n = 36	Gesamt	Kons.	% Kons.
1985	55	12	21,8
1986	67	7	10,5
1987	59	9	15,3
1988	57	5	8,8
1989	81	3	3,7
Gesamt			11,3

Tabelle 2. Geschlechtsverteilung

Konservative Behandlung n = 36	
Frauen	7
Männer	29
Alter	51 (16–79)

12 der Patienten wiesen keine knöcherne Verletzung auf, hatten also lediglich eine Distorsion oder Kontusion kombiniert mit einer Querschnittlähmung. 7 hatten stabile Frakturen, 17 instabile Knochenverletzungen.

64% wiesen Begleitverletzungen auf, fast 28% ein Polytrauma. Alle 10 polytraumatisierten Patienten hatten instabile Brüche der Wirbelsäule neben ihren Begleitverletzungen; 9 haben überlebt, einer verstarb.

Interessanterweise lag die größte Zahl der Todesfälle nicht etwa bei den Polytraumatisierten – wie eben dargestellt – sondern erwartungsgemäß in der Gruppe mit dem höheren Lebensalter – durchschnittlich 65,2 Jahre. Nur 2 wiesen Begleitverletzungen nicht vitalbedrohlicher Art auf, einer war polytraumatisiert. Insgesamt verstarben 6.

Beatmungspflichtig waren 13 Patienten. Von den 8 beatmeten Polytraumatisierten überlebten 7, einer verstarb. 5 Patienten ohne knöcherne Verletzung bzw. mit einem stabilen Bruch mußten beatmet werden. Von diesen verstarben 4.

Kurz anzumerken zum weiteren Verlauf ist, daß natürlich die Patienten mit einer stabilen Verletzung mit 21 Tagen früher mobilisiert werden konnten als die Patienten mit einer instabilen Verletzung, die durchschnittlich 50 Tage brauchten. Bezüglich der Liegezeitdauer ergab sich damit ebenfalls eine Differenz von 35 Tagen. Durchschnittlich lagen Patienten mit einer stabilen Verletzung 151 Tage und die mit einer instabilen Verletzung 186 Tage in der Abteilung. Unter Hinweis auf die in Reinbek vorgestellten Zahlen ist wiederum der Nachweis zu führen, daß selbstverständlich die konservative Therapie eine längere Liegezeit erfordert.

Selbstverständlich ist auch das knöcherne Ausheilungsbild davon beeinflußt. 7 Patienten mit einer Verletzung der oberen BWS wiesen einen durch Nachsinterung verschlechterten Achsenstand bei Entlassung auf.

Analyse

Die folgenden Tabellen geben eine Übersicht über die Gründe zum konservativen Vorgehen (Tabelle 3). Im Vordergrund stehen dabei die reinen Distorsionsverletzungen sowie die stabilen Brüche, die definitionsgemäß nicht versorgt wurden. Hierzu gehören auch 2 Patienten mit Rückbildungstendenz der Lähmung.

Tabelle 3. Gründe zur Durchführung der konservativen Therapie, I

Gegenindikation n=36	
Keine knöcherne Verletzung o. stabiler Bruch	19
Rückläufige Neurologie	2
Risikofaktoren (Polytrauma) SHT $>1°$	6
Pulm. Komplikation	
– mit Beatmungspflicht	8
– ohne	3

Tabelle 4. Gründe zur Durchführung der konservativen Therapie, II

Gegenindikation n=36	
Risikofaktoren (andere)	
vorbestehende interne Erkrankung	5
schlechter AZ, Alter	2
Delir	1
Psychose	3
Kombination mehrerer Faktoren	8

Interessanter ist die Aufschlüsselung nach Risikofaktoren, die in zwei große Gruppen einzuteilen sind. Zum einen sind sie bedingt durch das Polytrauma. 6 Patienten konnten wegen eines mehr als erstgradigen Schädelhirntraumas nicht sofort fusioniert werden. Pulmonale Komplikationen – wie Kontusionsfolgen oder Hämatopneumothoraces – sprachen in 11 Fällen gegen eine sofortige Fusion. 8 waren sofort beatmungspflichtig.

Eine nicht unerhebliche Anzahl wies Risikofaktoren unfallunabhängiger Art auf (Tabelle 4). So verhinderte eine vorbestehende interne Erkrankung, insbesondere cardialer Art, in 5 Fällen die Fusion. Schlechter Allgemeinzustand und Alter sprachen in 2 Fällen, ein Delir in 1 Fall und eine Psychose in 3 Fällen gegen die Sofortversorgung. In 8 Fällen fand sich eine Kombination mehrerer Faktoren, was immerhin fast der Hälfte der Patienten mit einer instabilen Wirbelsäulenverletzung entspricht.

Schlußfolgerungen

Immer aus der Sicht des Verfechters der Frühstabilisation haben wir festgestellt, daß ein Positivkatalog zur Durchführung der konservativen Wirbelsäulenverletzungsbehandlung nicht aufzustellen ist. Lediglich die stabile Fraktur ist anzuführen. Aufzulisten dagegen ist ein Negativkatalog, überspitzt formuliert: ein Verhinderungskatalog (Tabelle 5). Die eingangs gezeigte Tabelle der Gegenindikationen ist nach unseren Auswertungen bestätigt. Fragwürdig bleibt dabei der

Tabelle 5. Gegenindikationskatalog

Gegenindikation Sofortversorgung
Stabiler Wirbelbruch
Oberer BWS-Bruch bei stabilem Thorax (?)
Vital bedrohliche Mitverletzung
Inoperabilität
Rückbildung der Neurologie

Bruch in der oberen BWS mit stabilen Thoraxwandverhältnissen, die nach unseren Untersuchungen selten ist, da meistens Reihenbrüche vorliegen mit einer dorsalen Thoraxwandinstabilität. Daraus folgt die posttraumatische Kyphose.

Die vitalbedrohliche Mitverletzung kann nur Gegenindikation für eine Sofortversorgung sein. Lediglich das Überschreiten der Intensivtherapie über einen Zeitraum von drei bis maximal vier Wochen hinaus und damit auftretende Zeichen der knöchernen Stabilisierung bei befriedigendem Achsenstand begründen weiteres konservatives Vorgehen.

Der Begriff der Inoperabilität läßt sich durch unfallfremde Grunderkrankungen – wie oben aufgezählt – ausfüllen.

Hinzuzufügen ist dem Katalog die Rückläufigkeit im Lähmungsbild, dies allerdings auch nur als vorübergehende Gegenindikation.

Nach unserer Auffassung gehören Erfahrungen in der Durchführung der konservativen Wirbelsäulenverletzungsbehandlung unverzichtbar in das Konzept eines Spezial-Zentrums. Die Vorteile der Fusionstherapie allerdings bekräftigen uns in unserer Einstellung, dieser Methode gegenüber der konservativen Behandlung den Vorzug zu geben.

Literatur

Bilow H (1984) Funktionelle Ergebnisse nach konservativer Behandlung von Frakturen der Hals- und Lendenwirbelsäule. Hefte Unfallheilkd 163:153
Böhler L (1953) Die Technik der Knochenbruchbehandlung, 12. u. 13. Neuaufl. Maudrich, Wien
Böhler J (1971) Operative Behandlung von Frakturen der Brust- und Lendenwirbelsäule. Hefte Unfallheilkd 108:145
Exner G (1990) Diagnostik und Behandlung der frischen Wirbelsäulenverletzung. In: Meinecke F-W (Hrsg) Querschnittlähmungen. Springer, Berlin Heidelberg New York Tokyo, S 60 ff
Meinecke F-W (1980) Verletzungen der Wirbelsäule und des Rückenmarkes. In: Baumgartl F et al. (Hrsg) Spezielle Chirurgie für die Praxis. Thieme, Stuttgart, S 1 ff

Dauer der Liegezeit bei konservativer Wirbelbruchbehandlung

H. Bilow

Berufsgenossenschaftliche Unfallklinik, Abteilung für Orthopädie
und Querschnittlähmungen, Schnarrenbergstraße 95, W-7400 Tübingen

Die spektakulären Ergebnisse der operativen Behandlung von Wirbelsäulenverletzungen mit zum Teil guten funktionellen Ergebnissen und deshalb dankbaren Patienten, lassen dagegen leider die konservativen Therapiekonzepte verblassen, obwohl sie gar nicht selten aus den verschiedensten Gründen noch benötigt werden, z. B. bei stabilen Kompressionsfrakturen, bei Serienfrakturen sowie bei allgemeiner Inoperabilität. Die negative Wertung wird insbesondere durch die angeblich lange Liegezeit, die sog. Immobilisierungsphase und die damit eingeschränkten Aktivitäten heraufbeschworen. Gerade deshalb scheint zunächst der Hinweis notwendig, daß die Liegezeiten tatsächlich vielmals zu lang ausgedehnt werden und dazu hin noch als reine Bettzeiten ausgelegt sind. Beides gilt als überholt, wenn man die Untersuchungen von Plaue, Gerner und Puhl zugrundelegt (Abb. 1). Sie fanden bei zunehmendem Druck auf einen Wirbelkörper zunächst vor allem Frakturen der vertikal gestellten Trabekel, die sich verkürzend aneinander vorbei schieben und auf den horizontal verlaufenden Trabekeln abstützen. Es entsteht also eine Verdichtung von Trabekeln im Frakturbereich und damit auch wieder eine größere Stabilität. Die zunehmende frakturbedingte Verformung bedingt demnach einen erneuten Anstieg der Belastbarkeit, die bei einer Höhenminderung von 15–20 mm bzw. einer Verformung von $^3/_{10}$ und mehr gar

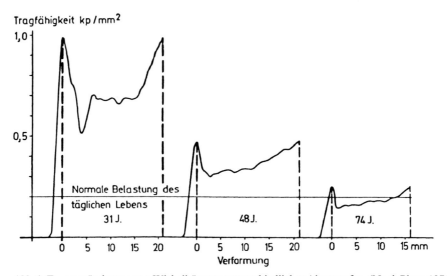

Abb. 1. Formveränderung von Wirbelkörpern unterschiedlicher Altersstufen. (Nach Plaue 1971)

wieder die alte Tragfähigkeit erreicht. Das bedeutet, für einen frakturierten und einen unverletzten Wirbelkörper gelten nahezu identische Druckfestigkeitswerte. Bereits vor über 100 Jahren veröffentlichte Messerer Druckfestigkeitsmessungen an Wirbelkörpern, die eine Belastbarkeit von 0,22–0,88 kp/mm^2 ergaben. Plaue fand an mazerierten Wirbelkörpern Werte von 0,40–1,33 kp/mm^2. Die Belastung bei normaler Tätigkeit des täglichen Lebens erreicht nach Nachemson Werte von 0,1–0,2 kp/mm^2, Werte also, die deutlich unter der Belastungsfähigkeit auch eines frakturierten Wirbelkörpers liegen, sofern die einwirkende Kraft direkt vertikal auftritt. Eine Abweichung der Kraftrichtung von der Vertikalen erhöht die Frakturgefahr. Selbst unter Berücksichtigung eines relativen Druckanstiegs auf 185% bei sitzender Position in kyphotischer Haltung, wie sie beim Querschnittgelähmten durch fehlende muskuläre Fixierung häufig besteht, bleibt die Belastung des verletzten Wirbelkörpers bei bis zu 50jährigen Patienten noch im tragfähigen Bereich. Der jüngere Patient muß also wegen einer Wirbelfraktur nicht

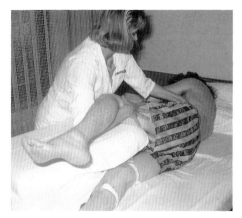

Abb. 2. En-bloc-Drehung im Bett mit Unterlagerung des bettfernen Beines

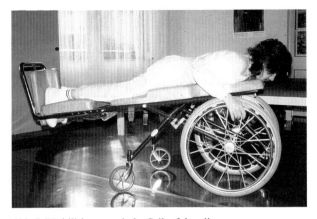

Abb. 3. Mobilisierung mit der Selbstfahrerliege

bloß still im Bett verharren. Bereits nach wenigen Tagen, wenn der Frakturschmerz abgeklungen und die hämatombedingte Darmhypotonie beigelegt ist, kann der Verletzte im Bett en bloc in Seitlage gebracht werden, d. h. es werden Schultergürtel und Becken in paralleler Position gedreht, um Torsionen im Wirbelsäulenbereich zu vermeiden (Abb. 2). Sie würden allerdings die Belastbarkeit deutlich senken. Aus der Seitlage im Bett erfolgt durch weitere Drehung das Überwechseln auf die Selbstfahrerliege, die der Verletzte selbst antreiben kann (Abb. 3). Die befürchtete lange Immobilisierung ist damit schon deutlich gelockert. Die weitere Krankengymnastik findet nicht mehr im Bett statt, sondern erlaubt auf der Behandlungsmatte in verschiedenen Ausgangsstellungen die bekannten kräftigenden und stabilisierenden Techniken. Auch bestehen keine Bedenken, 2–3 Wochen nach dem Unfall Übungen auf dem Stehbrett als Kreislauf- und Belastungstraining einzuleiten (Abb. 4). Abhängig vom Frakturtyp und Kreislaufverhalten kann der Patient ab der 4.–6. Woche im Rollstuhl sitzen. Auch wenn dies gegenüber operativ stabilisierten Wirbelsäulen spät erscheint, bringt der konservativ behandelte Querschnittgelähmte durch das Vortraining weit bessere Voraussetzungen mit, als wenn ein Verletzter postoperativ nur einfach in den Rollstuhl gesetzt würde. Auch nach operativer Stabilisierung ist ein aufbauendes Training vor der Rollstuhlphase erforderlich. Unsere Untersuchun-

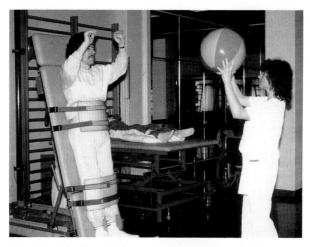

Abb. 4. Kreislauf- und Belastungstraining auf dem Stehbrett

Tabelle 1. Zusätzliche Formveränderungen von frakturierten Wirbelkörpern während frühfunktioneller Behandlung

	Ohne QL (n=49)	Mit QL (n=40)
Keine	44 (90%)	36 (90%)
Geringe	5 (10%)	4 (10%)

gen belegen, daß die frühfunktionelle Therapie weder bei Wirbelsäulenfrakturen ohne Neurologie noch mit Neurologie zu weiteren Sinterungen führen. 90% behalten die beim Unfall entstandene Form. Nur 10% verändern sich, entweder weil eine stabilisierungswürdige Instabilität oder eine Osteoporose bestand (Tabelle 1). Letztere bedürfte eigentlich einer protrahierten Mobilisierungsphase, wenn nicht kardiale und respiratorische Erfordernisse trotz der Sinterungsgefahr ein rasches Aufrichten verlangen.

Literatur

Beim Verfasser

Funktionelles Training und pflegerische Betreuung

Neurophysiologische Behandlungstechniken in der Akut- und Frühphase

H. Belzl, R. Helm und S. Oberer

Berufsgenossenschaftliche Unfallklinik, Physiotherapeutische Abteilung für Querschnittgelähmte, Schnarrenbergstr. 95, W-7400 Tübingen

> *Im Atemholen sind zweierlei Gnaden:*
> *Die Luft einziehn, sich ihrer entladen.*
> *Jenes bedrängt, dieses erfrischt.*
> *So wunderlich ist das Leben gemischt.*
>
> GOETHE

In der Akutphase, nach dem Eintritt einer Querschnittlähmung, ist das Primärziel auch der physiotherapeutischen Behandlung die Wiederherstellung der vitalen Funktionen.

Bevor auf entsprechende Behandlungstechniken einzugehen sein wird, wollen wir die Funktionsweise der Atmung kurz zusammenfassen, und uns dabei auf die sogenannte äußere Atmung, die Atmung der Lungen beschränken. Sie dient der
- Sauerstoffaufnahme und der
- Kohlendioxidabgabe.

Weiter nimmt sie Einfluß auf zahlreiche vegetative Vorgänge und metabolische Prozesse. Die Atmung selbst ist in zentralnervös gesteuerte Funktionen wie das Schlucken und das Sprechen eingebunden.

Eine gute Funktion der Atmung kann als harmonische Einbindung in das komplexe Körpergeschehen beschrieben werden. Die für den Gasaustausch erforderliche Bewegung wird durch die Skelettmechanik und die Skelettmuskulatur bewerkstelligt. Der Vorgang der Ventilation wird häufig mit einem Blasebalg verglichen, der die bestehenden Unterdruckverhältnisse im Pleuraspalt benötigt.

In Ruhe gilt die Inspiration als aktiver, die Exspiration als eher passiver Prozeß. Die Bewegungen für diese Prozesse finden in den Intervertebral-, Kostotransversal-, Kostosternal- und Schultergürtelgelenken statt.

Als wesentlicher Muskel der Einatmung gilt das Zwerchfell. Ihm werden 60–70% der Inspirationsarbeit zugeordnet. Unterstützend arbeiten die Mm. intercostales externi und intercostales interni mit ihrem ventralen Anteil. Sie tragen zu 20–30% zur Atemleistung bei. Der Atemhilfsmuskulatur kommt in der normalen Ruheatmung nur eine sehr geringe Bedeutung zu. Sie läßt sich, ihrem Verlauf nach, in zwei Gruppen einteilen:
- Wirbelsäule/Schultergürtel mit dem Thorax verbindend
  M. trapezius
  M. rhomboideii
  M. latissimus dorsi
  M. scaleni
  M. pectorales major et minor

M. serratus anterior et posterior superior et al.
- Kopf mit dem Thorax verbindend
Platysma
M. sternocleidomastoideus
Zungenbeinmuskulatur
und als Gegenhalt die ventrale und dorsale HWS –
und Kopfmuskeln.

Die Bauchmuskulatur und der M. quadratus lumborum beteiligen sich an der Einatmung mit einer thoraxformenden Aktivität. Eine ideale Inspirationsbewegung beinhaltet den koordinierten Einsatz der genannten Muskeln. Es kommt dabei zu einer kostosternalen und kostolateralen Rippenbewegung, kombiniert mit einer abdominal transversalen Komponente. Dies führt zu einer Volumenzunahme des Thoraxinnenraumes.

Diese Thoraxbewegung ist allerdings nur dann ausführbar, wenn die gesamte Wirbelsäule als Haltungshintergrund dynamisch stabilisiert werden kann. Nur eine aufgerichtete, postural gesteuerte, elongierte Wirbelsäule bietet für die thoraxbewegende Muskulatur Fixpunkte. Erst von diesen Fixpunkten aus kann eine differenzierte Bewegung erfolgen.

Vergleicht man Wirbelsäule und Thorax mit einem Zylinder, in dem der Kolben Zwerchfell sich bewegt, so wird verständlich, daß nur ein stabiler Zylinder eine geführte und effektive Diaphragmaaktivität gewährleistet.

Anders ausgedrückt, das Zwerchfell allein ist nicht in der Lage, eine ausreichende Volumenzunahme zu leisten. Sein Einsatz erfordert Fixpunkte an Thorax und Wirbelsäule, die durch einen koordinierten Skelettmuskeleinsatz gebildet werden.

Auch die Exspiration ist nicht nur ein passiver, die Thoraxdehnung ausnützender Vorgang. Besonders bei forcierter Ausatmung und dem Husten zeigt sich die Bedeutung einer differenzierten Muskelarbeit.

Die Atemmuskulatur weist gegenüber der anderen Skelettmuskulatur folgende Besonderheiten auf:
- sie ist die einzig lebensnotwendige Muskulatur
- sie wird am häufigsten eingesetzt
- sie unterliegt zwar der Willküraktivierung, wird aber unwillkürlich eingesetzt.

Bei einer Läsion des Rückenmarkes kommt es, abhängig von der Schädigungshöhe, zu einer neuromuskulär bedingten *respiratorischen Insuffizienz*. Es handelt sich primär um eine restriktive Ventilationsstörung, die obstruktive Störungen nach sich ziehen kann (Tabelle 1).

Das Gesamtbild der Querschnittlähmung, besonders der traumatisch bedingten, begünstigt weiterhin Störungen der Perfusion, Distribution und Diffusion.

Neben der Prophylaxe sekundär drohender Komplikationen steht bei der Physiotherapie in der Akut- und Frühphase die *Koordination der Atemmuskulatur* im Vordergrund. Die verbliebenen neuromuskulären Einheiten müssen für eine ausreichende Atemmechanik koordiniert werden. Die neuerarbeiteten Bewegungsmuster sollen später automatisiert ablaufen können.

Tabelle 1. Atemmuskellähmung nach Höhe der Rückenmarkverletzung

Höhe der RM-Läsion	Inspiration		Exspiration
	Zwerchfell	Mm. intercostales	Abdomen
C2	0	0	0
C4	±	0	0
C6	+	0	0
Th4	+	±	0
Th10	+	±	±
L1	+	+	+

0 = Muskelausfall, ± = Muskelbeeinträchtigung, + = normale Funktion

Derartige Koordinationskomplexe müssen die Steuerung und Stabilisation der *Wirbelsäule* beinhalten. Nur so kann die erhaltene Muskulatur rippenbewegend aktiv werden. Erst der stabile *Thorax* ermöglicht dem *Zwerchfell* seinen effektiven Einsatz. Die zur Aufrichtung der Wirbelsäule erforderliche autochthone Muskulatur ist einer Willküraktivierung nicht zugänglich. Sie benötigt eine Aktivierung über reflektorische neurophysiologische Wege.

Die Koordination der rekrutierbaren Muskulatur über verbale Aufträge und manuellen Kontakt allein ist wegen der Komplexität nicht ausreichend erreichbar.

Es stehen uns Physiotherapeuten neurophysiologische Behandlungskonzepte zur Verfügung, die die oben genannten Forderungen erfüllen. Zwei an unserem Zentrum praktizierte Techniken wollen wir kurz vorstellen.

Die *propriozeptive neuromuskuläre Facilitation (PNF)* bahnt im ZNS gespeicherte Bewegungsmuster. Die Reizsetzung beginnt mit der Einnahme einer definierten Gelenkstellung, die über Propriozeptoren wirkt. Traktion, Widerstand, Stretch, Approximation, sowie taktile, optische und verbale Stimulation aktivieren komplexe Bewegungsmuster. Zeitliche und räumliche Reizsummation verstärken die motorische Antwort. Bei einer richtigen, differenzierten Reizsetzung ist stets die gleiche Antwort zu erwarten. Sie kann sowohl durch konzentrische, exzentrische, dynamische oder statische Muskelarbeit ausgelöst werden.

Das Ziel der Methode sind optimal koordinierte Bewegungsabläufe durch die Bahnung angelegter Bewegungsmuster. Dies bedeutet:
– die vom ZNS erreichbare Muskulatur wird koordiniert und ökonomisch einsetzbar,
– nicht willkürlich aktivierbare Muskeln werden über die Stimuli gebahnt, sofern neuronale Verbindungen bestehen.

Ein Beispiel mit Bezug zur Atmung soll dies verdeutlichen (Das Armpattern: Von der Ext Add Iro in die Flex Abd Aro).

Über die Handgelenksextension (M. ext. carpi radialis, M. ext. digitorum communis), die Ellbogenextension, die Flexion, Abduktion und Außenrotation im Schultergelenk (M. deltoideus, Außenrotatoren) kommt es zu einer Aktivierung der Schultergürtelmuskeln. Der obere Schulterblattrand wird an die Wirbelsäule gezogen (M. trapezius, Mm. rhomboideii).

Gleichzeitig kommt es zu einer Wirbelsäulenaufrichtung. Die Wirbelsäule wird zum punctum fixum für den Brustkorb. Nun kann die Atemhilfsmuskulatur, die vom Kopf und der Halswirbelsäule zum Brustkorb zieht, den oberen Teil des Thorax heben. Die muskuläre Verbindung zwischen Oberarm/Schultergürtel und Brustkorb hebt über den M. serratus anterior und die MM. pectorales weitere laterale, dorsale und ventrale Thoraxanteile.

Die Bauchmuskulatur wirkt bei stabiler Wirbelsäule und Thorax inspiratorisch mit, indem sie den Bauchinnendruck erhöht. Das Zwerchfell kommt dadurch in eine kuppelförmige Lage. Es hat so bessere Voraussetzungen zur Kontraktion.

Die Therapie nach dem *Vojta-Konzept* verwendet zwei globale Bewegungsmuster. Sie beinhalten in Ausschnitten die ganze Vielfalt der motorischen Entwicklung des Kleinkindes. Am Beispiel des Reflexdrehens seien die atmungsrelevanten Muskel- und Gelenkspiele aufgezeigt.

Ausgehend von einer definierten Stellung in Rückenlage wird die Auslösezone zwischen der 7. und 8. Rippe aktiviert. Der Druck hat eine festgelegte Richtung. Die zeitliche und räumliche Summation verstärken die vegetative und motorische Antwort.

Die motorische Antwort, liefe sie vollständig ab, brächte den Beübten über die Seitlage in den Vierfüßlergang. Der Ablauf dieses Koordinationskomplexes erfolgt reflektorisch. Er ist bei jedem Neugeborenen und Erwachsenen abrufbar.

Das Bewegungsmuster ist reproduzierbar, seine Muskelaktivitäten somit vorhersehbar. Die Bewegung wird bei der Therapie gebremst. So baut sich eine zunehmend stärkere, zielgerichtete Muskelspannung auf.

Die gesamte Wirbelsäule richtet sich durch die autochthone Muskulatur auf. Die Rippenheber haben nun einen festen Ursprung zur gezielten Bewegung. Der Schultergürtel kann an der Wirbelsäule und am Thorax stabilisiert werden, die Atemhilfsmuskulatur ist zur Unterstützung der Atmung befähigt.

Jetzt besitzt das Zwerchfell die erforderlichen Fixpunkte zu einer koordinierten Inspirations- und Exspirationsbewegung. Die gezeigte Position des Reflexdrehens mit gehaltenem Becken und Beinen ist nur erreichbar, wenn Wirbelsäule und Rumpf in sich stabil sind. Auch die Arme sind frei zu einer ungehinderten Bewegung.

Bei einer Rückenmarkläsion werden sich alle aktivierbaren neuromuskulären Einheiten an diesem Bewegungsmuster beteiligen. Sie sind eingebunden in ein globales Muster, das die Steuerung der Rückenlage und die Aufrichtung aus dieser Lage beinhaltet. Beide im Vojta-Konzept verwendeten Muster haben die Fortbewegung zum Ziel.

Die genannten Techniken schaffen, um es zusammenzufassen, eine aktive Stabilisation der *Wirbelsäule* und eine geführte *Thorax*mechanik. Dies bildet die Basis einer effektiven *Zwerchfellarbeit*.

Kontrolle und Steuerung des Rumpfes sind aber auch die Voraussetzung zur Aufrichtung aus den liegenden Positionen in die Vertikale.

Beide Behandlungsprinzipien erzielen nicht nur eine koordinierte Atemfunktion. Sie erfassen den Körper als ein ganzheitlich arbeitendes Gefüge, in dem *Haltung und Atmung* untrennbar miteinander verbunden sind.

Der Schultergürtel- und Armeinsatz für die kommende Stütz- und Fortbewegungsaktivität wird koordinativ aufgebaut.

Sie bereiten somit unter Einbeziehung der Atemarbeit schon in der Akut- und Frühphase auf die Zeit der Aufrichtung und Mobilisation vor.

Literatur

Benninghoff A (1957) Lehrbuch der Anatomie des Menschen. Urban & Schwarzenbeck, S 177 ff
Betz E (1981) Biologie des Menschen. Quelle & Meyer, Heidelberg, S 93 ff, 203 ff
Bitzer G, Wenck B (1990) Krankengymnastik im Intensivbereich. In: Meinecke F (Hrsg) Querschnittlähmungen. Springer, Berlin Heidelberg New York Tokyo, S 52–57
Edel H, Knauth K (1984) Grundzüge der Atemtherapie. Müller & Steinicke, München
Faller A (1980) Anatomie in Stichworten. Enke, Stuttgart, S 163 ff
Kendall F, Kendall E (1988) Muskeln – Funktionen und Test. Fischer, Stuttgart New York
Ozarcuk L (1989–1991) PNF – Grund- und Aufbaukurs. Unterlagen und eigene Aufzeichnungen 1989–1991
Paeslack V (1990) Internistische Aspekte in der Rehabiliation von Querschnittgelähmten. In: Meinecke F (Hrsg) Querschnittlähmungen. Springer, Berlin Heidelberg New York Tokyo, S 127–130
Pape A (1990) Aktuelle Gesichtspunkte zur krankengymnastischen Behandlung bei Querschnittlähmung – Akutphase. In: Meinecke F (Hrsg) Querschnittlähmungen. Springer, Berlin Heidelberg New York Tokyo, S 91–94
Schmitt J (1956) Atemheilkunst. Humata, Bern Salzburg
Voeltz P (1990) Intensivpflege und Anästhesie bei frischverletzten Querschnittgelähmten. In: Meinecke F (Hrsg) Querschnittlähmungen. Springer, Berlin Heidelberg New York Tokyo, S 39–43
Vojta V (1988) Die zerebralen Bewegungsstörungen im Säuglingsalter. Enke, Stuttgart

Kommunikationsprobleme bei beatmeten Tetraplegikern

E. Schrader, Chr. Goldschmidt und G. Exner

Berufsgenossenschaftliches Unfallkrankenhaus,
Querschnittgelähmten-Zentrum, Bergedorfer Straße 10, W-2050 Hamburg 80

Ein Mensch liegt auf der Intensivstation!
- Er ist frischverletzt,
- er ist hochgelähmt/bewegungsunfähig,
- er wird beatmet,
- er ist verkabelt/von Technik umgeben,
- er hat Schmerzen, er hat Angst,
- er hat Fragen, Wünsche und Bedürfnisse.

Wir – Angehörige, Pflegepersonal, Ärzte, Therapeuten stehen vor ihm – wissen, daß er Schmerzen, Angst, Fragen, Wünsche und Bedürfnisse hat – brauchen auch ganz konkrete Rückmeldungen von ihm und
können ihn einfach nicht verstehen!
Durch Beatmung ist verbale Kommunikation grundsätzlich stark gestört oder unmöglich – nonverbale Kommunikation reduziert sich beim hochgelähmten Patienten auf Augen und Mimik.

Ergebnis: Hilflosigkeit und Ohnmacht auf beiden Seiten! – In diesem Kreis brauche ich nicht näher darauf einzugehen, wie man sich in dieser Situation fühlt: Ich denke, jeder von uns kennt sie.

Welche Hilfen gibt es nun?

Es sieht so aus, als käme die Lösung der Probleme aus Richtung der elektronischen Informationstechnik. Die Rehamessen sind voll von PC-Systemen für Behinderte, und fast alle tragen sie die Silbe „Kom" für Kommunikation im Namen. Tatsache ist, daß die computergesteuerten Kommunikations- und Umweltkontrollsysteme in der Anwendung für Behinderte eine erfreuliche und vielversprechende Entwicklung gemacht haben:
- *Durch Baukastensysteme* lassen sie sich an die Bedürfnisse und an den individuellen Grad der Behinderung anpassen.
- *Die Bedienbarkeit* ist bei noch so geringer erhaltener Funktion möglich geworden, z.B. gibt es verschiedene Varianten von Joy-Sticks oder Rollkugeln oder diverse Sensoren zur Hand-, Fuß-, Nacken-, Stirnbedienung bis hin zu einem Augenmuskelsensor aus Schweden.
- *Die Geräte* sind übersichtlich und klein, die Montagemöglichkeiten für Bett oder Rollstuhl so modifizierbar, daß eine genaue Arbeitsreichweite in liegender oder sitzender Position eingestellt werden kann.

– *Spezielle Programme* machen Kommunikation möglich durch Textanzeige auf Bildschirm oder Sichtfeld oder über Sprachausgabe.

Das alles hört sich sehr ideal an und bietet sicher vielen Behinderten auf Dauer eine Möglichkeit, im sozialen Bereich aus Sprachlosigkeit und Isolation herauszukommen oder ein gleichwertiger Kollege am Arbeitsplatz zu sein.

Dem beatmeten Tetraplegiker und dem oft unter schwierigen Bedingungen und in Wechselschichten arbeitenden Personal einer Intensivstation nutzen diese kompakten Anlagen mit ihren wunderbaren Möglichkeiten allerdings nichts.

– Sie sind in der Anwendung zu kompliziert und nicht *spontan* zur Kommunikation zu benutzen. Der frischverletzte Patient bringt nicht die Konzentration auf, diese Systeme zu lernen, und das Personal hat keine Zeit, sich in Ruhe damit anzufreunden.
– Sie sind technisch immer noch zu aufwendig und platzraubend und neben der lebenserhaltenden und lebenskontrollierenden Technik rund um ein Intensivbett einfach nicht mehr unterzubringen.

Als Beispiel für *pc-unabhängige* Kommunikationshilfen möchte ich den Canon-Kommunikator nennen, der sicher in seinen Vorteilen bekannt ist: klein, handlich und einfach in der Anwendung für beide Kommunikationspartner. Da für den hochgelähmten Patienten jedoch nur eine Bedienung mit dem Mundstab infrage kommt, scheitert oft auch seine Anwendung bei dieser Personengruppe:
– Bei fester Montage des Canon reicht die Kopfbeweglichkeit nicht aus, um das gesamte Feld der Tastatur zu erreichen.
– Beim Führen des Gerätes von Hand durch eine andere Person muß wieder *erraten* werden, welcher Buchstabe gemeint ist.

Bei anderen Systemen werden Buchstaben oder Zeichen auf einer Tafel mit Hilfe eines Sensors angewählt. Die Schrift erscheint dann auf einem Display – ebenfalls ein simpel wirkendes Verfahren. Hierbei kommt jedoch wieder die mangelnde Konzentrationsfähigkeit des Patienten als negativ zum Tragen und die Tatsache, daß mindestens drei Geräteteile im Blickfeld des Patienten plaziert werden müssen.

Auch diese Geräte helfen uns nicht weiter!

Also sieht es z. Z. immer noch so aus, als seien die sattsam bekannten Buchstaben- und Schrifttafeln, die immerhin die Forderung nach simpler Anwendbarkeit erfüllen und für die Beantwortung von Alternativfragen und einfache Äußerungen nutzbar sind, die brauchbarste Möglichkeit zur Kommunikation mit beatmeten Patienten.

Eine Dauerlösung kann das jedoch nicht sein.

Deshalb scheint uns die Idee, die spontane Sprache des Patienten hörbar zu machen, der Schritt in die einzig richtige Richtung zu sein.

Folgende Überlegungen bieten sich aus der Kombination mit dem ärztlichen Dienst an und sollen hier zur Diskussion gestellt werden.

Die Idee der Nebenluftführung basiert auf der Vorstellung, oberhalb der geblockten Kanüle durch einen gesonderten zusätzlichen Luftstrom ein Anblasen der Stimmbänder von distal her zu gewährleisten. Auf dem Markt gibt es zu diesem Zweck die Bit-Kanüle, die am oberen Ende des Cuff eine Auslaßöffnung für einen Nebenluftanschluß hat.

Die Erprobung dieser Kanüle zeigt, daß in einigen Fällen das Prinzip funktioniert, daß jedoch infolge starker Schleimabsonderung durch Kaliberunregelmäßigkeiten der Trachea und infolge von Schleimhautschwellungen bzw. Granulationen im Auflagegebiet des Cuff nicht immer ein geregelter Luftstrom entweichen kann. Bei uns befindet sich ein Verfahren in Erprobung, die Nebenluft unabhängig von der Trachealkanüle zuzuführen. Dazu bietet sich das sogenannte Mini-Trachverfahren an. Es handelt sich dabei um eine Miniatur-Trachealkanüle, die von der Industrie entwickelt wurde, um – bei Erhalt des Hauptluftstromes durch die Stimmritze – einen sehr kleinen Zugang zur Trachea zu gestalten zur Bronchialtoilette. Im operativen Vorgang bedeutet dies, daß oberhalb der Tracheotomie und der eingeführten Kanüle zusätzlich ein dünnkalibriger Schlauch durch eine gesonderte Inzision eingebracht und belassen wird. Über diesen Schlauch kann durch ein gesondertes Druckluftsystem eine dosierte Luftmenge zugeführt werden, die von der unbetroffenen Trachea aus nach proximal Luft entweichen läßt.

In der Kürze der Zeit ist es uns bisher nicht gelungen, mehrere Patienten mit diesem Verfahren zu behandeln, erste Ansätze sind allerdings erfolgversprechend. Eine breitere Anwendung wäre wünschenswert, um anhand einer größeren Anzahl von Patienten möglichst rasche Erfahrungen sammeln zu können.

In jüngster Zeit haben wir erneut das Kehlkopfmikrophon getestet. Frühere Versuche damit waren bei uns fehlgeschlagen. Die Geräte waren mangelhaft, die Informationen nicht ausreichend. Jetzt machten wir positive Erfahrungen. Die durch das Kehlkopfmikrophon erzeugte synthetische Stimme war bei unserem Patienten neben den Atemgeräuschen deutlich zu verstehen, so daß die Weiterentwicklung dieser Technologie ebenfalls in Betracht gezogen werden sollte. Erschwert wird dieses durch das relativ geringe Interesse der Industrie an der aufwendigen und sicher kostenintensiven Entwicklungsarbeit. Eine externe Anwendung unter fester Installation und eine interne Anwendung mit z. B. Abgreifen an den Stimmbändern selbst ist vorstellbar. Längerfristig ist diese Entwicklung sicher nur möglich in Zusammenarbeit mit einer Forschungsabteilung über Finanzierung durch z. B. Mittel des Bundesministeriums für Forschung.

Wir meinen, daß im Rahmen der DMGP eine Arbeitsgruppe gebildet werden sollte, die sich mit dieser Problematik eines zwar zahlenmäßig nur kleinen Kreises von Patienten beschäftigen sollte. Deren Probleme sind allerdings von so vitalem Interesse, daß therapeutischer Nihilismus nicht mehr vertretbar ist.

Die Versorgung dauerbeatmungspflichtiger Patienten in einer nicht spezialisierten Abteilung für Rückenmarkverletzte des Bergmannsheil Bochum

R. Bodynek-Koch

Berufsgenossenschaftliche Krankenanstalten Bergmannsheil,
Gilsingstraße 14, W-4630 Bochum

In den letzten Jahren mehren sich die Fälle von so hoch halsmarkgelähmten Patienten, die dauerbeatmungspflichtig sind, daß dringend daran gedacht werden muß, wie es weitergehen kann.

Früher blieben unsere Patienten solange auf der Intensivstation, bis in Bad Wildungen ein Platz frei wurde. Aber auf einmal war die Kapazität auch dieser Klinik erschöpft, und ein Patient sollte bei uns bleiben. Operativ stellte dies kein Problem dar, aber wie sollte ein Rehabilitationsplan aussehen? Welche materiellen und personellen Möglichkeiten bestanden auf den Rückenmarkstationen?

Denn wichtig ist, daß ein Mensch, der mit allen technischen Hilfsmitteln gerettet wird, danach auch wieder menschenwürdig weiterleben kann!

Eine lange Zeit auf der Intensivstation zeigt deutlich, daß die Psyche des Patienten meist stark leidet. Oft kann man nach einigen Wochen selbst Zeichen von Apathie beobachten. Die Kommunikation ist auf das Notdürftigste beschränkt – nicht nur aufgrund der „Kanülen-Situation" –. Manche Patienten wählen sich einige wenige Personen aus, zu denen sie Kontakt aufnehmen, wogegen andere betreuende Mitarbeiter schon an Hirnleistungsausfälle gedacht haben, um die Sprach- und Kontaktlosigkeit zu erklären.

Kein Wunder: Durch die Dauerbeleuchtung auf Intensiv (Tag und Nacht sind gleich), den monotonen Tagesablauf, Hektik und den Geräuschpegel der Intensivgeräte – die Lebensqualität leidet enorm.

Unser Konzept für die Übernahme dieser Patienten auf die periphere Station beinhaltet die Klärung der technischen Voraussetzungen für Beatmung, Hilfsmittelauswahl und deren Einsatz, sowie die Integration in das Stationsleben und die Vorbereitung auf die Entlassung.

Um die Möglichkeiten auf der peripheren Station mit ihren Therapieangeboten und der Kontaktaufnahme zu Mitpatienten und Angehörigen ausnutzen zu können, sind folgende Hilfsmittel dringend nötig, wenn möglich von der Klinik bereitzustellen:
– mobiles Beatmungsgerät,
– geeignetes Liftsystem,
– Schiebestuhl mit Recaro-Sitz und Beatmungshalterung.

Eine weitere Grundvoraussetzung besteht darin, daß das Pflegepersonal mit den erhöhten und speziellen Handhabungen, die durch die Dauerbeatmungspflicht bestehen, vertraut gemacht wird.

In der Praxis sah das bei uns so aus, daß jeweils 2 Mitarbeiter der Pflege täglich, meist über Mittag, auf die Intensivstation gegangen sind, um den Umgang mit dem Beatmungsgerät und die spezielle Pflege des Patienten zu erlernen. Zum

Beispiel: Wie wird der Patient geliftet, was geschieht mit dem Beatmungsschlauch währenddessen, wie funktioniert das Duschen und vieles mehr. Zirka 3 Wochen wurde auf diese Weise das Pflegepersonal der Normalstation auf die Übernahme des ersten dauerbeatmeten Patienten vorbereitet.

Als Begleiterscheinung lernten sich so auch das neue Personal und der Patient kennen, denn wichtig ist es, auch der Angst des Patienten zu begegnen, der von einer so gut gesicherten Intensivstation auf eine Station überwechselt, die auf einen geringeren bzw. anderen Pflegeaufwand eingestellt ist. Unser 1. Patient äußerte deutlich die Angst vor nicht rechtzeitiger Hilfe bei z. B. Atemnot.

So mußten wir folgende Punkte bei der Verlegung klären. Für diese neue Vorgehensweise fand eine Absprache mit dem jeweiligen Patient und seinen Angehörigen statt. Es mußte klargestellt werden, daß nicht in jeder Minute Personal in der Nähe ist. Das zweifellos vorhandene Restrisiko wurde trotzdem bisher immer akzeptiert.

Gleichzeitig mußte das vorhandene Notrufsystem so eingesetzt werden, daß man unterscheiden konnte, ob ein beatmungspflichtiger Patient schellte. Aufwendige Maßnahmen wurden von unserer Klinik abgelehnt, so daß wir auf eine einfache und doch vorhandene Möglichkeit zurückgreifen konnten.

Meistens wurde ein 4-Bett-Zimmer belegt, wegen der günstigeren Raumaufteilung, Größe und dem besseren Kontakt zu Mitpatienten. Die Aufnahme auf das Überwachungszimmer der Station wurde wegen seiner Ähnlichkeit zur Intensivstation direkt ausgeschlossen.

Medizinische Überwachungsgeräte wurden in den ersten Tagen nach Verlegung noch angeschlossen, so daß für den Patienten und auch das Personal die Sicherheit im Umgang mit der veränderten Situation groß genug war. Nach der ersten, relativ kurzen Zeit verschwand dieser zusätzliche Überwachungsaufwand immer mehr.

Auf die aktive Mitarbeit der Angehörigen, z. B. zur Betreuung der ersten 2–3 Nächte oder auch ggf. später in den ersten Nächten der Spontanatmung, wurde Wert gelegt. Eventuell notwendige Sitzwachen konnten auch von nichtexaminierten Kräften, z. B. Studenten, ausgeführt werden.

Es wurde darauf geachtet, daß eine Zimmerpflege eingehalten wurde, so daß es durch engere Bezugspersonen zu einem komplikationsloserem Umgang in der Handhabung mit dem Patienten und dem Atemhilfsgerät kommen konnte. Ebenfalls war dadurch die Kommunikationsmöglichkeit verbessert, denn solange keine Sprechkanüle gefunden und gelegt werden konnte, war es für Patient und Sprechpartner sehr mühsam und quälend, sich über das Notwendigste zu verständigen.

Den sinkenden Pflegeaufwand stellten wir auch bald fest, denn für das Drehen im Bett, Liften in den Rollstuhl oder z. B. den Transfer auf die Duschtrage waren anfangs 4–5 Pflegekräfte nötig – später klappte es gut mit zweien.

Mit der Übernahme auf die periphere Station konnte auch die Rehabilitation begonnen werden und ein intensiveres Therapie- und Beratungsangebot angesetzt werden.

Die behandelnden Therapeuten lernten den Umgang mit den lebenswichtigen Handgriffen wie Beuteln, Absaugen und eine grobe Übersicht über die Funktionen des Beatmungsgerätes kennen.

Gemeinsam mit den Ergotherapeuten wurden entsprechende Hilfsmittel ausprobiert und eingesetzt, um auch den Pflegeaufwand zu verringern und die Selbständigkeit des Patienten auf einigen wenigen, aber um so wichtigeren Bereichen, zu erlangen.

Was z. B. Mobilität und Kontaktaufnahme mittels eines Elektro-Rollstuhls auf der Normalstation für einen dauerbeatmungspflichtigen Rollstuhlfahrer bedeutet, zeigt deutlich das stark wachsende Interesse an Zukunftsplänen: Wie geht es überhaupt weiter, wo kann ich nach der Entlassung weiterleben, was muß ich selbst und meine Angehörigen dazu alles wissen und lernen?

Es sind lange Wege, die zu einer Wiederaufnahme einer Eigenverantwortlichkeit führen. Es gehören viele Beratungen und Überlegungen dazu. Die Integration auf eine normale Station hilft viele dieser Fragen besser klären zu können.

Wenn diese Patienten erst einmal Verantwortung für ihre Beatmungssituation übernehmen und mit ihrem Elektro-Rollstuhl gut klarkommen, sieht man häufig, wie schnell sie sich zutrauen, alleine die Station zu verlassen und sich z. B. in der Eingangshalle Freiraum zu schaffen, um Kontakt aufzunehmen oder sich selbst die Zeit zu vertreiben, manche wagen sich sogar vor die Tür.

Die Integration unserer 4 Beatmungspatienten zeigt uns, daß es möglich ist, eine Übernahme auf die Normalstation mit einem tragbaren Aufwand durchzuführen die für alle Beteiligten viele Vorteile bietet.

Wir haben es momentan geschafft, daß nur noch 1 Patient auf der Intensivstation bleiben muß und 2 Patienten auf der Peripheren untergebracht werden können. Um das Personal nicht überzustrapazieren, muß 1 Patient erst entlassen werden, bevor ein erneuter Wechsel von Intensiv vorgenommen werden kann.

So beschränkt sich bei uns die Aufnahmekapazität auf 3 Dauerbeatmungspflichtige, aber ich denke, dies ist ein guter Anfang und empfehlenswert für viele andere Kliniken.

Probleme beim Versuch, die Handlagerung von Tetraplegikern in der Akutphase zu standardisieren

V. Fatzer

Schweizerisches Paraplegiker-Zentrum Basel,
Im Burgfeldenhof 40, CH-4055 Basel

Zwischen 1967 und 1990 wurden 800 bis 830 Tetraplegiker in der Akutphase im Paraplegikerzentrum Basel aufgenommen.

So rasch wie möglich wurde jeweils ein *Muskelstatus* der oberen Extremitäten erhoben. Aufgrund der dadurch erhaltenen Angaben wurde mit der Lagerung begonnen mit dem Ziel einer guten Funktionshand. Weil es bei Tetraplegikerhänden wegen der gestörten Sensibilität ja ungleich viel einfacher ist, physiologische Strukturen zu erhalten als Fehlstellungen *zu korrigieren,* sollte mit der Lagerung jeweils so rasch wie möglich begonnen werden.

Wir versuchten immer wieder, eine *einheitliche Lagerungsmethode* zu finden, welche möglichst viele der folgenden Kriterien erfüllen sollte:
- Herstellung einfach, rasch, möglichst kostengünstig,
- Funktionsstellung der Hand- und Fingergelenke,
- Druckstellen und Ödeme vermeiden,
- einfach anzulegen sein, auch durch wenig qualifiziertes Personal,
- Aussehen möglichst ästhetisch,
- Anwendung möglichst universell, wenigstens für komplette Läsionen oberhalb C6/C7,
- spontan mögliche Aktivitäten nicht behindern.

Verschiedenste Orthosen und Methoden wurden ausprobiert, modifiziert und über längere oder kürzere Zeit eingesetzt, z. B.:
- ein einfacher Schaumgummikeil mit frei hängenden Fingern,
- diverse Rollen,
- verschiedene Handschienen, z. B. Cockups ohne fixierte Finger oder mit eingebundenen Fingern,
- Rancho-Schiene,
- diverse Manschettentypen z. T. mit volarer Stütze,
- Heidelberghandschuh,
- kleben mit hautfreundlichem Pflaster,

um nur einige zu nennen. Bei gut innervierter proximaler Muskulatur wurde gelegentlich auch auf eine Lagerung verzichtet.

Zur Zeit beginnen wir mit dem einfachen Tapen. Bewährt sich die Methode, behalten wir sie bei, sonst ändern wir sie je nach Problem. Die Erfahrung zeigte nun, daß keine Methode oder Orthese auch nur für eine Mehrzahl der Patienten ideal ist, geschweige denn für alle:

Bei *lose befestigten Orthosen* wie Keilen, Rollen, Rancho-Schiene, traten zwar wenig Ödeme und Druckstellen auf, dafür verrutschten die Schienen leicht, sobald der Patient sich bewegte bzw. bewegt wurde. Dadurch wurden v. a. die Grundgelenke der Finger in Extension gedrückt. Auch bei supiniertem Unterarm fielen die Grundgelenke in Extension, und zwar durch das Gewicht der Finger.

Gut befestigte Schienen hingegen hatten oft Ödeme, Druckstellen oder auch Ulcera zur Folge. Waren sie für die *Dekubitusprophylaxe* gepolstert, wurden sie von den Patienten häufig als zu warm und zu klobig abgelehnt. Wegen ihrer Größe schränkten sie häufig allfällig mögliche Eigenaktivitäten ein.

Orthesen wurden oft *falsch angelegt:* rechts/links wurde verwechselt oder dorsal mit palmar.

Leichte Orthesen waren zu schwach für schwere, große Hände usw.

Häufig konnten die Orthesen außerdem nicht oder nur unregelmäßig angelegt werden, z. B. wegen
- Infusionen im Unterarm,
- Zusatzverletzungen,
- Trophische Störungen (Sudeck'sche Dystrophie),
- Spastizität,
- Parästhesien und Hyperästhesien sowie anderen Schmerzen aller Art in den Händen.

Zeitweise beschränkten wir uns auf eine Methode, zeitweise setzten wir mehrere kombiniert oder parallel ein. Dabei machten wir nun die an sich erstaunliche Feststellung, daß
- die gleiche Methode unterschiedliche Resultate zeitigte, genauso wie unterschiedliche Methoden vergleichbare Resultate haben konnten;
- oder daß Methoden, die sich eine Zeitlang gut bewährten, plötzlich nichts als Probleme stellten.

Da das Personal, das sich in der Akutphase mit dem Patienten beschäftigt, sehr häufig wechselt und dadurch niemand den Überblick darüber hat, was im Laufe des Tages wirklich passiert, brachte der Versuch nichts, mittels eines *Beobachtungs-* und *Fragebogens* die Gründe der unterschiedlichen Lagerungsresultate besser zu verstehen.

Meist wird das Lagerungs*resultat* der Lagerungs*methode* und ihrer konsequenten Anwendung zugeschrieben, und zwar nicht nur von uns Ergotherapeuten, die für die Handlagerung zuständig sind. Wegen der so unterschiedlichen Resultate frage ich mich aber immer ernsthafter, wie weit andere Faktoren die Resultate mitbeeinflussen, z. B.:
- Läsionshöhe, inkl. Sensibilitätsstörungen, Anteile von peripherer und zentral geschädigten motorischen Einheiten
- Arm- und Schulterlagerung
- Konstitution, Alter, Allgemeinzustand des Patienten
- Zusatzverletzungen
- trophische Störungen
- medikamentöse Therapien
- die Art des passiven Durchbewegens
- Tragdauer von Orthesen bzw.
- Länge der lagerungsfreien Intervalle

Schulterschmerz in der Frühphase nach Eintritt einer traumatisch bedingten Tetraplegie – Prophylaxe und Therapie

W. Petersen und J. J. Glaesener

Berufsgenossenschaftliches Unfallkrankenhaus, Querschnittgelähmten-Zentrum, Bergedorfer Straße 10, W-2050 Hamburg 80

Seit über 10 Jahren ist es in der Bundesrepublik Deutschland üblich, traumatisch bedingte Verletzungen der Halswirbelsäule operativ zu stabilisieren. Dies führte schrittweise zu einer verkürzten Liegedauer der Verletzten und ermöglichte uns, den Physiotherapeuten in den Querschnittgelähmten-Zentren, die frühe Mobilisation der uns anvertrauten Tetraplegiker. Dennoch bedeutete dieses frühzeitige Heraussetzen in den Rollstuhl nicht unbedingt den gleichzeitigen Beginn der Rehabilitation [4, 5]. In zahlreichen Fällen behinderten uns neben starken Kreislaufproblemen auch Schmerzsymptome, hier vorwiegend der Schulterschmerz.

Diese Beobachtung veranlaßte uns, die Krankengeschichten von 65 Tetraplegikern, 22 Frauen und 43 Männer, aus einem Zeitraum von 15 Monaten (Januar 1989 bis Ende März 1990) retrospektiv auf das Auftreten von Schulterschmerzen auszuwerten. Das Läsionsniveau lag zwischen C4 und C8. Ausgewertet wurden:
– die laufend geführten physio- und ergotherapeutischen Behandlungsberichte,
– die täglichen Pflegeberichte,
– die ärztlichen Verordnungspläne bezüglich Analgetika-Verordnung und Injektionen.

Eine weitere Hilfe waren die Untersuchungsbefunde aus der seit ca. 2. Jahren in unserem Zentrum bestehenden Schmerz-Visite. Hier werden die Betroffenen bezüglich der von ihnen angegebenen Beschwerden gemeinsam vom behandelnden Physiotherapeuten und einem Arzt untersucht. Bewußt wurde bei unserer Auswertung nur der Zeitraum der ersten 6 Wochen nach dem Unfall berücksichtigt und dieser entsprechend als *Frühphase der Rehabilitation* definiert.

Von den 65 Tetraplegikern waren 54 Patienten operativ stabilisiert worden, somit $^2/_3$ der Gesamtzahl, 36 im Querschnittgelähmten-Zentrum in Hamburg und 18 in anderen Kliniken mit anschließender Verlegung in das QZ.

Von den auswärts erstversorgten Patienten wurden 5 innerhalb von 14 Tagen nach dem Unfall in unser Zentrum verlegt, 13 jedoch mit einer Verzögerung von mehr als 2 Wochen.

11 Patienten wurden konservativ versorgt, in der Regel mit einem Halo-Body-Jacket. Erwähnenswerte Begleitverletzungen lagen bis auf Schlüsselbeinfrakturen in 4 Fällen und Schulterblattfrakturen in 2 Fällen nicht vor. Das Durchschnittsalter der untersuchten Gruppe lag bei 41 Jahren.

Bei 42 Patienten, d. h. immerhin 60% der ausgewerteten Fälle, fanden wir in den Krankenakten Angaben über einseitige oder beidseitige Schulterschmerzen. Betroffen waren dabei u. a. ausnahmslos alle 13 Patienten, die mit einer Verzögerung von mehr als 2 Wochen aus der erstversorgenden Klinik in das Querschnittgelähmten-Zentrum verlegt wurden.

Tabelle 1. Diagnosen

Kapselmuster/Kapsulitis:	21
Akromioklavikulargelenk (ACG:)	8
Frozen shoulder:	1
Bursitis subdeltoidea:	1
Beginnende POA der Schulter:	1
Muskelverkürzungen bzw. Tonuserhöhungen:	
des M. biceps brachii	1
des M. teres major + M. pectoralis major	1

Tabelle 2

Einschränkung Außenrotation	Einschränkung Abduktion	Einschränkung Innenrotation
= **KAPSELMUSTER**		

Tabelle 3.

Aktiv:	Akromio-klavikulärer „painful arc"
Passiv:	Alle Bewegungen endgradig schmerzhaft und minimal eingeschränkt
	Horizontale Adduktion
	sehr schmerzhaft = Affektion des ACG

Folgende Diagnosen wurden anhand der dokumentierten Untersuchungsbefunde festgestellt (Tabelle 1).

- In 21 Fällen, d. h. immerhin bei der Hälfte der Patienten mit Schulterschmerz, bestand eine Reizung der Kapselstrukturen des Gleno-Humeral-Gelenkes im Sinne einer unspezifischen Arthritis bzw. im englischen Sprachgebrauch Capsulitis. Das Schmerzmaximum wurde von diesen Patienten im Bereich des Deltoideus-Ansatzes angegeben mit einer Schmerzausstrahlung teilweise bis zum Ellenbogengelenk. Der Untersuchungsbefund ergab jeweils eine stark ausgeprägte Einschränkung der Außenrotationsbewegung, eine minder stark ausgeprägte Einschränkung der Abduktionsbewegung bei fixiertem Schulterblatt und eine nur relativ geringe, aber schmerzhafte Einschränkung der Innenrotationsbewegung. Dieses Befundmuster wird nach Cyriax als Kapselmuster bezeichnet [1] (Tabelle 2).
- In 8 Fällen wurde eine schmerzhafte Affektion des Akromioklavikulargelenkes (ACG) gefunden. Hier wurde der Schmerz jeweils an der Vorderseite des Schultergelenkes angegeben, wobei sich die diffuse Schmerzausstrahlung auf das C-4-Dermatom beschränkte. Richtungsweisend bei der Untersuchung war jeweils die extrem schmerzhafte passiv durchgeführte horizontale Adduktionsbewegung des gebeugten Armes vor den Körper (Tabelle 3).
- In 1 Fall ergab sich das Bild einer „frozen-shoulder", wie in der Paraplegie-Literatur häufiger beschrieben [5]. Es kam hier zu einer vollkommenen Bewegungseinschränkung der linken Schulter nach persistierenden Schulter-

schmerzen über einen Zeitraum von insgesamt 8 Wochen mit vollkommener Therapieresistenz auf Injektionsbehandlung und physikalische Maßnahmen.
- In jeweils einem weiteren Fall wurde im Behandlungsverlauf eine Bursitis subdeltoidea diagnostiziert und eine beginnende periartikuläre Ossifikation (POA) des Schultergelenkes.
- In 2 Fällen war die umgebende Muskulatur verantwortlich für die Schmerzen, so z. B. ein erhöhter Bizeps-Tonus in einem Fall, und die Verkürzung des M. pectoralis major und des M. teres major in einem anderen Fall.

Im Juli 1989, d. h. mitten im oben erwähnten Beobachtungszeitraum von 15 Monaten, wurde eine veränderte systematische Lagerungsprozedur für die Lagerung der Tetraplegiker eingeführt. Die Arm-Tunnel-Lagerung in Anlehnung an das Prinzip der Pack-Bett-Lagerung sollte das Einknicken und die Druckbelastung der unten liegenden Schulter vermeiden. Dabei wurde darauf geachtet, daß sowohl die Trochanteren als auch die Schultern senkrecht übereinanderstehen zum Ausschluß einer Rumpfrotation. Entscheidend dabei ist jedoch, daß der untere Arm unter Protraktion der Schulter in 90° Flektion vor dem Körper im Tunnel liegt (Abb. 1).

38 Patienten wurden mit dieser Arm-Tunnel-Lagerung behandelt, während 27 der ausgewerteten Patienten im ersten Beobachtungszeitraum direkt auf die Schulter gelagert wurden. Bei Vergleich dieser beiden Gruppen zeigte sich eine Reduktion der Schulterbeschwerden um knapp 50% in der zweiten Gruppe, d. h. nach Einführen der konsequenten Lagerung (Abb. 2).

Zur weiteren Entlastung der muskulär nicht stabilisierten Schultergelenke wurden sämtliche Hebetransfers konsequenter als zuvor unter Verwendung des Bauchgurtes durchgeführt.

Die Therapie nach Feststellen eines Kapselmusters des Schultergelenkes bestand in der Regel in einer gezielten Mobilisationsbehandlung nach Cyriax [2] mit zusätzlicher Anleitung des Patienten zur Eigenkapseldehnung (Abb. 3). Waren die Schmerzen jedoch so heftig, daß die krankengymnastische Behandlung nicht toleriert wurde, so erfolgte in der Regel eine gezielte intraartikuläre Injektion mit

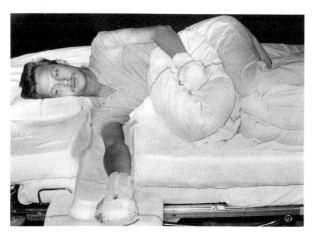

Abb. 1. Seitlagerung im Armtunnel

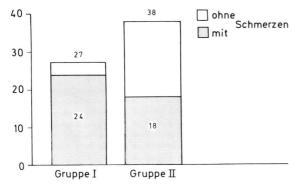

Abb. 2. Anteil Patienten mit Schmerzen in Abhängigkeit von der Lagerung

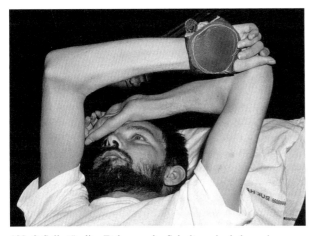

Abb. 3. Selbständige Dehnung der Schultergelenkskapsel

einer geringen Cortison-Menge unter Zusatz eines Lokal-Anästhetikums durch den behandelnden Arzt. Nach entsprechendem Abklingen der akuten Schmerzen folgte eine vorsichtige Distraktionsbehandlung der Schulter nach Kaltenborn [7].

Die Affektion des Akromioklavikulargelenkes wurde mittels tiefer Querfriktion nach Cyriax behandelt, in einigen Fällen auch mit einer Kombinationsbehandlung aus Ultraschall und diadynamischen Strömen [3]. Bei Therapieresistenz erfolgte eine gezielte Injektion in das AC-Gelenk.

Zur Vermeidung von Muskelverkürzungen ist geplant, auf die Anregung eines australischen Querschnittgelähmten-Zentrums aus dem Jahr 1981 zurückzugreifen [6]. Die obere Extremität soll mehrmals täglich für 10–15 min in Flektion/Abduktion/Außenrotationsstellung gelagert werden zur Erweiterung der prophylaktischen Dehnung der Schultergelenkskapsel (Abb. 4).

Zusammenfassend fanden wir bei einem hohen Prozentsatz (60%) von frischverletzten Tetraplegikern in den ersten 6 Wochen nach Eintritt der Querschnittläh-

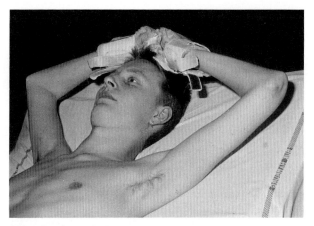

Abb. 4. Lagerung der Schultern in Flektion/Abduktion/Außenrotation

mung supraläsionelle Schmerzen in Form von Schulterbeschwerden, die in zahlreichen Fällen einen frühzeitigen Beginn der Rehabilitation verhinderten. Von diesen Schmerzen betroffen waren sämtliche Patienten, welche mit Verzögerung in das Querschnittgelähmten-Zentrum verlegt wurden und 75% der Patienten, welche im Anschluß an die operative Stabilisierung der Wirbelsäule *keine* spezielle Lagerungsmaßnahme zur Entlastung der Schulter erfuhren. Nach Umstellen des Lagerungsregimes mit Entlastung der unten liegenden Schulter im Arm-Tunnel konnte eine Reduktion der beobachteten Schulterschmerzen um mehr als 50% der Fälle festgestellt werden. Gleichzeitig konnte die Zahl der notwendigen intraartikulären Injektionen drastisch reduziert werden. Diese konsequente Lagerungstechnik, verbunden mit schulterschonenden Hebetransfers und einer frühestmöglichen gezielten krankengymnastischen Therapie der betroffenen Schulterstruktur, erlaubt es zunehmend die Vorteile der Frühmobilisation der Tetraplegiker zu nutzen im Sinne eines ebenfalls frühzeitigen Beginnes der Rehabilitation.

Literatur

1. Cyriax J (1984) Textbook of orthopaedic medicine, vol 1: Diagnosis of soft tissue lesions. Baillière Tindall, London, pp 127–158
2. Cyriax J (1984) Textbook of orthopaedic medicine, vol 2: Treatment by manipulation, massage and injection. Baillière Tindall, London
3. Edel H (1988) Kombinationsbehandlung Ultraschall-Reizstrom, Fibel der Elektrodiagnostik und Elektrotherapie, 5. Aufl. Th. Steinkopf, Dresden, S 278–279
4. Glaesener JJ, Hilzensauer B, Gerner HJ (1990) Schultergelenksaffektionen bei Querschnittgelähmten: Ursachen, klinische Diagnostik und Therapie. In: Hedtmann A (Hrsg) Degenerative Schultererkrankungen. Enke, Stuttgart, S 145–147
5. Ohry A, Brooks M, Steinbach T et al. (1979) Shoulder complications as a cause of delay in rehabilitation of spinal cord injured patients. Paraplegia 16:310–316
6. Scott J, Donovan W (1981) The prevention of shoulder pain and contracture in the acute tetraplegic patient. Paraplegia 19:313–319
7. Winkel D et al. (1987) Nichtoperative Orthopädie der Weichteile des Bewegungsapparates. Teil 3: Therapie der Extremitäten. Fischer, Stuttgart New York, S 150–155

Dekubitusinzidenz bei frischer Querschnittlähmung

N. J. Lüscher[1], G. A. Zäch[2], M. Mäder[3] und A. Urwyler[1]

[1] Kantonsspital Basel, Abteilung für Allgemeine Plastische Chirurgie,
Spitalstraße 21, CH-4031 Basel
[2] Schweizer Paraplegiker-Zentrum Nottwil, CH-6207 Nottwil
[3] Schweizerisches Paraplegiker-Zentrum Basel,
Im Burgfelderhof 40, CH-4055 Basel
[4] Herrn Prof. Dr. Dr. Bernd Spiessl zum 70. Geburtstag herzlich zugeeignet

Einleitung/Problemstellung

Dekubitalulcera sind nicht nur eine der häufigsten späten Komplikationen einer Querschnittlähmung, sondern sie können auch sehr früh während der Reanimationsphase nach dem Unfall, während der Frühbehandlung oder während der Erstrehabilitation entstehen. Die Pflege des Patienten wird durch diese Komplikationen wesentlich erschwert, die Rehabilitation um viele Wochen verzögert und der gesamte Spitalaufenthalt verlängert. Auf Grund einer retrospektiven Patientenanalyse von 1974–1980 und eines prospektiv erfaßten Patientengutes von 1980–1989 haben wir alle erstrehabilitierten Patienten des Schweizerischen Paraplegikerzentrums, die seit 1974 hospitalisiert und vor dem 31.12.1990 das Paraplegikerzentrum wieder verlassen haben, auf ihre Dekubitusinzidenz bei der Einweisung beziehungsweise während ihrer Hospitalisation im Paraplegikerzentrum untersucht.

Patientenauswahl

Von den insgesamt 1 686 Spitaleintritten mit frischer Querschnittlähmung wurden die Lähmungen internistischer Ursache (143), die Lähmungen infolge eines iatrogenen Eingriffs (50) und die Querschnittläsionen ohne erkennbare Wirbelsäulenfraktur (190) ausgeschlossen. Ausgewertet wurde die homogene Gruppe der 1 303 Unfallpatienten mit gesicherter Wirbelsäulenfraktur und konsekutiver Querschnittläsion, die seit dem 1. Januar 1974 hospitalisiert worden war und die, rehabilitiert, spätestens vor dem 31.12.1990 das Paraplegikerzentrum wieder verlassen haben.

Resultate

Bei Spitaleintritt wiesen 8,8% aller Patienten ein oder mehrere, teilweise sehr ausgedehnte, tiefe Dekubitalulcera auf. Die 173 Druckgeschwüre wurden nach der internistischen Klassifikation von Seiler und ihrer Lokalisation eingeteilt [7]. Bei den drittgradigen Läsionen ist die Haut in ganzer Dicke zerstört, Fett- und Muskelgewebe können mitbeteiligt sein. Beim Dekubitus Grad 4 ist per Definition

Tabelle 1. Spitaleintritte im Schweizerischen Paraplegikerzentrum Basel mit frischer Querschnittslähmung und Wirbelsäulenfraktur (1974 bis 1990). Gesamtkollektiv im Vergleich zu den Spitaleintritten mit Dekubitalulcera

	Gesamtkollektiv (1303)	Davon Patienten mit Dekubitus bei Spitaleintritt (115=8,8%)
Komplette Tetraplegie	177 (14%)	19 (10,7%)
Inkomplette Tetraplegie	320 (25%)	23 (7,2%)
Komplette Paraplegie	328 (25%)	39 (11,9%)
Inkomplette Paraplegie	478 (36%)	34 (7,1%)
Verhältnis Männer/Frauen	77%/23%	8,6/9,6%

auch eine Mitbeteiligung des Knochens vorhanden. Zwei Drittel der frischen Dekubituspatienten (83 von 115) wiesen 121 dritt- oder viertgradige Verletzungen auf. Oberflächliche Druckstellen wurden 52mal gesehen.

Vergleicht man die Höhe und die Vollständigkeit der Querschnittlähmung des gesamten Kollektivs mit denen der Dekubituspatienten, so erkennt man deutlich, daß sämtliche Querschnittlähmungen mehr oder weniger die gleiche Dekubitusinzidenz aufweisen (Tabelle 1) und daß sich zwischen der kompletten und inkompletten Läsion nur ein kleiner Unterschied zeigt. Beim rehabilitierten Querschnittsgelähmten dagegen sind bekanntlich die Patienten mit kompletter Paraplegie am häufigsten von einem Dekubitus betroffen und Querschnittgelähmte mit erhaltener Sensibilität (Abb. 2) weitgehend von Dekubitalulcera bewahrt [5, 8, 9].

Die bei weitem häufigste Lokalisation war das Sakrum (44%), gefolgt von Ferse (20%) und Rücken, Hinterkopf (23%). Die Region des Sitzbeinhöckers, die bei sekundären Dekubitalulcera beim rehabilitierten Querschnittpatienten um die 40% ausmacht [2, 3, Literaturübersicht bei 5], war nur bei 5% aller Patienten betroffen. Dekubitalulcera über dem Trochanter, wegen ihrer Komplikationsmöglichkeiten besonders gefürchtet, sahen wir bei 5% der Spitaleintritte. Pathophysiologisch gesehen, sind 86% aller Druckgeschwüre bei den frischen Querschnittgelähmten in Rückenlage entstanden. Beim rehabilitierten Patienten entstehen die meisten Dekubitalulcera in der Region der Sitzbeinhöcker [2, 5, 8, 9].

Entsprechend der Unfallmechanismen waren dreimal so viel Männer wie Frauen unter unseren Unfallopfern. Die Häufigkeit eines Druckulkus ist jedoch geschlechtsunabhängig (Tabelle 1). Im Gegensatz zur Dekubitusinzidenz in der Gesamtbevölkerung [6] oder in einem allgemeinen Krankenhaus [1, 4] zeigten ältere Patienten keine erhöhte Dekubitusinzidenz, die Unterschiede der verschiedenen Altersgruppen waren minim (zwischen 6% und 10%).

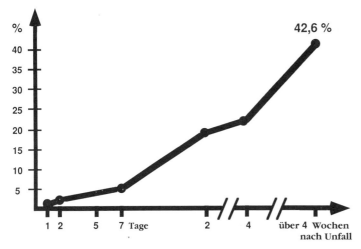

Abb. 1. Dekubitusinzidenz bei 1303 konsekutiven und voll rehabilitierten Patienten mit Querschnittlähmung und dokumentierter Wirbelsäulenfraktur in Abhängigkeit vom Intervall zwischen Unfall und Verlegung ins Schweizerische Paraplegikerzentrum Basel 1974–1990

Am aufschlußreichsten ist die Analyse unseres Patientengutes nach dem Intervall zwischen Unfall und Verlegung ins Rehabilitationszentrum. Bei Verlegungen innerhalb von 24 h sahen wir bei 5 von 518 Notfalleintritten eine Druckläsion, was einer Dekubitusinzidenz von 1% entspricht. Werden die Patienten innerhalb von 1–2 Tagen verlegt, so steigt diese auf 2,2% an (4 von 185). Erschreckend ist der Anstieg der Dekubitalulcera bei späteren Verlegungen. Bei Hospitalisation innerhalb von 2 Wochen beträgt die Inzidenz bereits 19,0%, innerhalb von 2–4 Wochen 22,8%. Bei Verlegungen später als einen Monat nach Unfall zeigen 42,6% aller Eintritte einen oder mehrere Dekubitalulcera (Abb. 1). Bei 25 (von 115) Patienten mußten vor der eigentlichen Rehabilitation 49 Dekubitalulcera operativ saniert werden; die übrigen Druckläsionen heilten konservativ ab.

Während der Gesamtzeit der zwischen 6–10 Monate dauernden Rehabilitation sahen wir bei 19,2% unserer eigenen Patienten eine oberflächliche Druckstelle Grad 1–2, d. h. persistierende Rötung oder Blasenbildung. Tiefe Druckulcera wurden nur bei 9% aller Patienten im Gesamtverlauf der Hospitalisation, der Frührehabilitation und der Mobilisationsphase gesehen. Ein Teil dieser tiefen Läsionen ist im Patientenurlaub, in der Übergangsphase zwischen Spital und Rückverlegung nach Hause entstanden.

Diskussion

Die Auswertung der vorgestellten Zahlen ist relativ einfach und von großer klinischer Relevanz. Dekubitalulcera können beim frischen Querschnittgelähmten sehr rasch entstehen, sind aber ungleich der Aetiologie beim rehabilitierten Patienten nicht Folge der Querschnittlähmung als solche, sondern Folge der Immo-

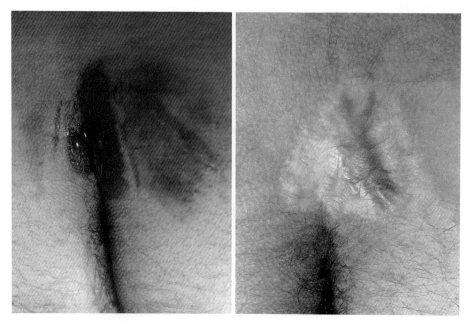

Abb. 2. Bei einer inkompletten Querschnittlähmung unterhalb L3 entwickelte sich innerhalb von weniger als 24 Stunden eine zweitgradige Läsion über dem Sakrum. Die operative Stabilisierung der Wirbelsäulenfraktur mußte deshalb wegen drohender Infektgefahr verzögert werden. Die Rehabilitationszeit wurde dadurch unnötigerweise um 43 Tage verlängert

bilisation auf dem Rücken. Die erhaltene Sensibilität beim inkomplett Gelähmten schützt diesen in der Anfangszeit nicht vor dem Auftreten eines Dekubitus. Beim Frischverletzten entstehen die Druckulcera alters- und geschlechtsunabhängig.

Je länger das Intervall zwischen Notfallbehandlung im Akutspital und der Verlegung ins spezialisierte Rehabilitationszentrum, je höher ist auch die Inzidenz dieser Druckschäden. Nur zu einem gewissen Teil kann dabei die Tatsache entschuldigen, daß Spätverlegte eher schwerer polytraumatisiert waren als Frühverlegungen. Die Abb. 2 und 3 demonstrieren aufschlußreich das Ausmaß der möglichen Läsionen und deren Folgen für den Patienten, das Behandlungsteam, das Spital und schließlich auch den Kostenträger.

Die Lagerung eines frischen Querschnittgelähmten ist besonders bei einer instabilen Wirbelsäulenfraktur außerordentlich heikel und sehr personalintensiv. Während des Transportes ist die Vakuummatratze als ideale Patientenunterlage anzusehen. Später muß auch bei der frischen Läsion die 2stündliche Umlagerung des Patienten gefordert werden. Für den sicheren Lagewechsel benötigt man 5 speziell geschulte Pflegepersonen (Abb. 4) und eventuell zusätzliche technische Hilfsmittel in Form von Spezialbetten oder Liegeunterlagen. Die Gefahr einer Druckläsion ist eines der Hauptargumente für eine frühe operative Stabilisierung der Wirbelsäule.

Durch die Entstehung eines Dekubitus wird die Pflege des Frischverletzten wesentlich erschwert, die Rehabilitation manchmal um viele Monate unnötig

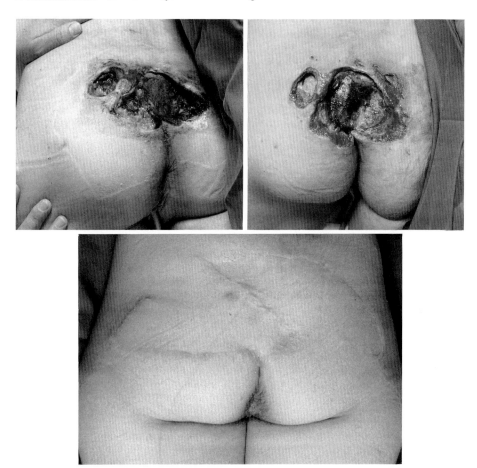

Abb. 3. 40jährige Patientin mit inkompletter Tetraplegie unterhalb C6. Das bei Spitaleintritt vorhandene, ausgedehnteste präsakrale Dekubitalulkus Grad 4 mit subkutaner Unterminierung mußte zweimal operativ debridiert werden. Der Defekt konnte schließlich mit einem modifizierten doppelseitigen Glutäus maximus-VY-Lappen gedeckt werden. Die Rehabilitationszeit bis zur Mobilisierbarkeit wurde dadurch um 173 Tage verlängert. Die Mehrkosten, anhand des Tagessatztarifs berechnet, betragen SFr. 72 000,–

verlängert, und neben zusätzlichem menschlichem Leid wird auch der Kostenträger übermäßig belastet. Eine operative Stabilisierung der Wirbelsäule, Voraussetzung für eine frühe Mobilisation und damit auch beste Dekubitusprophylaxe kann bei bereits vorhandenen sakralen Druckulcera oft erst verspätet ins Auge gefaßt werden.

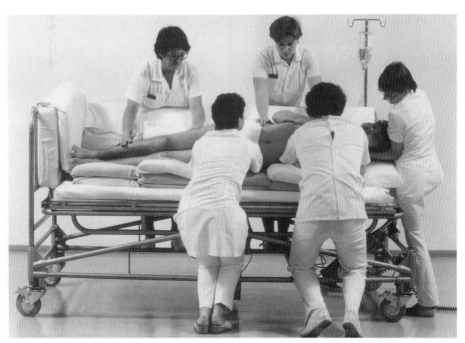

Abb. 4. Für die Umlagerung eines Patienten mit instabiler Wirbelsäulenverletzung müssen 2stündlich fünf speziell ausgebildete Pflegekräfte zur Verfügung stehen

Zusammenfassung

Unmittelbar nach einer Rückenmarkverletzung mit Querschnittlähmung sind die oft polytraumatisierten Unfallpatienten wegen der Immobilität und der fehlenden schützenden Sensibilität außerordentlich dekubitusgefährdet. Aus Angst vor den Folgen einer instabilen Wirbelsäulenverletzung werden die Patienten zu wenig umgelagert. Die größtenteils prospektive Analyse eines homogenen, konsekutiven Patientenkollektivs von 1303 Patienten hat gezeigt, daß beim frischen Querschnittgelähmten Druckstellen fast immer in Rückenlage entstehen und damit ausschließlich lagerungsbedingt sind. Durch korrektes Umlagern kann die schwere Komplikation in der frühen Rehabilitation meist verhindert werden. Dies wird unterstrichen durch die erschreckende Zunahme der Dekubitusinzidenz in Abhängigkeit von einer späten Verlegung in ein spezialisiertes Rehabilitationszentrum. Gegenüber 1% bei Verlegungen innerhalb von 24 Stunden steigt die Dekubitusrate auf 43% bei Spätverlegungen. Alter, Geschlecht und vor allem Art der neurologischen Läsion haben auf die Entstehung der frühen Dekubitalulcera keinen Einfluß.

Der technisch schwierigen und personalintensiven Lagerung des frischen Querschnittgelähmten muß vom Unfall an neben allen anderen therapeutischen Maßnahmen große Aufmerksamkeit geschenkt werden. Ist die 2stündliche Umlagerung nicht zu garantieren, drängt sich die möglichst frühzeitige Verlegung in ein spezialisiertes Zentrum auf.

Literatur

1. Allman RM, Laprade CA, Noel LB, Walker JM, Moorer CA, Dear MR, Smith CR (1986) Pressure sores among hospitalized patients. Ann Intern Med 105:337
2. Danserau JG, Conway H (1964) Closure of decubiti in paraplegics. Plast Reconstr Surg 33:474
3. Dardour JC, Vilain R, Castro D (1983) Bilan de dix ans de traitement chirurgical des escarres. Ann Chir Plast Estéth 28:348
4. Holzach P, Lüscher NJ, Seiler WO, Allgöwer M (1983) Dekubitusprophylaxe. Hospitalis 53:398
5. Lüscher NJ (1989) Dekubitalulzera der Beckenregion. Huber, Bern
6. Petersen NC, Bittmann S (1971) The epidemiology of pressure sores. Scand J Plast Reconstr Surg 5:62
7. Seiler WO, Staehelin HB (1979) Gefahren der Bettruhe unter spezieller Berücksichtigung des Decubitus. Schweiz Rundsch Med Prax 68:514
8. Wahle H (1965) Das Schicksal des Querschnittgelähmten aus medizinischer und sozialer Sicht. Acta Neurochir Suppl. 14:1–183
9. Young JS, Burns PE, Bowen AM, McCutchen R (1982) Spinal cord injury statistics. Good Samaritan Medical Center, Phoenix, Arizona 1982

Ergotherapie bei ausländischen Patienten – die soziokulturelle Schwelle

B. Schwartz

Stiftung Orthopädische Universitätsklinik Heidelberg,
Rehabilitationszentrum für Querschnittgelähmte, Abteilung Ergotherapie,
Ludwig-Guttmann-Haus, W-6900 Heidelberg

Im Heidelberger Querschnittgelähmtenzentrum betreuen wir seit Jahren auch ausländische Patienten. 1990 waren es 54 = 31%. Es handelt sich um Gastarbeiter aus den Mittelmeerländern, um Verletzte aus Krisengebieten, um Asylanten und Aussiedler und um Querschnittgelähmte aus Ländern, in denen es keine ausreichenden Rehabilitationsmöglichkeiten gibt.

Zum besseren Verständnis meiner Ausführungen möchte ich eine typische Belegungssituation unserer Abteilung zeigen.

Am 18.2.1991 befanden sich 56 Querschnittgelähmte in stationärer Behandlung, davon waren 23 ausländischer Herkunft. Das sind 41%.

Es waren: 12 Italiener, 2 Griechen, 1 Jugoslawe und 1 Rumäne, die nach der Behandlung in ihr Heimatland zurückkehren.

Bei den restlichen 7 Patienten handelt es sich um: 3 türkische Gastarbeiter, 1 russischen Asylanten, 1 Jordanier, sowie je 1 Patienten aus Ghana und Sierra Leone. Diese 7 leben in Deutschland und sind in einer deutschen Krankenkasse versichert.

Da diese Patienten aus unterschiedlichen Ländern stammen, stellen sie uns im Verlauf der Therapie vor folgende Probleme:
1. unzureichende sprachliche Verständigung
2. unterschiedliche Kulturkreise
3. unterschiedliche Stellung des Mannes/der Frau in der Gesellschaft
4. Einfühlung in Mentalität und Motivation
5. unzureichende schulische und berufliche Qualifikation des Patienten
6. fehlende berufliche und soziale Perspektiven des Betroffenen
   und last not least die
7. ungesicherte Finanzierung der erforderlichen Hilfsmittel.

Grob gesehen, kann man die Patienten in zwei Gruppen teilen. Zum einen die, die die deutsche Sprache einigermaßen beherrschen und zum anderen die, die kein Deutsch sprechen und mit denen auch eine Verständigung in englisch oder französisch nicht möglich ist.

Erst die gemeinsame Sprache ermöglicht es uns, einem Patienten Sinn und Zweck der Behandlung nahezubringen. Umgekehrt gewährt sie uns Einblicke in die Motivation und Gedanken des Patienten und macht so einen gemeinsamen Arbeitsplan möglich. Zur Erstellung dieses Planes benötigen wir viele Detailinformationen und die Kooperation des Betroffenen. Fehlt das Mittel der sprachlichen Verständigung oder ist dieses unvollkommen, stehen als Möglichkeit der Kommunikation nur Mimik und Gestik zur Verfügung. Bei diesem Verfahren gehen viele Informationen verloren, und es können Mißverständnisse entstehen.

Hiermit habe ich das wohl grundlegendste Problem angesprochen, das unsere Arbeit mitbestimmt. Mit einem Dolmetscher wird diesem nur vordergründig abgeholfen. Denn in der Regel steht dieser, wenn er aktuell gebraucht wird, nicht zur Verfügung. Auf dem Wege des Übersetzens geht vieles verloren. So können wir beispielsweise oft nicht nachvollziehen, ob der Dolmetscher uns wichtige Details richtig und sinnentsprechend übersetzt oder diese aus Rücksichtnahme zurückgehalten hat. Selbst wenn wir das Vertrauen eines Patienten gewonnen haben, kann die Anwesenheit des Dolmetschers hemmend auf den Patienten wirken, so daß er Informationen, die wichtig für die gesamte Planung sein könnten, für sich behält.

Da die Italiener, gegenüber den anderen Ausländern in unserem Hause, schon immer in der Mehrzahl waren, bilden sie eine eigene Gruppe. Ständig werden sie von einem oder mehreren Familienmitgliedern begleitet, die sich abwechselnd für diesen Zweck im Heimatland freimachen. Für uns bedeutet die Anwesenheit dieser Angehörigen sowohl Last als auch Erleichterung. Last deshalb, weil sie vor allem zu Anfang der Rehabilitation nicht von der Seite des Patienten weichen wollen. Sie übernehmen aber auch viele Handreichungen und wachsen schnell in die neuen Aufgaben hinein. Durch ihre ständige Anwesenheit haben sie mehr Möglichkeiten, sich untereinander auszutauschen und gegenseitig zu helfen. Die Familienbindung ist bei den Italienern sehr ausgeprägt und hilft, die oft fehlenden beruflichen und sozialen Perspektiven wenigstens vorübergehend zu überbrücken.

Während bei Italienern die Mutter die dominierende Rolle zu haben scheint, ist bei Patienten aus arabischen Ländern, die durch den Islam geprägt sind, der Mann oder Vater die beherrschende Figur.

Grundlegende Entscheidungen, wie Wohnungsgestaltung, Finanzierung oder Lebensplanung bleiben den männlichen Familienmitgliedern vorbehalten und müssen mit diesen besprochen werden.

Der Mann ist das Oberhaupt der Familie mit Anspruch auf Hilfeleistungen durch die Familienmitglieder. Diese Haltung behindert das Training der Selbständigkeit, da die Motivation dazu nicht, bzw. nur unzureichend vorhanden ist.

Daneben erschweren kulturell und religiös bedingte Vorbehalte die Einweisung in Pflege und Selbständigkeit eines männlichen Patienten, der sich weigert, durch eine weibliche Person intime Verrichtungen an sich vornehmen zu lassen. Das Gleiche gilt umgekehrt für Frauen.

Besondere Probleme ergeben sich bei Patienten, die als Asylanten oder Aussiedler zu uns kommen. Ohne ausreichende Sprachkenntnisse, ohne finanzielle Mittel, ohne erkennbare berufliche Perspektive und ohne geeignete Wohnung müssen sie neben der Querschnittlähmung und ihrer Bewältigung den Verwaltungsweg zur Eingliederung abwarten. Eine umfassende Planung ist praktisch unmöglich.

Diese Patienten sind doppelt isoliert. Einerseits finden sie wegen der unzureichenden sprachlichen Verständigung nur langsam Anschluß, andererseits müssen sie sich erst in der westlichen Gesellschaft zurechtfinden. Die Familie, sofern sie sich in Deutschland befindet, lebt in einem Übergangsheim, häufig weit entfernt von der Rehaklinik und besitzt keine Mittel, den Kontakt zum Patienten aufrecht zu erhalten. Depressive Reaktionen bleiben nicht aus. Hier ergeben sich regelmäßig Situationen, in denen das Rehabilitationsziel auch aus ergotherapeutischer Sicht ohne ambulante Nachsorge kaum erreichbar scheint.

Gastarbeiter, die der deutschen Pflichtversicherung unterliegen, haben die gleichen Möglichkeiten zur Hilfsmittelversorgung, wie ihre deutschen Mitpatienten. Bei ihnen besteht die Gefahr der Überversorgung, denn sie leiden unter der Angst, nicht gleichwertig behandelt zu werden und neigen aus dieser Furcht heraus nicht selten zu einer deutlichen Anspruchshaltung. Sie fühlen sich zurückgesetzt, wenn nicht sofort alle Hebel in Bewegung gesetzt werden, sondern zunächst intensives funktionelles Training und praktische Erwägungen im Vordergrund stehen. Allerdings muß bei der Hilfsmittelversorgung berücksichtigt werden, daß die Gastarbeiter meist längere Zeit des Jahres im Heimatland verbringen. Die Hilfsmittel müssen deshalb sowohl auf deutsche als auch ausländische Verhältnisse abgestimmt sein.

Meine Darlegungen zeigen Probleme, die sich während der gesamten Behandlung ausländischer Patienten ergeben. Es sind allerdings keine spezifisch ergotherapeutischen. Sie betreffen alle Bereiche unseres Hauses. Wir bemühen uns, die Ansprüche an eine ganzheitliche Rehabilitation Querschnittgelähmter auch im Fall ausländischer Patienten zu erfüllen. Werden wir aber immer den wirklichen Bedürfnissen der Betroffenen gerecht? Die sprachliche und kulturelle Barriere läßt vieles im Ungewissen.

Die beste Rehabilitation wäre sicher die im Heimatland. Familiäre Einbindungen, einheitliche kulturelle Voraussetzungen und Sprache würden helfen, die soziale und berufliche Zukunft besser zu berücksichtigen und zu planen.

Ganzheitliche Pflege als Hilfe zum Erhalt und zur Rückgewinnung von Lebensqualität bei Querschnittlähmung

E. Kunzmann, B. Drzin-Schilling und K. Dennig

Stiftung Orthopädische Universitätsklinik,
Ludwig-Guttmann-Haus, W-6900 Heidelberg

Es ist nicht zu übersehen, daß sich bei der Beurteilung medizinischen Handelns in den letzten Jahren ein Wandel vollzogen hat. Dabei hat sich die Kritik an diesem medizinischen Handeln auch auf die ausschließliche Berücksichtigung von Symptomatik und Überlebensraten bezogen, wobei der Mensch als Ganzes mit all seinen Facetten des Verhaltens und Erlebens vernachlässigt wurde.

Begriffe wie „Lebensqualität" (LQ) haben seit ca. 30 Jahren einen Aufschwung erlebt. Ursprünglich als gesellschaftliche Utopie verwendet, dient er heute oft als Kriterium, Nutzen und Schaden medizinischen Handelns gegeneinander aufzuwiegen. LQ ist ein komplexes multidimensionales theoretisches Konstrukt. Es gibt nicht *die* Lebensqualität. Sie ist etwas subjektives, weder direkt beobachtbar, noch direkt meßbar. Will ich dieses Konstrukt erfassen, so benötige ich ein Konzept darüber, welche Komponenten zur Lebensqualität gehören könnten. Übereinstimmend finden sich in der Literatur 4 Bereiche von LQ, die von Bedeutung sind:

1. Physisches Befinden, die körperliche Verfassung des Individuums.
2. Psychisches Befinden, die seelische Verfassung, bzw. die Stimmungslage des Individuums.
3. Soziales Befinden, die soziale Eingebundenheit. Sie definiert sich über die Anzahl und Güte der Beziehungen zu anderen Menschen, beinhaltet also den familiären und gesellschaftlichen Kontext.
4. Funktionales Befinden, also Funktions- und Leistungsfähigkeit im Beruf, Haushalt und Freizeit.

Wie bereits gesagt, handelt es sich bei dem Begriff LQ um ein multidimensionales Konstrukt, das Menschen in Wechselwirkung von Personen und Umwelt sieht. Entsprechend ihrer Ressourcen gestaltet die Person ihre Umwelt und bewältigt deren Anforderungen. Die (Klinik)-Umwelt kann diese Bewältigung und Gestaltung erleichtern oder erschweren, Freiräume schaffen oder Grenzen setzen.

Verschiedene Personen können durch „objektiv" gleiche Bedingungen zufrieden oder unzufrieden sein. Die Bedürfnisse des Einzelnen, die seine Lebensqualität ausmachen, können sehr unterschiedlich sein, oder ein unterschiedliches Gewicht haben. Um dem Anspruch gerecht zu werden, patientenzentrierte Medizin zu betreiben, ist es häufig notwendig, die individuelle Patientenperspektive zu berücksichtigen. Auch ist zu bedenken, was wir dazutun können, um ihm zu helfen, seine persönlichen Inhalte wiederzufinden, in seinem Leben evtl. andere, neue Quellen zu entdecken.

Sicherlich wäre es vermessen anzunehmen, dies dem Patienten „geben" zu können (im Sinne von für ihn erledigen), jedoch gibt es sicherlich Möglichkeiten, ihm bei dieser Gratwanderung behilflich zu sein.

Wenn man die Möglichkeiten einer Klinik anschaut, darf man nicht dem Irrtum verfallen, eine schöne Umgebung, gute und großzügige Ausstattung und optimale medizinische und psychologische Versorgung seien hinreichende Bedingungen für eine hohe Lebensqualität des Patienten. Selbst die Frage darf gestellt werden, ob sie notwendig sind. Es muß festgehalten werden, daß Lebensqualität primär einen subjektiven psychischen Zustand meint. Andererseits lohnt es sich selbstverständlich auch, kritisch zu fragen, welche äußeren objektiven Bedingungen als Lebensqualität-vermindernd wirken und welche eher förderlich sind. Generell läßt sich vielleicht sagen, daß die Rahmenbedingungen der Art sein sollten, daß sie eine Bewältigung dieses kritischen Lebensereignisses „Querschnittlähmung" erleichtern. Unseres Erachtens leistet das Konzept der „ganzheitlichen Pflege" einen richtigen und wichtigen Beitrag zum Thema Lebensqualität.

Was Ganzheitlichkeit in der Krankenpflege bedeutet und ihre Auswirkungen möchte ich im Folgenden ansatzweise erläutern.

Ganzheitliche Pflege bezieht sich auf das Zusammentreffen der schon erwähnten Bedürfnisse des Menschen in emotionaler, geistiger, physischer, umweltbedingter, sozialer und wirtschaftlicher Sicht. Wobei sich diese Bedürfnisse vor allem in der rehabilitativen Krankenpflege auf die Wiedereingliederung und das Informieren und Informiertsein erstrecken.

Wir bemühen uns, in der Pflege dem Patienten zu helfen, die Einschränkung in bezug auf seine früheren Lebensgewohnheiten zu bewältigen. Diese umfassende Pflege kann natürlich nicht von der Berufsgruppe der Krankenpflege durchgeführt werden, sondern es müssen alle Mitglieder des pflegerisch-therapeutischen Teams dazu beitragen.

Die Pflege in ihrer Ganzheitlichkeit wird individuell an den einzelnen Patienten angepaßt.

Pflege bedeutet nicht nur die Arbeit der Pflegekräfte in der Durchführung von Verordnungen und deren Organisation, sondern Pflegen bedeutet, dem Menschen bei der Ausführung jener Tätigkeiten zu helfen, welche zur Entfaltung oder Wiederherstellung der Gesundheit beitragen und die er selbst ausführen würde, wenn er dazu genug Kraft, Willen und Wissen hätte.

Nancy Roper beschreibt Pflege als Prozeß von
– Aktion,
– Reaktion,
– Interaktion und
– Transaktion,

durch den die Pflegenden dem Patienten helfen, seine Grundbedürfnisse durch Ausübung der „Aktivitäten des täglichen Lebens" zu befriedigen und mit Gesundheit, Krankheit und Behinderung an einem bestimmten Punkt seines Lebens umzugehen.

Was verstehen wir unter Aktivitäten des täglichen Lebens? Sie beschreiben, was Leben mit sich bringt.

Ganzheitliche Pflege bei Querschnittlähmung

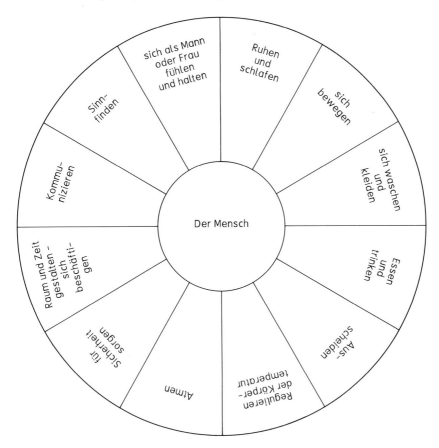

Abb. 1. Aus Juchli [7]

Was gehört zum täglichen Leben? Machen wir uns kurz klar, was zum täglichen Leben gehört (s. Abb. 1).

Interessant ist, daß bei Umfragen die Aktivitäten Essen und Trinken, Arbeiten, Spielen und Schlafen vor den essentiellen Lebensaktivitäten wie Atmen und Ausscheiden genannt werden.

Doch alle im Schaubild aufgeführten Lebensaktivitäten tragen gemeinsam zum vielfältigen Prozeß des Lebens bei. Jede Lebensaktivität hat vielfältige Dimensionen. Sie kann nicht separat gesehen und behandelt werden. Es besteht ein ständiges Wechselspiel der Lebensaktivitäten untereinander. Am Beispiel der Lebensaktivität Ausscheiden stelle ich Ihnen unsere Vorstellung von ganzheitlicher Pflege vor. Die Wechselbeziehung zu den anderen Lebensaktivitäten wird hierbei in Beziehung auf die soziale Eingebundenheit deutlich. Der Verlust der Kontrolle über die Ausscheidungsorgane bedeutet in jedem Fall eine Minderung der Lebensqualität.

Von uns Pflegenden werden die Weichen gestellt über den künftigen Umgang des Patienten mit diesem Problem. Alles, was mit Ausscheidung zu tun hat, ist ein

Tabuthema in unserer Gesellschaft. (Die Pflegenden sind in hohem Maße gefordert, die Intimsphäre der Patienten nicht über das Nötige hinaus zu strapazieren.) Das Ziel des Darmtrainings beispielsweise ist ein wesentlicher Teil der Rehabilitation in Beziehung auf Selbständigkeit und Unabhängigkeit.

Was bedeutet es, wenn man seinen Darm nicht mehr unter Kontrolle hat?

Es bedeutet, Gefahr zu laufen, überraschend und im unpassendsten Moment Stuhl abzusetzen, ohne daß man etwas dagegen tun kann. Es bedeutet das völlige Ausgeliefertsein an die jetzt unverständlichen Reaktionen dieses Organs. Der Patient steht unter einer ständigen Bedrohung, Angst und Sorge, welche ihm die Möglichkeit der Teilnahme an jeder öffentlichen Aktivität nehmen kann.

Die Schwester muß zunächst das schwierige Thema ansprechen, den Patienten informieren, ihm Wissen vermitteln (motivationsfördernd) und ihm dabei die Wichtigkeit und Bedeutung klar machen. Sie bezieht ihn entsprechend seinem Rehabilitationsstand immer mehr ein (Aktivierende Pflege) mit dem Ziel, ihm diesen Bereich baldmöglichst wieder allein zu überlassen. Selbstverständlich sollten alle damit verbundenen Handlungen immer unter Wahrung der Intimsphäre stattfinden. – Wer von uns läßt schon seine Badezimmertür offen?

Rehabilitative Pflege kann nur wirksam sein, wenn sie geplant und gezielt durchgeführt wird. Wenn sie den Patienten unter Berücksichtigung der Ressourcen aktiv miteinbezieht und wenn sie sich auf verändernde Situationen einstellen kann.

Literatur

1. Bakeberg A (1990) Rehabilitation in der Krankenpflege. Deutsche Krankenpflegezeitschrift 4:1–15
2. Breit A, Böhner G (1991) Die neue Pflege – ein holistisches Modell. Die Schwester, Der Pfleger, Jan: 18, 19, März: 215, 216
3. Bullinger M (1991) Lebensqualität – ein neues Bewertungskriterium für den Therapieerfolg. In: Bulliner M, Pöppel E (Hrsg) Kurzlehrbuch Medizinische Psychologie. VCH-Verlag, Weinheim
4. Bullinger M, Pöppel E (1988) Lebensqualität in der Medizin: Schlagwort oder Forschungsansatz. Dtsch Ärzteblatt 11:679–680
5. Fischer D (1990) Lebensqualität und Behinderung – ein Widerspruch? Behinderte 5:19–29
6. Heath J, Gladys ML (1988) Krankenpflege nach Maß. DBfK, München
7. Juchli L (1987) Krankenpflege. Thieme, Stuttgart, S 6–8
8. Packa DR (1989) Quality of life of cardiac patients: A review. J Cardiovasc Nurs 3:1–11
9. Poletti R (1985) Wege zur ganzheitlichen Krankenpflege. Recom Basel
10. Schwarz R (1988) Die Erfassung von Lebensqualität in der Onkologie. Dtsch Ärzteblatt 5:B214–216
11. Rooper N (1987) Die Elemente der Krankenpflege. Recom, Basel

Was kann die Pflege dem querschnittgelähmten Patienten während der Akutphase bieten?

B. Rutishauser, B. Bühler und D. Kipfer

Schweizer Paraplegiker-Zentrum, CH-6207 Nottwil

Als neu zusammengewürfeltes Pflegeteam im Schweizer Paraplegiker-Zentrum Nottwil haben wir uns auf unsere Aufgabe intensiv vorbereitet. Sowohl individuell, wie auch in Gruppengesprächen und Gruppenarbeiten haben wir uns mit den Problemen des Querschnittgelähmten auseinandergesetzt. Einige hatten auch Gelegenheit, die Berufserfahrung mit einem Pflegepraktikum im Paraplegiker-Zentrum Basel oder in der Werner-Wicker-Klinik in Bad Wildungen zu vervollständigen.

Wer sind wir?

Unser Pflegeteam besteht aus jungen, erfahrenen Pflegepersonen, die sich speziell für die Rehabilitation querschnittgelähmter Patienten interessieren. Sie versuchen eine zielorientierte Pflege in einem kollegialen Team mitzuprägen. Es ist entscheidend für den Verlauf der Rehabilitation unserer Patienten, diese Bestrebungen in den Pflegealltag einzubauen.

Wie soll unsere Pflege aussehen?

Pflege wird oft umschrieben mit helfenden Händen, Hingabe am Krankenbett, aufopfernde Begleitung der Kranken und Versen wie „heile heile Segen...". Wir wollen aber keine verstaubten Rituale und veralteten Auffassungen vertreten.

Pflege wird zu einem Gemeinschaftswerk im Rehabilitationsteam mit Ärzten, Physiotherapie, Ergotherapie, Sozialdienst und Berufsberatung. In diesem Team ist die Pflege ein eigenständiger Partner, der den Patienten betreut und im Team seine Interessen aus pflegerischer Sicht vertritt.

Das Pflegekonzept setzt sich aus gelernter Pflege- und Rehabilitationstechnik, persönlicher Erfahrung, Ideen und Denkanstößen aus Tagungen und Kursen zusammen. Nicht fehlen darf auch die eigene Lebenserfahrung mit Freude, Trauer, Glück und Liebe.

Die Pflegeziele sind klar formuliert und die pflegerischen Tätigkeiten werden detailliert dokumentiert und bilden einen objektiven Parameter für die Bewertung des Erfolges.

Personen (Patienten) die krank, invalid oder hilflos sind, muß man helfen, ihre Selbstverantwortung innerhalb ihrer Möglichkeiten wieder zu übernehmen.

Die Unfähigkeit, die notwendige Menge und Qualität von Selbstpflege ununterbrochen zu erbringen, macht eine Pflege durch dritte notwendig. Der Patient muß jedoch konstant in Richtung Selbständigkeit und Eigenverantwortung geführt werden. Dabei ist eine positive Motivation des Patienten durch das Pflegepersonal unabdingbar.

Durch Optimierung der äußeren Umstände einer Rehabilitation kann das Pflegeteam wesentlich zur Gesundung und Steigerung der Lebensqualität während der 2. Akutphase beitragen.

Die Mittel dazu sind vielfältig und beginnen beim Planen der Ankunft, der Wahl des Zimmers als angemessenen Wohnraum sowie der Wahl des bestmöglichen Materials zur Lagerung. Ebenso wichtig ist die Orientierung des Patienten über unsere gegenwärtigen Tätigkeiten, das Rehabilitationsprogramm und die geplanten Aktivitäten. Gleichermaßen unentbehrlich ist ein hoher Grad an Akzeptanz und Offenheit des Rehabilitationsteams, so daß dem Patienten immer ein offenes Ohr geschenkt werden kann. Trotz möglichst lückenloser Beobachtung und Überwachung der Rehabilitationsverläufe stehen dem Patienten immer wieder Möglichkeiten zum Rückzug in seine eigene Privatsphäre offen. Unter diesen Bedingungen hat der frischverletzte Patient eine Chance, abseits von seinem bisherigen sozialen Umfeld, sich wieder neue Lebensziele zu setzen.

In kleinen Schritten führen wir den Patienten stetig und unermüdlich zur selbständigen täglichen Körperpflege und später zur Mobilisation, die schließlich zur Reintegration des Querschnittgelähmten in unsere Gesellschaft führt.

Lebensqualität – ein Aspekt in der Krankenpflege

R. Fonatsch

Rehabilitationszentrum der AUVA, A-8144 Tobelbad

Was beinhaltet für Sie der Begriff Lebensqualität? Im günstigsten Fall physisches und psychosoziales Wohlbefinden oder auch Wohlbefinden in einem der Bereiche bei gleichzeitigem Mißempfinden im anderen.

Lebensqualität ist eine subjektive Erfahrung, auf das persönliche Erleben, auf individuelle Bedürfnisse gerichtet und abhängig von den eigenen Wertvorstellungen. In Krisen aber ist Lebensqualität auch abhängig von der Stabilität des sozialen Netzes, von Hilfen, die man erfährt u. v. a. m.

Durch das eingetretene Ereignis Querschnittlähmung kommt es zum plötzlichen Verlust der Mobilität und dadurch zum Verlust der Unabhängigkeit, Selbständigkeit und Selbstbestimmung, also zum Verlust der vertrauten Lebensweise, der bis dahin gültigen, als mehr oder weniger erstrebenswert erkannten Lebensqualität.

Sicherheitsvermittelnde, persönliche Gewohnheiten und geregelte Abläufe müssen durch die zwangsweise Hospitalisierung und die verminderte Selbständigkeit bzw. völlige Unselbständigkeit aufgegeben oder hintan gestellt werden.

Die Erkenntnis, überlebt zu haben, gewinnt zunehmend an Bedeutung, wobei jedoch einschränkend hinzu kommt, daß die lebenserhaltenden Maßnahmen, mit ihren therapiebedingten Nebenwirkungen, ihrer angsterzeugenden Überdiagnostik, dem Leben mehr Quantität als Qualität geben.

Die verletzungsbedingten Einschränkungen aller Lebensaktivitäten – sei es sich bewegen, Ruhen und Schlafen, sich waschen und kleiden, Essen und Trinken, Ausscheiden, Kommunizieren etc. – können durch eine umfassende, patientenorientierte Pflege gemildert, kompensiert bzw. verbessert werden, so daß Zuversicht und Sicherheit aufgebaut und eine Neuorientierung möglich wird. Pflegehandlungen sind unter Einbeziehung der dem Patienten verbliebenen oder auch wiedergegebenen Lebensqualität unbedingt notwendig. Da Lebensqualität eine individuelle, eine persönliche Entscheidung ist, gilt sie auch nur für den, der sie empfindet. Das heißt aber auch, daß wir Pflegenden nicht unsere Vorstellung von Lebensqualität dem Patienten aufzwingen dürfen. Nicht wir Pflegende wissen, was für ihn vermeintlich Qualität ausmacht, daß er gut liegt etc., sondern nur der betroffene Patient.

Individuelle Bedürfnisse können nur durch eine vertrauensvolle, zwischenmenschliche Beziehung, durch empathische Gespräche aufgedeckt und individuell erfüllt werden.

Diese Voraussetzungen bedingen aber auch einen angemessenen Umgang mit Nähe und Distanz, so daß nicht mit dem Verlust der Integrität des Körpers auch die Integrität der Person verloren geht.

Hotelservice im Krankenhaus und ein gewisser Lebensstandard ist noch nicht Lebensqualität, starre (Haus)Ordnung, bauliche Barrieren etc. schränken die Qualität des Lebens zusätzlich ein.

Die Pflegeperson ist in dieser Krise – so gut es eben geht – für den Patienten da und setzt sich für seine Lebensqualität und Wiederherstellung ein. Das gesamte pflegerische Handeln beruht auf dem Respekt vor der Person des Patienten. Den Hintergrund dafür bilden die fundamentalen Gebote ethisch geleiteten Handelns:
- das Recht auf Würde und Integrität,
- Recht auf Selbstbetimmung,
- Recht auf Information,
- Recht auf Kontakt mit der Außenwelt usw.

Denn nur ein mündiger Mensch – soweit man ihn mündig sein läßt und nicht bevormundet – ist in der Lage, verschiedene Lebenssituationen – auch körperliche und seelische Leiden – zu bewältigen.

Respekt umfaßt natürlich auch das Übernehmen von Verantwortung für den anderen in Situationen, in denen seine eigene Entscheidungsfähigkeit herabgesetzt ist.

Mit ihrem Fachwissen muß die Pflegeperson dem Patienten bei der Klärung von Problemen so helfen, daß dieser seine zukünftige Lebensqualität abschätzen und die möglichen oder notwendigen Pflegemaßnahmen, Anliegen und Argumente dafür oder dagegen abwägen kann. Denn was Lebensqualität ist, zeigt sich eben erst im Unabänderlichen, in der Reduktion ehemals voller Lebensmöglichkeiten. Dies ist allerdings ein Prozeß, der Zeit erfordert und anfangs überwiegend fremder Hilfe bedarf.

Das Bemühen um Verständnis, Förderung gegenseitiger Information, Sensibilität für die Situation des Patienten, Weckung von Zuversicht und Vertrauen und Stärkung seines Selbstvertrauens sind Aspekte fachlich-kompetenter Pflege und umfassender Pflegequalität für mehr Lebensqualität.

Literatur

Aulbert E, Niederle N (Hrsg) (1990) Die Lebensqualität des chronisch Krebskranken. Thieme, Stuttgart New York

Urologische Betreuung

Urologische Aspekte der Betreuung Querschnittgelähmter in der Akutphase

H. Madersbacher

Universitätskliniken Innsbruck, Anichstraße 35, A-6020 Innsbruck

Die Lebenserwartung und Lebensqualität der Querschnittgelähmten hängt in einem hohen Ausmaß von der Beherrschung der Blasenlähmung ab. Die urologische Betreuung muß bei Eintritt der Querschnittlähmung mit einer adäquaten Blasenentleerung beginnen: Vermeiden von Harnwegsinfektionen, von Blasenüberdehnungen sowie von Schädigungen der Harnröhre in der Frühphase, sind die Voraussetzung für eine erfolgreiche Blasenrehabilitation, wie immer diese gestaltet sein mag.

Eine Umfrage unter neun Urologen, die an entsprechenden Zentren* Querschnittgelähmte betreuen, zeigt, daß im Grundsätzlichen weitgehende Übereinstimmung, in den Details der praktischen Durchführung jedoch Unterschiede bestehen. Die Ergebnisse werden mitgeteilt und diskutiert.

Intermittierender Katheterismus

Der intermittierende Katheterimus als Methode der Wahl zur Blasenentleerung in der Akutphase mit den bekannten Vorteilen – niedrige Infektionsrate, minimales Harnröhrentrauma bei richtiger Durchführung und regelmäßige Füllung und Entleerung der Blase – hat den Dauerkatheter mit all seinen gefährlichen Folgen für diese Patienten verdrängt. Bei der Zunahme von polytraumatisierten Querschnittgelähmten und der damit meistens verbundenen Aufnahme auf einer Intensivstation, mit häufig erforderlicher stündlicher Bilanzierung der Harnausscheidung und Polyurie unter Infusionsbehandlung, stellt sich die Frage nach einer zweckmäßigen temporären kontinuierlichen Harnableitung. Dafür bietet sich heute der suprapubische Weg an (s. unten). In Zusammenhang mit intermittierendem Katheterismus, suprapubischer Harnableitung und einer gelegentlich doch noch notwendigen transurethralen Dauerkatheterbehandlung, bestehen eine Reihe von offenen, mitunter kontroversiell diskutierter Fragen:

Die Umfrage zeigt, daß fünf Zentren zum Katheterisieren beim Mann einen Katheter mit Thiemann-Spitze, zwei einen solchen mit konischer Spitze und zwei einen Nelaton-Katheter verwenden, während bei der Frau überwiegend, in sechs

---

* Die Urologen folgender Zentren haben die ausgesandten Bögen beantwortet: Bad Häring/A, Bad Wildungen/D, Bochum/D, Hamburg/D, Klosterneuburg – Weißer Hof/A, Murnau/D, Nottwil/CH, Sülzheim/D, Tobelbad/A, den Kollegen sei an dieser Stelle für ihre Bemühungen gedankt.

von neun Zentren, Katheter mit Nelaton-Spitze verwendet werden. Bezüglich der Technik des intermittierenden Katheterismus, ist zu diskutieren, ob es bei den uns heute zur Verfügung stehenden Materialien noch notwendig und gerechtfertigt ist, nach der klassischen, von Sir Ludwig Guttmann (1947) seinerzeit angegebenen „Non-Touch"-Technik zu katheterisieren. Die heute im allgemeinen verwendeten Katheterisierungssets erfüllen zudem die ursprünglichen Guttmannschen Forderungen nur mehr zum Teil. Ist nicht der Katheterismus aus der Hülle, nach Reinigung der Glans bzw. des Meatus – wozu der Katheterisierende nur Schutzhandschuhe trägt – ausreichend? Erste eigene Erfahrungen zeigen, daß die Infektraten nicht differieren, weitere Ergebnisse sind abzuwarten und werden zeigen, ob sich diese sicherlich kostengünstigere Methode zur intermittierenden Katheterisierung in der Akutphase bewährt.

Erhöhung der Gleitfähigkeit von Kathetern in der Harnröhre

Ein weiterer Diskussionspunkt sind Maßnahmen zur Erhöhung der Gleitfähigkeit von Kathetern in der Harnröhre. Eine Möglichkeit ist die Verwendung beschichteter Spezialkatheter, eine andere sind die Instillation von Gleitmittel in die Harnröhre, wie dies in acht der befragten Zentren geschieht, oder das Aufbringen von Gleitmittel auf die Katheterspitze, wie das in einem Zentrum gehandhabt wird. Genügt das Aufbringen von Gleitmittel auf den Katheter bzw. die Katheterspitze, oder ist es notwendig und sinnvoll, das Gleitmittel in die Harnröhre zu instillieren? Von dem auf die Katheterspitze bzw. das distale Katheterende aufgebrachten Gleitmittel werden gut zwei Drittel bereits beim Einführen des Katheters am Meatus abgestreift und sind daher nutzlos.

Wir haben dazu urethroskopische Untersuchungen durchgeführt, wozu das in die Harnröhre instillierte bzw. auf die Katheterspitze aufgebrachte Gleitmittel mit Methylenblau gefärbt wurde. Wir fanden, daß sich nach Instillation von 6 ml Gleitmittel dieses reichlich in der penilen Harnröhre findet und das Urethroskop dort in einem Gleitmittelzylinder gleitet, daß aber nur wenig Gleitmittel in der bulbösen Harnröhre bzw. kein Gleitmittel am bulbomembranösen Übergang nachweisbar ist. Wird das Gleitmittel direkt auf die Katheterspitze aufgebracht, so ist die Wand der penilen Harnröhre nur spärlich mit Gleitmittel belegt, in der bulbösen Harnröhre ist kein Gleitmittel zu sehen. Diese Beobachtungen lassen schließen, daß entweder beschichtete Spezialkatheter verwendet oder Gleitmittel in die Harnröhre instilliert werden muß, will man möglichst harnröhrenschonend katheterisieren. Offen bleibt die Frage, ob die Instillation von 6 ml Gleitmittel ausreicht oder ob nicht eine größere Menge – 10 bis 12 ml – günstigere Verhältnisse schaffen kann.

Temporäre, kontinuierliche Harnableitung

Zur temporären kontinuierlichen Harnableitung wird in allen Zentren die suprapubische Harnableitung verwendet. Sieben Urologen bevorzugen eine 10-Charr.-

Ableitung ohne Ballon, zwei eine 12-Charr.-Ableitung, ggfs. mit Ballon, alle ver wenden ein geschlossenes Ableitungssystem. Vier geben prinzipiell eine Infektprophylaxe und verwenden dazu L-Methionin (Acimetin®), Methenamin hippurat (Hiprex®) oder Nitrofurantoin (Furadantin ret.®), fünf geben sie fallweise. Zwei Zentren legen Wert auf einen täglichen Verbandwechsel mit Desinfektion der Einstichöffnung (PVP-Jod). Kontraindikationen zum Anlegen einer suprapubischen Harnableitung sind in erster Linie die Unmöglichkeit der Blasenauffüllung, Gerinnungsstörungen – wobei eine low-dose-Heparinisierung diesbezüglich kein Hindernis darstellt – sowie ausgedehnte Voroperationen im Unterbauch. Alle Zentren legen bei liegender suprapubischer Harnableitung auf eine forcierte Flüssigkeitszufuhr Wert, wobei im Mittel etwa 2½ l in 24 h empfohlen werden.

Der transurethrale Dauerkatheter

Ist eine kontinuierliche Harnableitung notwendig, eine suprapubische jedoch nicht möglich, muß in diesen seltenen Fällen ein transurethraler Dauerkatheter verwendet werden. Ebner et al. (1985) haben gezeigt, daß die Durchflußraten bei Silikonkathetern deutlich besser sind, als bei den vor allem früher verwendeten Latex-Kathetern. Bei Durchströmungsmessungen von Kathetern verschiedener Stärken, aus verschiedenen Materialien und von verschiedenen Herstellerfirmen, zeigte sich, daß ein 12-Charr.-Silikon-Katheter mitunter besser drainiert als ein weit dickerer 16-Charr.-Katheter aus Latex. Auch bei ausgeprägter Polyurie können die produzierten Harnmengen durch einen 12-Charr.-Silikon-Katheter mühelos abgeleitet werden. Es ist daher sinnvoll, zur transurethralen Harnableitung einen 12-Charr.-Silikon-Katheter zu verwenden: Die Drainageleistung ist bei nicht-blutigem Harn ausreichend, zudem gewährleistet dieser dünne Katheter einen guten Sekretabfluß neben dem Katheter aus der Harnröhre, wodurch ein Sekretstau mit der Gefahr der aufsteigenden Infektionen weitgehend vermieden werden kann. Bei Verwendung dieser dünnen Katheter, bei Sicherung des Sekretabflusses durch entsprechende Meatuspflege, sowie durch Hochschlagen und Fixation des Penis am Unterbauch, können Druckgeschwüre am penoskrotalen Übergang mit folgendem paraurethralem Abszeß, Fistelbildung und Harnröhrendivertikel, früher bei ca. 20% der Dauerkatheter zu beobachten, weitgehend vermieden werden.

Die Abklärung des Harntraktes in der Akutphase

Basisuntersuchung zur Abklärung des oberen Harntraktes bei Querschnittgelähmten in der Akutphase bleibt – und darin sind sich die neun Urologen einig – das intravenöse Urogramm. Es gibt Information über die Morphologie und die Funktion des oberen Harntraktes. Ist das intravenöse Urogramm nicht durchführbar oder unmittelbar nach dem Unfall die Frage einer Mitverletzung der Nieren zu klären, so ist die Sonographie die Screeningmethode der Wahl.

Urodynamische Untersuchungen sind während der Akutphase erst bei Einsetzen einer spontanen Harnentleerung, spätestens aber ca. 3 Monate nach dem Rückmarktrauma angezeigt.

Anticholinergika in der Akutphase der Querschnittlähmung

Zur Diskussion steht die Frage, ob eine frühzeitige Gabe von Anticholinergika, noch vor Ende des sog. spinalen Schockes, sinnvoll ist, um bei Patienten mit zu erwartender Reflexblase die Speicherfähigkeit zu erhalten bzw. zu erhöhen und morphologische Veränderungen zu vermeiden, bis nach Konsolidierung des Geschehens das weitere Procedere hinsichtlich Blasenentleerung und Harnkontinenz festgelegt wird. Die Blase muß in diesem Fall durch Katheterismus weiter entleert werden. Bei Bedarf kann nach Absetzen des Anticholinergikums die Reflexblase auf ihre Effizienz geprüft werden. Wie immer man zu diesem Konzept steht, diese jederzeit reversible Maßnahme ist auf jeden Fall sinnvoller als die von japanischen Autoren propagierte wiederholte Blasenüberdehnung während der spinalen Schockphase zur Erreichung einer bleibenden Detrusorakontraktilität. Diese Methode wurde insbesondere für Frauen mit hoher Tetraplegie vorgeschlagen (Iwatsubo et al. 1984, 1988). Die frühzeitige Gabe von Anticholinergika bei Patienten mit zu erwartender Reflexblase als reversible Maßnahme hat den Vorteil, die mitunter schon früh auftretenden morphologischen Veränderungen der Reflexblase zu verhindern, trockene Intervalle zu garantieren und zu einem späteren Zeitpunkt – nach Konsolidierung des Lähmungsmusters – weitere Entscheidungen treffen zu können.

Zusammenfassung

Die adäquate urologische Betreuung während der Akutphase der Querschnittlähmung ist die Voraussetzung für eine erfolgreiche Blasenrehabilitation, unabhängig davon, ob in der Folge eine Reflexblase durch Triggern oder bei pharmakologischer Spasmolyse durch Katheterismus entleert wird, eine Sphinkterotomie durchgeführt, durch sakrale Deafferentierung der sakrale Reflexbogen unterbrochen und die Miktion durch Elektrostimulation der sakralen Vorderwurzeln herbeigeführt wird, oder bei schlaffer Lähmung eine passive Blasenentleerung durch Bauchpresse oder Crede empfohlen wird. Wenn auch im Grundsätzlichen weitgehende Übereinstimmung über die zu erfolgenden Maßnahmen besteht, bestehen in der praktischen Durchführung Unterschiede, die aufgezeigt und diskutiert werden. Grundlage dafür ist das Ergebnis einer Fragebogenaktion, an der sich die Urologen von neun Zentren für Querschnittgelähmte beteiligt haben.

Literatur

Ebner A, Schöbel F, Madersbacher H (1985) Durchflußraten bei verschiedenen Kathetertypen und Kathetermaterialien. Urologe B, 25:198–199

Guttmann L (1947) Intermittent catheterisation for bladder emptying in paraplegia. Roy Soc Med 40:219–225

Iwatsubo E, Komine S, Yamashita H, Imamura A, Aktasu T (1984) Over-distension therapy of the bladder in paraplegic patients using self-catheterisation: a preliminary study. J Paraplegia 22:210–215

Iwatsubo E, Uozumi J, Ando S, Kumazawa J (1988) Overdistension therapy of the bladder in paraplegics: 4 years follow-up. Abstract, 27th Annual Scientific Meeting der IMSOP, Perth, Western Australia 1988, p 67

Stellenwert urologischer Diagnostik in der Akutphase der Querschnittlähmung

K. Göcking[1] und K. Gebhardt[2]

[1] Querschnittgelähmten-Zentrum, O-5508 Sülzhayn
[2] Südharz-Krankenhaus, O-5500 Nordhausen

Die erworbene Querschnittlähmung ist untrennbar verbunden mit dem Begriff der neurogenen Harnblasenfunktionsstörung. Eine Analyse der Harnblasenfunktion ist neben der funktionellen und morphologischen Nierendiagnostik ein wichtiger Anteil urologischer Arbeit am Querschnittgelähmten. Die effektive Diagnostik und Therapie der funktionellen subvesicalen Obstruktion bilden die Grundlage für eine erfolgreiche und langdauernde Protektion der Nieren und des oberen Harntraktes.

Welcher Diagnostikmethode sollte der Urologe sich in der Akutphase der Querschnittlähmung bedienen?

In der Phase des sogenannten spinalen Schocks findet sich zunächst eine Detrusorareflexie, die den Einsatz der Diagnostik am unteren Harntrakt zunächst aufschiebt, bis erste Zeichen der ausklingenden spinalen Schockphase auftreten. Deshalb wenden wir uns zunächst der Nierendiagnostik zu.

In Sülzhayn konnten wir die AUG in den Jahren 1984 bis 1990 bei 692 akuten Querschnittlähmungen einsetzen. Davon wurden 53 Patienten (7,6%) innerhalb der ersten 8 Tage, 227 Patienten (32,8%) vom 9.–56. Tag untersucht. Insgesamt wurde die AUG also bei 280 Patienten (40,4%) in der Akutphase zur Anwendung gebracht.

An pathologischen Befunden ermittelten wir die *Steinbildung* in Niere und Ureter bei 21 Patienten (7,5%). Im Einzelnen: 1 Nierenbeckenausgußstein, 12 Kelchsteine, 8 Uretersteine, wovon 3 zu Harnstauungsnieren geführt haben. Nur 4 von 21 Patienten waren über ihr Steinleiden informiert, alle übrigen Befunde waren Zufallsbefunde.

Harnstauungsnieren fanden wir bei 8 Patienten (2,8%), dabei 3mal Ureterkonkremente als Ursache. Die übrigen Harnstauungen entwickelten sich aus dem ausklingenden spinalen Schock, aber noch im Untersuchungszeitraum bis zum 56. Tag als Folge von frühzeitig auftretender ureterovesikaler Harntransportstörung.

Anomalien ohne Komplikationen fanden wir einmal als Hufeisenniere, 2mal als Beckennieren und zusätzlich 16 Doppelnieren (12 Patienten) mit Ureter duplex/fissus (5,7%).

Der Einsatz der Computertomographie war im Berichtszeitraum noch nicht möglich, die Sonographie in der Akutphase ebenfalls noch nicht regelmäßig. Deshalb haben wir hierzu eine Sichtung der erreichbaren Literatur vorgenommen: Brandt et al. schätzen die Sonographie gegenüber der Urographie bereits vor 10 Jahren als aussagefähiger ein, da sie ihnen mehr an diagnostischen Informationen lieferte (36% Diagnostikgewinn an der Niere, 27% an der Blase gegenüber der AUG). Calenoff et al. fordern dagegen, zunächst die Basisurographie, weitere Kontrollen aber durch die Sonographie vorzunehmen. Morcos u. Thomas sehen 1988 bereits in Nierenübersichtsaufnahme und Sonographie eine sichere Alternative zum Ausscheidungsurogramm (AUG), wogegen Rao et al. beide Methoden in der Aussage als fast identisch erklären, jedoch die Sonographie als nicht invasive, beliebig wiederholbare Methode für querschnittgelähmte Patienten als günstiger ansehen.

Bezogen auf Nierenform und Nierenlage erschien ihnen die Sonographie günstiger, bezogen auf die chronische Pyelonephritis ungünstiger als das AUG.

Für Nierensteine werden identische Ergebnisse angegeben, die renale Obstruktion dagegen im AUG besser verifiziert. Uns erscheint zum Ende des spinalen Schocks im Zusammenhang mit der Urodynamik die Urographie günstiger zur Beurteilung von Blase und prävesikalen Ureterabschnitten als die alleinige Sonographie. Nierenfunktionsprüfungen, nuklearmedizinisch nicht überall einsetzbar, führen wir als Bestimmung der endogenen Kreatinin-Clearance durch, einfach zu handhaben durch die geregelte Blasenentleerung in der Akutphase. Hinweise auf Einschränkung der Nierenglobalfunktion konnten wir jedoch in der Akutphase der Querschnittlähmung nicht feststellen, die Domäne der Methode liegt in der späteren Verlaufsbeobachtung.

Zusammenfassend stellen wir folgendes Konzept zur Diskussion
1. Frühzeitige Basisurographie (etwa Mitte bis Ende der Akutphase), wenn keine Kontraindikation besteht.
2. Alternativer Einsatz der Sonographie und Nierenübersichtsaufnahme sowie weiterhin Einsatz der Methode zur Verlaufsbeobachtung einschließlich Restharnkontrollen.
3. Der Einsatz der Urodynamik erscheint erst zum Ende der Akutphase sinnvoll.

Der intermittierende Katheterismus in der Frühbehandlung Querschnittgelähmter

M. Stöhrer, D. Löchner-Ernst und B. Mandalka

Berufsgenossenschaftliche Unfallklinik, W-8110 Murnau

Seit den Bemühungen von Sir Ludwig Guttmann ist der steril durchgeführte intermittierende Katheterismus (IK) in der Frühphase Querschnittgelähmter die Therapie der Wahl. In der spinalen Schockphase ist durch das Fehlen jeglicher Detrusoraktivität eine Ableitung zwingend erforderlich. Dies betrifft auch Patienten mit einer Läsion des oberen motorischen Neurons, die im Laufe der Erstrehabilitation eine funktionierende Reflexblase entwickeln.

Der erforderliche personelle und instrumentelle Aufwand sollte in einer vernünftigen Relation zum Ziel, einer für den Patienten ungefährlichen Harnableitung führen. Ausgenommen von dieser Art der Harnableitung sind Patienten, die aufgrund einer vorübergehend erforderlichen Intensivtherapie kurzfristig bilanziert werden müssen. Für derartige Fälle ist eine suprapubische Ableitung sinnvoll, die gegenüber der transurethralen Ableitung insofern erhebliche Vorteile aufweist, als das Auftreten eines Harnwegsinfektes wesentlich längere Zeiträume benötigt und keine Traumatisierung der Harnröhre erfolgt (Tabelle 1). Etwa 70% der Querschnittgelähmten sind in der Anfangsphase durch den intermittierenden Katheterismus ausreichend versorgt. Die Frequenz sollte so bald wie möglich den individuellen Gegebenheiten angepaßt werden. Im allgemeinen wird man in den ersten Wochen eine Frequenz von 6mal täglich aufrecht erhalten, um eine Überdehnung der Blase in dieser empfindlichen Phase zu vermeiden. Später sollte ein 4maliger Katheterismus genügen. Eine Harnmenge von bis zu 400 ml dürfte nach heutigen Kenntnissen unproblematisch sein und zu keinerlei Sekundärschäden führen. Die Technik der IK sollte möglichst frühzeitig bereits durch den Patienten selbst erlernt und konsequent angewandt werden. Dies ist aus didaktischen Gründen sinnvoll und trägt erheblich zur Entlastung des Personals bei. Unsere anfänglich bestehende Skepsis bezüglich der Infektgefahr bei Durchführung durch den Patienten selbst hat sich in keiner Weise bestätigt. Im Gegen-

Tabelle 1. Harnwegsinfekt im „spinalen Schock" (1.–4. Woche)
1.1.1976–31.12.1985 BG-Unfallklinik Murnau

Harnableitung n = 987	Gesamt	Infekt	(%)
Intermitt. Kath.	859	78	(6,7)
Suprapub. Abl.	108	37	(40)
Transurethr. Kath.	20	19	(95)

teil: Die Patienten erkennen im allgemeinen sehr schnell, wie wichtig ein sorgfältiges Vorgehen ist.

Zeigt sich bei der ersten urodynamischen Untersuchung oder bereits vorher Detrusoraktivität und kommt es zu ersten Spontanmiktionen, ist die Weiterführung dieser Therapie der Harnableitung zu überdenken und mit dem Patienten ausführlich auch unter langfristigen Aspekten zu besprechen. Bei Läsion des oberen motorischen Neurons und bei ausreichender Handfunktion kann die weitere Durchführung des Selbstkatheterismus (ISK) erwogen werden, wobei ein Training des Detrusors z.B. durch Triggern unterbleiben sollte, um das Auftreten einer Low-compliance-Blase zu vermeiden. Von einigen Autoren wird bei zu erwartender Reflexblase von Anfang an die Blase medikamentös durch Anticholinergika ruhig gestellt, wobei als Ziel eine regelmäßige Entleerung durch Selbstkatheterismus ohne Harninkontinenz und ohne Kondomurinal besteht. Der Verlauf bei mehreren unserer Patienten zeigt, daß es auch ohne anticholinerge Medikation allein durch den regelmäßigen Katheterismus zu einer erheblichen Abnahme der Detrusoraktivität kommen kann, so daß es sinnvoll erscheint, nach einigen Monaten die anticholinerge Therapie versuchsweise zu reduzieren oder abzusetzen. Weibliche Patienten sind für diesen Weg der Blasenentleerung besonders geeignet, da die Motivation aufgrund der fehlenden Möglichkeit einer vernünftigen Urinalversorgung wesentlich besser ist. Männliche Patienten neigen unserer Erfahrung eher dazu, den Sicherheitsfaktor „Kondomurinal" außer Haus zur Erweiterung ihres Bewegungsspielraumes zu nutzen und damit mehr Unabhängigkeit zu erreichen.

Bei Querschnittlähmung im unteren Brustwirbelbereich gelingt es häufig, durch urodynamisch kontrolliertes Blasentraining eine Situation zu erreichen, die ohne intermittierenden Katheterismus eine ausreichende Steuerung der Entleerungsintervalle ermöglicht, wobei bei dieser Patientengruppe die maximalen Miktionsdrucke häufig in einer akzeptablen Größenordnung liegen, so daß auch über einen längeren Zeitraum eine Low-compliance-Blase seltener zu erwarten ist.

Ist der Patient nicht gewillt, den intermittierenden Katheterismus durchzuführen, bleibt bei Männern das Triggern der Blase zur Entleerung, wobei dann aufgrund einer Detrusor-Sphinkter-Dyssynergie und hoher Miktionsdrucke eine Sphinkterincision oft nicht zu umgehen ist. Die Situation bei Frauen liegt bezüglich der Lokalisation der Querschnittlähmung ähnlich. Bei hohen Läsionen mit ausgeprägter Spastik ist hier wohl langfristig die Umwandlung in eine schlaffe Blase mit anschließender Elektrostimulation als Alternative anzusehen.

Patienten mit Läsion des unteren motorischen Neurons stellen das Hauptkontingent der Patienten, die sich selbst katheterisieren. Eine medikamentöse Unterstützung oder eine Infektprophylaxe ist bei guter Technik nicht erforderlich. Die Durchführung der Methode weicht in der heutigen Routine erheblich von dem noch vor 20 Jahren für erforderlich gehaltenen Vorgehen ab. Auf einigen Aufwand, wie steril abgedeckte Arbeitstische, Mundschutz, Kopfbedeckung, sterile Handschuhe kann heute ohne Nachteile für den Patienten verzichtet werden. Nicht verzichten sollte man allerdings auf steriles Arbeiten mit sterilem Material. Aufgrund der funktionell gestörten Blasenentleerung besteht bei diesen Patienten meist keine ausreichende Selbstreinigung der ableitenden Harnwege;

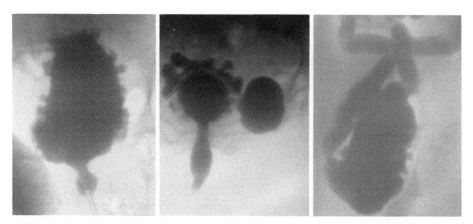

Abb. 1 a–c. Sekundärveränderungen an Blase und ableitenden Harnwegen bei Querschnittlähmung mit Einfluß auf die Infektsituation; **a** multiple, kleine Pseudodivertikel bei Detrusor-Sphinkter-Dyssynergie, **b** kleinere Pseudodivertikel sowie ein großes Divertikel mit erheblicher Restharnbildung, **c** massiver Low-pressure-Reflux in beide Nieren mit Aufstau beider Ureteren und Pseudodivertikelbildung der Blase

sie sind damit erheblich anfälliger gegen eine Keimbesiedelung. Hinzu kommen Formveränderungen der Blasenwand wie Pseudodivertikel (Abb. 1 a–c) oder Veränderungen der oberen Harnwege in Form eines Refluxes; Qualität und Quantität des Harnstrahles sind deutlich reduziert, so daß bei manifestem Infekt eine Therapie wesentlich schwieriger als bei gesunden Kontrollpersonen ist.

Unter Berücksichtigung des Kosten-/Nutzenfaktors vertreten wir die Ansicht, daß die Forderung nach sterilem Arbeiten aufrecht erhalten werden muß. Auch für den häuslichen Bereich ist ein solches Vorgehen wirtschaftlich und sinnvoll. Eine antibiotische Prophylaxe ist nicht erforderlich, Infekte treten, sofern keine gravierenden Sekundärveränderungen bereits vorliegen, praktisch nicht oder nur bei Fehlern in der Technik des Katheterismus auf. Ein idealer Katheter sollte von seiner Konstruktion her ein möglichst geringes Verletzungsrisiko bergen. Dazu gehört eine weiche, möglichst konische Spitze (Abb. 2), die eine langsame Aufdehnung der Harnröhrenschleimhaut bewirkt. Starre, hochgebogene Spitzen führen zu permanenten Verletzungen und damit zur Gefahr von Strikturbildung und Infektionen. Die objektive Gleitfähigkeit ist ein indirekter Maßstab für eine möglichst atraumatische Technik.

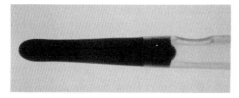

Abb. 2. Konische, weiche Spitze mit geringem Verletzungsrisiko

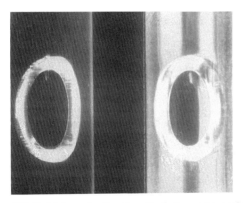

Abb. 3. Links scharfkantige Katheteraugen nach Ausstanzung im herkömmlichen Verfahren, rechts sind die Kanten abgerundet; Passage durch die membranöse Harnröhre weitgehend atraumatisch

Einzelne Hersteller haben derartige Untersuchungen der Gleitfähigkeit zur Verbesserung ihrer Produkte durchgeführt. Ganz wesentlich zur Reduktion von Verletzungen hat das Entschärfen der Katheteraugen beigetragen. Hierbei werden die scharfkantigen ausgestanzten Katheteraugen abgeschmolzen oder gerundet, so daß Verletzungen damit nicht mehr möglich sind (Abb. 3). Die meisten Firmen kümmern sich um diese Problematik leider noch nicht, obwohl die Verletzungsgefahr der sehr empfindlichen Harnröhre im spinalen Schock nachweislich mit dieser Technik ganz erheblich reduziert werden konnte. Die Katheter sollten mit einer zweiten sterilen Innenhülle und entsprechender Perforation versehen sein, so daß sie per Hand, unter Einsparung eines Handschuhs, geschoben werden können (Abb. 4). Das Führen des Katheters mit der Hand ist wesentlich gefühlvoller als die Zwischenschaltung einer Pinzette. Nach Desinfektion des Meatus externus, mit eine Reduktion potentieller Infekterreger bewirkt (Abb. 5),

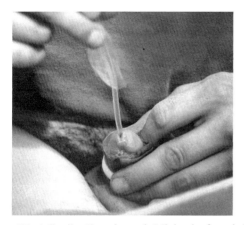

Abb. 4. Steriles Vorgehen mit Minimalaufwand. Zustand nach Desinfektion der Glans und Injektion des Gleitmittels. Der Katheter wird unter Schutz der Innenhülle mit der Hand eingeführt

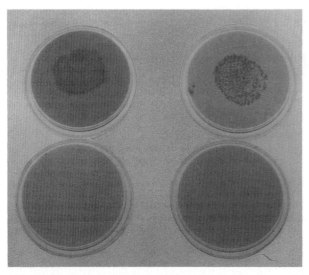

Abb. 5. Bakterienkulturen nach Abklatsch von der Glans penis. Unten 30 Sek. nach Desinfektion mit Betaisodona-Lösung

Tabelle 2.

„Steril"	Hilfsmittel steril
	Durchführung steril
„Clean"	Hilfsmittel oder
	Durchführung teilweise unsteril

empfiehlt es sich, ein Gleitmittel zu benutzen, das einen zusätzlichen antiseptischen Effekt hat.

Mit diesem mäßig aufwendigen Vorgehen gelingt es, über lange Zeiträume komplikationslos und ohne Infekte zu katheterisieren, wie wir an unserem eigenen Patientenkollektiv belegen können. Eine Technik mit weniger strenger Handhabung birgt ein eindeutig höheres Infektrisiko. Die als „clean" bezeichnete Technik (Tabelle 2), die derzeit von vielen als ausreichend und als wirtschaftlich propagiert wird, dürfte wegen der eindeutig erhöhten Infektrate und der damit verbundenen Folgeschäden kaum günstiger sein. Die Verfechter dieser Technik, bei der entweder der Katheter sauber, aber nicht steril ist, auf Desinfektion verzichtet wird und kein Gleitmittel benutzt wird, gehen davon aus, daß es wohl häufiger zu Infekten kommt und Keime ständig in der Blase sind, eine Keimbesiedelung der Blase aber bis zu einem gewissen Grad toleriert wird. Diese Argumentation ist zumindest bedenklich, weil die meisten dieser Patienten durch ihre Sekundärveränderungen keine Chance zu einer ausreichenden Selbstreinigung über physikalische Prinzipien wie Harnflow etc. haben, so daß bei zusätzlichen Infektionen wie Druckgeschwüren usw. die körpereigene Abwehr überlastet ist und Infektionen dann klinisch relevant werden. Wir haben an unserem Krankengut über 400 Patienten, die sich zum Teil seit 15 Jahren selbst katheterisieren. Darunter auch zahlreiche Kinder, die mit 8 Jahren mit dem Selbstkatheterismus begonnen haben. Die meisten dieser Patienten sind infektfrei.

Über die genannten Maßnahmen hinausgehende Praktiken führen zu keiner wesentlichen Verbesserung der Infektrate, sind daher wirtschaftlich nicht vertretbar.

Fertige Sets sind, sofern sie nicht zu viele überflüssige Artikel enthalten und damit letztlich zu teuer und umweltbelastend sind, sinnvoll, vor allem bei mobilen Patienten, die berufstätig und häufig unterwegs sind. Auch für Kinder gibt es derartige Sets, die teilweise auch individuell zusammengestellt werden können.

Die erforderliche Mindestfrequenz des ISK ist individuell in Zusammenarbeit mit dem Patienten zu bestimmen. Bei völlig fehlender Blasenentleerung genügt im allgemeinen ein 4maliger, täglicher Katheterismus, wobei jeweils ca. 400 ml entleert werden sollten. Den zeitlichen Ablauf muß der Patient seinen Lebensgewohnheiten entsprechend selbst bestimmen.

Der intermittierende Katheterismus ist in der heute durchgeführten Form eine der wichtigsten Methoden der Harnableitung bei Querschnittgelähmten. Er kann bei sorgfältiger Durchführung über Jahre hinweg problemlos erfolgen. Im Gegensatz zu anderen Formen der Harnableitung trägt die Methode zur Unabhängigkeit und zur Verbesserung der Lebensqualität bei. Der Anteil Querschnittgelähmter, die für eine solche Technik in Frage kommen, ist sicherlich mit mehr als 30% anzusetzen, bei unteren Läsionen sogar mit über 60%.

Literatur

(auf Anforderung)

Suprapubische Harnableitung in der Frühphase der Querschnittlähmung

U. Bersch und D. Sauerwein

Werner-Wicker-Klinik, Im Kreuzfeld 4, W-3590 Bad Wildungen

Die Frühphase der Querschnittlähmung macht immer eine instrumentelle Blasenentleerung erforderlich. Eine Möglichkeit der Harnableitung stellt der suprapubische Blasenfistelkatheter dar. Die Indikation wird überwiegend durch intensivmedizinische Erfordernisse beim relaxierten, beatmeten Patienten zur Bilanzierung in kurzen Intervallen bei gleichzeitig gesteigerter Diurese gestellt. Auch von seiten der Pflege kann die Indikation bestehen, wenn Lagerungsprobleme den intermittierenden Katheterismus verhindern, der Selbstkatheterismus unmöglich ist oder die Qualifikation der Pflege einen regelrechten intermittierenden Katheterismus nicht gewährleistet.

Das Einlegen eines suprapubischen Blasenfistelkatheters setzt eine gefüllte Harnblase voraus. Die Blasenfüllung kann sowohl durch eine Blasenpunktion über eine Kanüle als auch durch Ultraschall kontrolliert werden. Nach Inzision der Haut wird die Harnblase mit der spaltbaren Kanüle in senkrechter Richtung ca. 2 cm oberhalb der Symphyse punktiert und durch die Kanüle der Katheter placiert. Nach Entfernen der Kanüle erfolgt die Fixation durch Hautnaht und durch eine Fixationsplatte. Besonderes Augenmerk ist hierbei auf senkrechten Austritt des Katheters zu richten, um Druckschäden der Haut durch Scherwirkung zu verhindern.

Als absolute Kontraindikation ist die leere Blase, eine Gerinnungsstörung und das Vorliegen eines Blasentumors zu sehen. Relative Kontraindikationen bestehen in Narben im Unterbauch nach vorangegangenen Operationen.

Komplikationen können sowohl während oder kurz nach der Punktion, als auch nach längerer Liegedauer des Katheters auftreten. Zu den Sofortkomplikationen zählt die Dislokation des Katheters in Urethra, Ureter, Peritoneum oder Darm, sowie die Blutung durch Gefäßverletzung extravesikal oder intravesikal. Bei dem Verdacht einer Dislokation gibt die Röntgenkontrolle mit Kontrastmittelfüllung des Katheters sichere Auskunft über die Lage. Blutungen machen gelegentlich eine transurethrale Blutstillung erforderlich.

Langzeitkomplikationen sind der rezidivierende Harnwegsinfekt, die Hautentzündung an der Punktionsstelle sowie die Inkrustation des Katheters in der Blase durch Harnsedimente.

Während bei der Harnableitung über transurethralen Dauerkatheter bereits nach 24 h eine Keimbesiedlung des Harnes in 40% und nach 3 Tagen in 94% nachgewiesen wurde, beginnt die Keimbesiedlung beim suprapubischen Blasenfistelkatheter später und ist in ihrer Progredienz geringer. Eigene Untersuchungen ergaben, daß nach 44 Tagen bei 55% der Patienten ein erster Harnwegsinfekt mit Escherichia coli bestand. Nach 60 Tagen fanden wir allerdings bei 70% der

Patienten Problemkeime wie Klebsiellen oder Pseudomonaden. Die Liegedauer des suprapubischen Katheters hat demnach sowohl Einfluß auf die Infekthäufigkeit als auch auf die Bakterienart.

Das Ziel der Therapie mit dem suprapubischen Blasenfistelkatheter ist die sichere und schädigungsarme Harnableitung. Der Katheter sollte so kurz wie möglich liegen und die Harnableitung schnellstmöglich auf intermittierenden Fremd- bzw. Selbstkatheterismus oder auf Reflexentleerung umgestellt werden.

Harnableitung bei polytraumatisierten Querschnittgelähmten auf der Intensivstation

H. Burgdörfer[1], P. Mach[1] und A. Bohatyrewicz[2]

[1] Berufsgenossenschaftliches Unfallkrankenhaus, Querschnittgelähmten-Zentrum, Bergedorfer Straße 10, W-2050 Hamburg 80
[2] Akademische Klinik für Traumatologie, PL-70-890 Szczecin/Polen

Im Querschnittgelähmten-Zentrum Hamburg bevorzugen wir zur instrumentellen Blasen-Entleerung grundsätzlich den intermittierenden Katheterismus. Lediglich in der Frühphase der Querschnittlähmung geben wir der zeitlich begrenzten suprapubischen Blasendrainage den Vorzug, bis eine kontrollierte Diurese von 1 600–2 000 ml in 24 h erreicht ist. Wir verwenden das handelsübliche Cystofix-Besteck von 10 Ch-Stärke und ein geschlossenes Harnsammelsystem. Zur Stein- und Infektprophylaxe bedienen wir uns der Harndilution (Diurese von mehr als 1 600 ml/24 h) sowie der Harnsäuerung, wenn das spontane Urin-pH 6,2 übersteigt. Eine generelle antibiotische Prophylaxe lehnen wir ab. Nach 21 Tagen wird der Cystofix-Katheter sofern überhaupt noch erforderlich mit dem handelsüblichen Wechsel-Besteck in Seldinger-Technik ausgetauscht.

Soweit keine Kontraindikationen vorliegen, verwenden wir die suprapubische Harnableitung auch bei den Rückenmarkverletzten, die aufgrund von Mehrfachverletzungen oder vitaler Bedrohung primär auf der Intensiv-Station behandelt werden müssen.

Über die Ergebnisse bei 80 solchen – vollständig dokumentierten – Patienten aus den zurückliegenden 4½ Jahren soll hier berichtet werden. Es handelt sich um 64 Männer und 16 Frauen mit einem Durchschnittsalter von 31 Jahren, die im Mittel 11 Tage lang der Intensivtherapie bedurften (Abb. 1, 2). Bei den Mehrfachverletzten fanden sich besonders häufig Thoraxtraumen und Schädel-Hirn-Traumen (Abb. 3).

50 der 80 Patienten erhielten ihren Cystofix noch am Unfalltag, die übrigen 30 durchschnittlich am 4. Tag nach dem Unfall. Die Gesamtdauer der suprapubischen Harnableitung lag im Mittel bei 31 Tagen.

Zu den punktionsbedingten Komplikationen des Verfahrens gehörten trotz Beachtung der üblichen Kontraindikationen in 9 Fällen vorübergehende, konservativ beherrschbare Makrohaematurien. Alle übrigen Patienten zeigten im Harnsediment eine passagere Mikrohaematurie (Abb. 4).

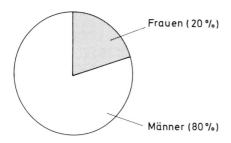

Abb. 1. Geschlechtsverteilung

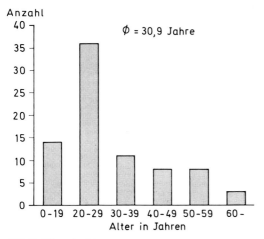

Abb. 2. Altersstruktur

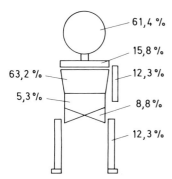

Abb. 3. Verletzungsmuster in % bei den polytraumatisierten Patienten

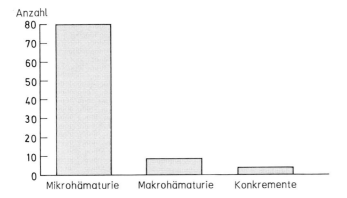

Abb. 4. Komplikationen bei der suprapubischen Blasendrainage

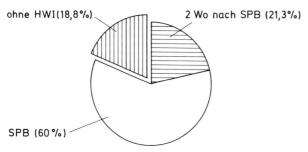

Abb. 5. Auftreten von Harnwegsinfekten: während der suprapubischen Blasendrainage sowie in der Zeit 2 Wochen nach Entfernung

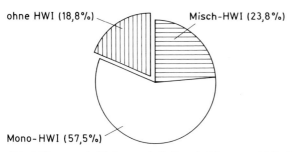

Abb. 6. Harnwegsinfektionen: Aufteilung in Mono- und Mischinfektionen

Durch die Dauerdrainage bedingte sandförmige Konkrementen fanden sich 4mal. Sie ließen sich bei der obligaten Zystoskopie später leicht ausspülen.

Nun zu den Infektionen: 60% der Patienten wiesen eine signifikante Bakteriurie während der suprapubischen Harnableitung auf, 21% entwickelten eine solche innerhalb von 14 Tagen nach Entfernung des Cystofix-Katheters (Abb. 5). Bei den infizierten Patienten zeigten 46 eine Monoinfektion, 19 eine Mischinfektion (Abb. 6). Als Erreger der Monoinfektionen führen E. coli und Staphylococcus epidermidis, als die der Mischinfektionen Enterococcen gefolgt von E. coli (Abb. 7, 8). Fast alle Infektionen waren aufgrund des günstigen Keimspektrums rasch erfolgreich zu behandeln. Fieberhafte Infektkomplikationen waren bei unserem Patientenkollektiv seltene Ausnahmen. Wir vermieden sie, indem wir bei signifikanter Bakteriurie und Leukozyturie regelmäßig am Tage vor der geplanten Cystofix-Entfernung eine testgerechte bacterizide antibiotische Therapie für 7–10 Tage begannen. Wöchentlich erfolgte die mikrobiologische Kontrolle des Behandlungserfolges. Nur in zwei Fällen dauerte die antibiotische Behandlung aufgrund von Keimwechsel oder Resistenzentwicklungen länger als 4 Wochen.

In Abb. 9 ist der Zeitpunkt aller Infekteintritte gemessen am Nachweis einer signifikanten Bakteriurie summarisch dargestellt. Sie zeigt zwischen dem 10. und 48. Tag eine nahezu geradlinige Zunahme der infizierten Patienten. Bei 50% von ihnen liegt der Infektionsbeginn erst jenseits des 24. Tages.

Diese Korrelation zwischen Dauer der suprapubischen Harnableitung und Infektrate wird weiter gestützt durch die Beobachtung, daß bei den 15 Patienten

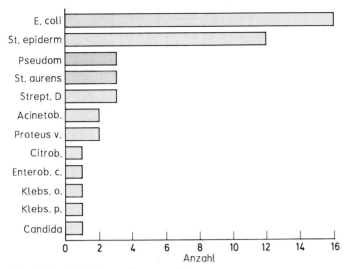

Abb. 7. Monoinfektionen: Erregerspektrum

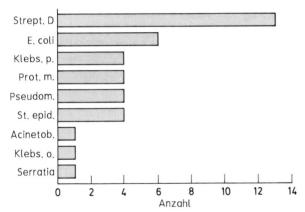

Abb. 8. Mischinfektionen: Erregerspektrum

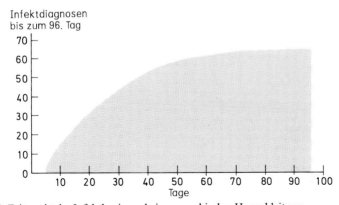

Abb. 9. Zeitpunkt des Infektbeginnes bei suprapubischer Harnableitung

ohne Harnwegsinfekt die suprapubische Ableitung im Mittel 27 Tage lang lag, bei den infizierten Patienten jedoch 33 Tage, also 6 Tage länger.

Zusammenfassend kann man feststellen, daß die suprapubische Blasendrainage sich durch eine relativ lang aufrecht zu erhaltende oder rasch wieder erzielbare Infektfreiheit auszeichnet. Bei der ansonsten geringen Anzahl leicht beherrschbarer Komplikationen stellt sie gerade für den polytraumatisierten Querschnittgelähmten nach unserer Erfahrung die z. Z. günstigste Form der instrumentellen Harnableitung während der Intensivtherapie dar.

Literatur

1. Burgdörfer H, Busch R, Becker H (1985) Zeitgemäße urologische Betreuung Querschnittgelähmter. Schriftenreihe: Unfallmedizinische Tagungen der Landesverbände der gewerblichen Berufsgenossenschaften, Heft 54, Hannover 1985, S 303–315
2. Grundy DJ et al. (1983) A comparison of fine-bore suprapubic and an intermittent urethral catheterisation regime after spinal cord injury. Paraplegia 21:227–232
3. Guttmann L, Frankel H (1966) The value of intermittent catheterisation in the early management of traumatic paraplegia and tetraplegia. Paraplegia 4:63–83
4. Madersbacher H (1985) Harnableitung bei Blasenentleerungsstörungen. Einführung zum Thema. Urologe B 25:185–186
5. Noll F et al. (1988) Intermittent catheterisation versus percutaneous suprapubic cystostomy in the early management of traumatic spinal cord lesions. Paraplegia 26:4–9
6. Rößler W, Palmtag H (1983) Die suprapubische Harnableitung mit dünnlumigem Kathetersystem Cystofix-Charriére 10/Cystofix-Charriére 15. Urologe B 23:249–252
7. Stöhrer M et al. (1984) Blasenlähmung. Sexualität und Blasenfunktion bei Rückenmarkverletzten und Erkrankungen des Nervensystems. Thieme, Stuttgart New York

Urologische Erstversorgung beim polytraumatisierten Patienten

Th. Colombo, M. Rauchenwald, J. Winter, F. Schweighofer und P. H. Petritsch

Rehabilitationszentrum der AUVA, A-8144 Tobelbad

Jährlich werden ca. 100 Patienten mit Polytrauma und Verletzung der Wirbelsäule in unserer Klinik betreut (1986–1989 = 306 Patienten). Bei den polytraumatisierten Patienten fanden sich in ca. 15% begleitende Wirbelsäulenverletzungen. Davon zeigten 2–3% neurologische Ausfälle. Bei den isolierten Verletzungen der Wirbelsäule fanden sich in 50% des Krankenguts Rückenmarkschädigungen. Bei den neurologischen Ausfällen lagen in einem Drittel komplette und in zwei Drittel inkomplette Querschnittläsionen vor. Als Beispiel seien die Verletzungen der HWS angeführt, wo nach Illgner 1989 bei 169 akuten Verletzungen der HWS 46% der Patienten neurologisch unauffällig waren, 16% eine komplette Querschnitt- und 38% eine inkomplette Querschnittläsion aufwiesen.

Die erste Untersuchung und Versorgung der polytraumatisierten Patienten findet bei uns im sog. Schockraum statt. Die Anamneseerhebung stößt bei vielen Patienten wegen Intubation und Schockzustand derselben auf Schwierigkeiten und konnte in 57% gar nicht erhoben werden. 55% der HWS-Verletzten haben bei der Aufnahme einen GCS (Glasgow Coma Scale) von weniger als 15. Als erste Untersuchung wird bei uns ein Thoraxröntgen und anschließend ein Ultraschall des Abdomens durchgeführt. Erst im Anschluß an diese beiden Untersuchungen, durch die ein sofortiges Eingreifen ausgeschlossen werden kann, erfolgt die weitere Abklärung mittels Röntgen (Schädel, WS, Becken usw.). Im Rahmen dieser Untersuchungen wird gegebenenfalls auch ein Ausscheidungsprogramm (AUG) durchgeführt.

Vor Beginn der weiteren Abklärung wird von uns das äußere Genitale inspiziert. Findet sich bei der Inspektion Blut am Meatus urethrae externus, sog. blutige Anurie, wird eine Urethrographie sowie eine rektale digitale Untersuchung durchgeführt. Erst wenn die Urethrographie ohne pathologisches Ergebnis ist, wird dem Patienten ein Dauerkatheter gesetzt und eine Zystographie angeschlossen.

Findet sich im AUG ein pathologischer Befund, wird bei einer Nierenverletzung ein CT des Abdomens durchgeführt, sofern dies vom Allgemeinzustand vertretbar ist. Selten ist jedoch die CT-Untersuchung so dringlich, daß die orientierende Ultraschalluntersuchung der Nieren nicht ausreichend wäre.

Als urologische Erstversorgung erhalten alle polytraumatisierten Patienten – sofern es möglich ist – einen transurethralen Dauerkatheter. Nur in dem geringen Prozentsatz einer nicht passierbaren Harnröhrenenge oder einer Harnröhrenruptur erhalten die Patienten primär im Schockraum einen suprapubischen Katheter. Dazu verwenden wir sterile Cystofix-Einmalsets. Die Kontrolle der Blasenfüllung erfolgt vor Setzen des Katheters mittels Ultraschall. Die Weiterversorgung der Patienten ist abhängig von den begleitenden Verletzungen und welche operativen Eingriffe durchgeführt werden. Dabei hat sich folgendes Vorgehen bewährt: Alle Patienten, ob Polytrauma oder isolierte Wirbelsäulen-Verletzung, erhalten primär im Schockraum einen Dauerkatheter (DK). Bei männlichen Patienten mit kompletter oder inkompletter Querschnittsläsion wird der DK immer durch einen suprapubischen ersetzt. Dies geschieht im Rahmen der operativen unfallchirurgischen Versorgung. Bei den weiblichen Patienten wird der anfangs gesetzte Dauerkatheter belassen und nur bei kompletter Querschnittsläsion im Rahmen der postoperativen Rehabilitation gegen einen suprapubischen Katheter gewechselt. Wird in einzelnen Fällen ein männlicher Patient doch mit einem transurethralen DK versorgt, legen wir besonderen Wert auf die Katheterpflege. Vor allem die Fixierung des Katheters an der Bauchwand ist besonders wichtig, um Drucknekrosen der Harnröhre zu verhindern. Gleichgültig welche Katheterversorgung gewählt wird, wird versucht, diesen so rasch wie möglich zu entfernen und auf einen intermittierenden Einmalkatheterismus überzugehen. Dies ist jedoch aufgrund der exakten Flüssigkeitsbilanzierung auf Wachstationen häufig erst relativ spät möglich. Ein weiterer Grund für lange Katheterverweildauer ist im Personalmangel der Wachstation zu sehen. Ungefähr 4 Wochen nach dem Beginn der Behandlung in unserer Klinik werden jene Patienten, die einen Aufenthalt in einem Rehabilitationszentrum benötigen, ins RZ Tobelbad transferiert. Im RZ wird nach entsprechender urologischer Untersuchung der suprapubische oder Dauerkatheter entfernt, so daß der Patient mit Blasenentleerungsstörung im Schnitt 4 Wochen nach dem Unfall ohne Verweilkatheter auskommt.

Elektrostimulation zur Blasenentleerung in der Frühphase der Querschnittlähmung

D. Sauerwein und U. Bersch

Werner-Wicker-Klinik, Im Kreuzfeld 4, W-3590 Bad Wildungen

In der Phase des spinalen Schocks ist das Rückenmark unterhalb der Schädigung funktionslos. Reizzuflutungen aus dem Gehirn sind unterbrochen und spinale Reflexe noch nicht ausgebildet. In diesem Zustand ist das untere Miktionszentrum am Conus medullaris funktionslos.

Mit der Elektrostimulation zu diesem Zeitpunkt haben wir versucht, eine Blasenkontraktion zu erreichen, in der Hoffnung, auf die instrumentelle Blasenentleerung verzichten zu können und eine frühzeitige Reflexentleerung der Harnblase zu erzielen.

Die Elektrostimulation erfolgte als direkte Nervenreizung mittels Elektroden im Sakralkanal, durch transrektale Reizung der plexus pararektales und durch intravesikale Reizstromapplikation zur Reflexbahnung nach Katona.

Keinem der vorgenannten Verfahren gelang es, eine zur Miktion ausreichende Blasenkontraktion auszulösen. Die Elektrostimulation in der Frühphase der Querschnittlähmung wurde nicht nur wegen mangelhafter funktioneller Ergebnisse, sondern auch wegen der Veränderung der Zielsetzung urologischer Therapie in dieser Phase verlassen. Während früher eine frühzeitige Aktivität der Reflexzentren angestrebt und die Ausbildung einer Reflexblase protegiert wurde, steht heute die Erhaltung der Speicherfunktion der Harnblase im Vordergrund. Die Spastik der Harnblase soll solange wie möglich verhindert werden, um die optimale patienten- und lähmungsbezogene Blasenfunktion zu erreichen.

Die Domäne der Elektrostimulation ist bei intaktem unteren motorischen Neuron und nach Ausbildung einer Reflexaktivität der Harnblase nach Sakralnervendeafferentation die Sakralnervenvorderwurzelstimulation.

Zusammenfassend läßt sich sagen:
Die Elektrostimulation zur Blasenentleerung in der Frühphase der Querschnittlähmung IS OUT.
Die Sakralnervendeafferentation und -vorderwurzelstimulation nach der Frühphase der Querschnittlähmung IS IN.

Indikation zur Frühbehandlung der Reflexblase mit Anticholinergika

F. Noll

Urologische Klinik, Universität Witten/Herdecke, Verbandskrankenhaus, W-5830 Schwelm

Einleitung

Ziel der urologischen Behandlung der neurogenen Blase ist in erster Linie die Erhaltung der Nierenfunktion. McGuire hat gezeigt, daß die Kontrolle des intravesikalen Druckes hauptsächlich dazu beiträgt. Er konnte nachweisen, daß bei Patienten, bei denen der Blasendruck ständig unter 40 mbar gehalten werden konnte, die Funktion des oberen und unteren Harntraktes deutlich besser war als bei den Patienten, die keine druckkontrollierte Blasenfunktion hatten.

Die Kontrolle des Blaseninnendruckes kann entweder über eine Senkung des Blasenauslaßwiderstandes oder über eine Kontrolle der Detrusorfunktion erfolgen. Die Sphinkterotomie, die den Blasenauslaßwiderstand senkt, hat sich als wirksame Maßnahme erwiesen, wenngleich die Langzeiterfolge nicht die Erwartungen erfüllt haben, die die ersten Frühergebnisse versprachen. Die Kontrolle der Blasenspastik ist erst in den letzten Jahren durch wirksame anticholinerge Substanzen möglich geworden. Insbesondere Oxybutynin, das bis jetzt wirksamste Anticholinergikum, ist in Deutschland verspätet zugelassen worden.

Die Kontrolle der Blasenspastik stellt die Speicherfunktion der neurogen gestörten Blase wieder her, erschwert oder verhindert aber die Entleerung durch eine Detrusorkontraktion. Da die letztere bei querschnittgelähmten Patienten der kortikalen Kontrolle entzogen ist, und nur zur Inkontinenz führt, hat die anticholinerge Medikation noch den Nebeneffekt, Kontinenz zu ermöglichen. Die Entleerung hat durch Katheterismus zu erfolgen. Wird dieses Regime streng eingehalten, können die durch die unkontrollierten Detrusorkontraktionen bedingten morphologischen Veränderungen der Blase langfristig vermieden werden. Die Erhaltung der Morphologie und der Speicherfunktion des unteren Harntraktes sollte so früh wie möglich in das therapeutische Konzept der urologischen Rehabilitation mit einbezogen werden. Dadurch ist es möglich, später Blasenentleerungsstrategien zu verwirklichen, die eine morphologisch intakte Blase mit erhaltener Speicherfunktion verlangen, wie z.B. die sakrale Deafferentation mit gleichzeitiger Implantation eines Vorderwurzelstimulators. Aus diesem Grunde beginnen wir mit der anticholinergen Therapie schon bei den ersten Anzeichen einer Reflextätigkeit der Blase.

Patienten und Methode

Im Jahre 1990 haben wir 71 Patienten mit neurogener Blasenentleerungsstörung bedingt durch eine Querschnittlähmung in unserer Klinik betreut. Alle Patienten erhielten im Bergmannsheil Bochum ihre primäre Rehabilitation nach traumatischer Para- oder Tetraplegie. Von den 71 Patienten entwickelten 58 posttraumatisch eine Reflexblase (s. Tabelle 5), 13 hatten eine normale Blasenfunktion oder areflexive Blasen. Von den 58 Patienten, die Reflexblasen entwickelten, waren 36 paraplegisch und 22 tetraplegisch. Für die spätere urologische Behandlung von Bedeutung ist, daß 12 der tetraplegischen Patienten eine unzureichende Handfunktion hatten, die einen sterilen oder „sauberen" Selbstkatheterismus unmöglich machte (s. Tabelle 6).

Die Behandlungsstrategie der Patienten mit Reflexblasen besteht darin, früh mit der anticholinergen Therapie zu beginnen. Zur Bestimmung des Zeitpunktes dienen dabei die folgenden klinischen bzw. urodynamischen Parameter:
– Urodynamisch nachgewiesene Reflextätigkeit der Blase,
– Harninkontinenz im Katheterismusintervall (keine Überlaufinkontinenz, nicht ausschließlich bei körperlicher Aktivität [zum Ausschluß einer erheblichen Streßkomponente]),
– autonome Dysregulation,
– einsetzende spinale Spastik (Ende der spinalen Schockphase),
– rezidivierende Harnwegsinfekte.

Die Indikation zum Beginn der anticholinergen Therapie erfordert entweder den eindeutigen urodynamischen Nachweis oder aber 2 bis 3 der oben angegebenen Symptome. Falls möglich versuchen wir immer vor Therapiebeginn eine Blasendruckmessung unter videourodynamischen Bedingungen zu erhalten, sonst muß eine einfache Zystometrie reichen, die manchmal auch als Bedsideurodynamik mit dem Steigrohr durchgeführt wird.
Die Medikation besteht initial in der Gabe von 3mal 2,5 mg/die Oxybutinin oder aber gleich 3mal 5 mg bei erheblicher Reflextätigkeit. Gesteigert wird die Medikation von Oxybutinin bis zu einer Dosis von 4mal 5 mg unter Beachtung der Nebenwirkungen. Falls auch damit keine Kontinenz und kein befriedigender intravesikaler Druckverlauf erreicht werden kann, wird ein trizyklisches Antidepressivum, hier Imipramin, zusätzlich gegeben. Hier beschränken wir uns auf eine Höchstdosis von 3mal 10 mg, da bei höherer Dosierung die sedierende und antriebssenkende Komponente dieses Medikamentes stark zunimmt. Ist auch damit keine dauerhafte Senkung des Blasendruckes zu erzielen, bestehen mehrere Möglichkeiten:
– Vermindern des Blasenauslaßwiderstandes z. B. durch Sphinkterotomie oder Einlegen eines Wall-Stentes und Konvertieren der Entleerung in eine Reflexentleerung mit Kondomurinalversorgung (Windel???),
– Resektion des Detrusors und Augmentation der Blase unter Beibehaltung der Entleerung durch intermittierenden Katheterismus,
– sakrale Deafferentation und Implantation eines Vorderwurzelstimulators,
– sonstige operative Maßnahmen, die entweder die Compliance der Blase erhöhen und den intravesikalen Druck senken oder den Blasenauslaßwiderstand vermindern,
– Harnableitung in kontinente Darmersatzblasen bzw. Conduit.

Von allen obigen Alternativen ist die Erstgenannte die bei weitem häufigste, alle anderen sind insbesondere im Rahmen der Erstrehabilitation absolute Ausnah-

Tabelle 1. Anticholinerge Behandlung

1 Anticholinergikum	46
2 Anticholinergika	9
kein Anticholinergikum	3
Gesamt	58

men. Wir versuchen immer, solange wie möglich und urodynamisch zu vertreten, die Blase zu erhalten, um für die spätere urologische Rehabilitation alle Optionen zu bewahren.

Von den 58 Patienten mit Reflexblase erhielten initial 48 als einziges Anticholinergikum Oxybutinin, meist in der Dosierung 3mal 5 mg pro die. 9 wurden mit zwei Anticholinergika behandelt (Oxybutinin, Imipramin), und 3 erhielten initial keine Medikation, die blasenwirksam ist (s. Tabelle 1). Dabei setzen wir die Medikation nach den oben erwähnten Kriterien früh an, um Veränderungen der Blasenmorphologie zu vermeiden. Meist ist auch bei konsequenter früher Anwendung der anticholinergen Medikation eine niedrigere Dosierung erforderlich als bei vergleichbaren Patienten, die die Medikation erst nach schon nachweisbaren Veränderungen der Blasenmorphologie erhielten. Kontrolliert wird der Erfolg der Medikation durch Zystometrien, die 14 Tage bis 4 Wochen nach dem Beginn durchgeführt wird. Weitere Kontrollen sind 2- bis 3monatlich in der ersten Phase nötig oder aber situationsbedingt bei Veränderung der:
- Kontinenz,
- der Infektionshäufigkeit,
- der autonomen Dysregulation,
- der spinalen Spastik,
- der Katheterismusintervalle.

Unsere urodynamischen Kontrollparameter sind dabei:
- Intravesikaler Druck <40 mbar bis zu einem Füllvolumen von wenigstens 400 ml
- keine Inkontinenz bis zum Erreichen des Füllvolumens,
- keine autonome Dysregulation,
- kein Reflux,
- keine Veränderungen der Nierenfunktion.

Dabei spielt der erste Kontrollparameter die überragende Rolle, da dieser Parameter der einzige ist, der stets und einfach objektivierbar ist.

Ergebnisse

Von den 58 Patienten mit Reflexblase sind 38 kontinent und entleeren die Blase durch intermittierenden Katheterismus bzw. Selbstkatheterismus. 20 Patienten sind inkontinent, davon tragen 12 ein Kondomurinal, 5 tragen ein Kondomurinal und müssen katheterisieren (eine äußerst inakzeptable Situation, die insbesondere in der Frühphase der Behandlung und in der Übergangszeit nach der

Tabelle 2. Blasenfunktion

	Reflexblase	Areflexive/normale Blase
Kontinent	38	12
Inkontinent	20	1
Gesamt	58	13

Tabelle 3. Blasenmanagement bei den inkontinenten Patienten

	Paraplegisch	Tetraplegisch	Unzureichende Handfunktion
Kondom-urinale	3	3	6
Kondom-urinale und Katheterismus	1	1	3
Windel	0	0	2
SFK	1	1	0

Tabelle 4. Blasenentleerung

Entleerungstyp	
Int. Katheterismus	18
Int. Selbstkatheterismus	32
Kondom	17
SFK	2
DK	0
Windel	2
Normale Miktion	5
Gesamt	76

Tabelle 5. Patienten 1990

Blasentyp	
Mit Reflexblase	58
Mit areflexiver Blase	8
Mit normaler Blase	5
Frischverletzte insgesamt	71

Tabelle 6. Lähmungshöhe

	Reflexblase	Areflexive/normale Blase
Paraplegisch	36	8
Tetraplegisch (mit insuffizienter Handfunktion)	22 (12)	5
Gesamt	58	13

Erstrehabilitation auftritt), 2 Patientinnen tragen Windeln, wovon eine zur sakralen Deafferentation ansteht. 2 Patienten werden durch SFK abgeleitet, beide sind noch in der Frühphase der Erstrehabilitation (s. Tabellen 2, 4).

Unter den inkontinenten Patienten befinden sich fast alle (11 von 12) Patienten, die unzureichende Handfunktionen aufweisen. Hier haben wir in Absprache mit den Patienten auf eine Weiterführung der anticholinergen Therapie mit dem Zwang der Blasenentleerung durch intermittierenden Katheterismus verzichtet, um nicht die Abhängigkeit der Patienten noch weiter zu erhöhen. Auch bei den paraplegischen Patienten, die jetzt ein Kondomurinal tragen, ist die Entscheidung über das weitere Blasenmanagement mit den Patienten besprochen worden, wobei beide Alternativen: Anticholinergika–intermittierender Katheterismus und Reflexmiktion–Kondomurinal/Windel mit allen Folgen aufgezeigt werden. Allerdings wählten nur 4 von 38 Patienten die Harnableitung in ein Kondomurinal (im Beobachtungszeitraum 1990), nachdem sie die alternative Methode zuerst kennengelernt hatten.

Diskussion

Das oben aufgezeigte Konzept der urologischen Betreuung querschnittgelähmter Patienten in der Erstrehabilitation hat sich an unserer Klinik bisher bewährt, obwohl Langzeitergebnisse bisher nicht vorliegen. Leider sind auch Untersuchungen, inwieweit die Patienten die einmal erlernte Art der Blasenentleerung beibehalten, bisher nicht in statistisch verwertbarer Form vorhanden. Bei dem verfolgten Konzept ist eine verläßliche Nachkontrolle unbedingt erforderlich. Zur Kontrolle gehören auch gelegentliche Druckmessungen, die aber alle in der Praxis eines jeden niedergelassenen Urologen durchgeführt werden können. Die Interpretation der Meßdaten setzt allerdings manchmal einen mit der Betreuung neurogener Blasen erfahrenen Kollegen voraus.

Während des Klinikaufenthaltes ist das Konzept einfach durchführbar, auch wenn es pflegerisch in den ersten Monaten aufwendiger ist, bis die Patienten gelernt haben, sich selbst zu katheterisieren, was wir so früh wie möglich anstreben. Die Infektrate ist im Vergleich zu den Jahren, wo auch bei uns noch die Reflexmiktion trainiert wurde und die Harnableitung in ein Kondomurinal die Standardmethode der posttraumatischen urologischen Behandlung war, nicht gestiegen. Deutlich gebessert hat sich die Komplikationsrate, die wir mit hoch tetraplegischen Patienten mit autonomer Dysregulation hatten. Wenigstens blasenbedingt ist diese fast völlig verschwunden und existiert nur noch im Zusammenhang mit Harnwegsinfekten.

Die Akzeptanz insbesondere der jüngeren Patienten ist groß. Seitdem auch Kathetersets vorhanden sind, die klein und gut handhabbar sind, ist auch das Problem des Transportes der Utensilien zum Katheterismus gelöst. Die Nebenwirkungen der anticholinergen Therapie wurden insgesamt gut vertragen, Hauptproblem war die Mundtrockenheit, erst an zweiter Stelle tritt die relative Koprostase, die jedoch mittels schlackenreicher Kost gut behandelbar ist. Cholestase war nie ein Problem, wenngleich sonographische Kontrollen der Gallenwege in der Nachsorge wenigstens einmal jährlich durchgeführt werden sollten. Die Funktion des oberen Harntraktes änderte sich bei keinem der Patienten im Beobachtungszeitraum, wenngleich hier nur Langzeituntersuchungen über die Qualität der Therapie Aussagen machen werden können. Harnwegsinfekte waren nie ein besonderes Problem, meist konnte oral therapiert werden, die Anzahl der Infekte war insgesamt gering.

Langzeituntersuchungen sind unerläßlich, um dieses Therapiekonzept zu überprüfen. Der Vorteil ist, daß keine irreversiblen Eingriffe am unteren Harntrakt in der Erstrehabilitation nötig werden, die später, nachdem der Patient den Unfallschock überwunden hat und mit seiner Behinderung umzugehen gelernt hat, mögliche alternative Behandlungen ausschließen, wie z. B. die Implantation eines Vorderwurzelstimulators in Kombination mit einer Deafferentation.

Botulinum-A-Toxin in der Behandlung von Detrusor-Sphinkter-Dyssynergien versus TUR?

B. Schurch [1], W. Kuhn [1], B. Kreienbühl [2] und D. Hauri [2]

[1] Schweizerisches Paraplegiker-Zentrum,
 Orthopädische Universitätsklinik Balgrist, CH-8008 Zürich
[2] Urologische Universitätsklinik, CH-8091 Zürich

Basierend auf den von Dykstra et al. 1988 [1] beschriebenen Erfahrungen berichten wir über unsere Resultate nach mehr als 2 Jahren Behandlung der Detrusor-Sphinkter-Dyssynergie mit Clostridium Botulinum-A-Toxin. 13 männliche Querschnittgelähmte, 5 Paraplegiker und 8 Tetraplegiker mit einer neurogenen Blasendysfunktion vom Typ der Läsion des oberen motorischen Neurons, welche an einer Detrusor-Sphinkter-Dyssynergie litten, wurden mit transurethralen oder transperinealen Injektionen von Botulinum-A-Toxin (BAT) behandelt. Das erste Protokoll 1988–1989 [2] bestand in einer Injektion von 100 E BAT eventuell wiederholt nach 1–3 Monaten, je nach klinischem oder urodynamischem Verlaufsbild. Nach diesem ersten Schema wurden 10 Patienten mit 19 Injektionen behandelt. Aufgrund der Ergebnisse wurde ein zweites Protokoll aufgestellt mit Injektionen von BAT je einmal pro Monat während 3 Monaten. In diesem zweiten Protokoll befanden sich 3 Patienten mit insgesamt 12 Injektionen. Alle Patienten wurden neuro-urologisch-klinisch und urodynamisch (Video-Zysto-Urethrometrographie) vor und nach der Behandlung mit BAT untersucht.

Resultate

1. Die globale Auswertung zeigte folgendes: Gesamthaft gesehen haben 9 von 13 Patienten subjektiv eine deutliche Verbesserung der Blasenentleerung nach Injektion von BAT angegeben. 2 Patienten willigten nach 3 Injektionen nicht mehr für eine weitere Behandlung ein. Die klinischen und urodynamischen Ergebnisse wurden jedoch bei der Auswertung mitberücksichtigt. Bei 3 tetraplegischen Patienten mußte die Behandlung vorzeitig abgebrochen werden, obwohl die urodynamischen Parameter und auch die Klinik eine deutliche Verbesserung in 2 Fällen zeigten. Probleme der Kooperation sowohl von seiten des Patienten aber auch der Angehörigen haben uns veranlaßt, eine TUR des Sphinkters durchzuführen. *Objektiv* haben 7 von 13 Patienten eine *Restharn*volumenverminderung von 75% auf 14% maximal und minimal von 25% auf 16% gezeigt. 10 von 13 Patienten wiesen eine Verbesserung der *Detrusor-Sphinkter-Dyssynergie* auf. 9 von 13 Patienten zeigten eine Verminderung des *maximalen Urethraverschlußdrucks* auf bei einer durchschnittlichen Verminderung dieses Drucks um 57%. Bei Patienten mit *autonomer Hyperreflexie* haben wir keine proportionale Verbesserung gesehen im Vergleich zur Verbesserung der Detrusor-Sphinkter-Dyssynergie.

2. Die Detailanalyse der Resultate zeigt: Der *maximale Urethraverschlußdruck* wies nach Injektion von BAT bei 9 von 13 Patienten eine bemerkenswerte Verbesserung auf, bei einer durchschnittlichen Verminderung um 57% mit Maxima um 78% und Minima um 25%. Der Verlauf der *Detrusor-Sphinkter-Dyssynergie* zeigte bei 10 von 13 Patienten eine Verbesserung, wobei festzustellen ist, daß 4 Patienten ein komplettes Verschwinden der Dyssynergie zeigten. Hinsichtlich *Restharn* zeigten global 7 von 13 Patienten eine deutliche Verbesserung mit globalen Werten zwischen 20% und 61%, wobei die maximale Reduktion des Restharnvolumens von 75% auf 14% war und die minimale Reduktion von 25% auf 16%. Bei einem Patienten wurde eine Verminderung des Restharns von 460 ml auf 130 ml, bei einer Blasenkapazität von 500 ml festgestellt. Dieses Resultat wurde jedoch in der Auswertung nicht berücksichtigt, da die Verbesserung der Entleerung nach Injektion von 2,5 mg Bethanechol zustande kam. Bei 2 Patienten lag das Restharnvolumen vor oder nach Injektion mit BAT immer bei 0 ml, die Indikation für die Injektionen wurde gestellt aufgrung von Dysreflexie-Episoden während der Entleerung der Blase. Bei einem Patienten konnte das Verschwinden eines vesiko-ureterorenalen Reflux, kombiniert mit Detrusor-Sphinkter-Dyssynergie schon eine Woche nach Injektion von BAT beobachtet werden. Zwei anschließende urodynamische Verlaufskontrollen nach 6 Monaten und nach 1 Jahr zeigten erfreulicherweise, daß die verbesserte Blasenentleerung bestehen blieb und kein Reflux mehr nachweisbar war. Bei 9 Patienten (8 Tetraplegiker, 1 hoher Paraplegiker) mit *autonomen Dysreflexien* während der Blasenentleerung haben wir, dies im Gegensatz zu den Erfahrungen mit Dykstra, in keinem Fall eine Verbesserung der Dysreflexie nach BAT nachweisen können. Die Reduktion des Restharnvolumens, die Abnahme des maximalen Urethraverschlußdruckes und das Verschwinden der Detrusor-Sphinkter-Dyssynergie konnten in identischer Weise sowohl beim ersten wie auch beim zweiten Protokoll beobachtet werden. Die Differenz lag lediglich darin, daß die Resultate beim ersten Protokoll nur etwa 2–3 Monate andauerten konnten, beim zweiten Protokoll jedoch ein halbes Jahr. Nie mußten Nebenwirkungen wie Nausea, Erbrechen, Atemnot oder ähnliches nach Injektion von BAT beobachtet werden. Überdies waren keine Harnwegsinfekte weder nach der transurethralen Applikation des Toxins mit Zystoskopie noch nach der urodynamischen Untersuchung festzustellen. Eine temporäre Hämaturie nach der Injektion muß als normal angesehen werden, und alle Patienten erhielten deshalb während 24 h einen Dauerkatheter eingelegt.

Schlußfolgerungen

Aufgrund der Ergebnisse unserer Arbeit schließen wir, daß Botulinum-A-Toxin seinen Stellenwert hat in der Behandlung der Detrusor-Sphinkter-Dyssynergien bei Para- oder Tetraplegikern mit neurogener Blasendysfunktion vom Typ der Läsion des oberen motorischen Neurons. Durch die Reduktion, ja das Verschwinden der Dyssynergie gelingt es mit dieser Methode, eine balancierte Blasenfunktion zu erreichen und, wenn auch nicht immer ganz zu vermeiden, eine transurethrale Sphinkterotomie doch einige Zeit hinauszuverschieben. Wenn man nach dem zweiten Protokoll vorgeht, halten die Resultate 6 Monate an im Gegensatz zu nur 2–3 Monaten beim ersten Protokoll. Der Nachteil dieser Methode besteht darin, daß mehrere Injektionen notwendig sind und der Preis des Toxins recht hoch ist, so daß die Gesamtbehandlung eher als teuer anzusehen ist. Unbestrittenerweise als Vorteil haben wir aber festgestellt, daß es sich dabei um eine risikoarme, konservative Behandlungsmöglichkeit darstellt, dies im Gegensatz zur oft irreversiblen TUR.

Literatur

1. Dykstra DD, Sidi AA, Scott AB, Pagel JM, Goldish GD (1988) Effects of Botulinum A toxin on detrusor-sphincter-dyssynergia in spinal cord injury patients. J Urol 139:919–922
2. Schurch B, Hauri D, Largo M, Kreienbuehl B, Meyer E, Rossier AB (1990) Effets de la Toxine Botulinique A sur le sphincter strié periurétral des vessies neurogènes. J d'Urologie 96(7):375–380

Neue Forschungsergebnisse

Entwicklung, Stabilisierung und Regeneration von Faserverbindungen in Gehirn und Rückenmark: Die Rolle von Nervenwachstumshemmstoffen *

M. E. Schwab

Institut für Hirnforschung der Universität Zürich,
August-Forel-Str. 1, CH-8029 Zürich

Die enorm komplexen Faserverbindungen des Nervensystems entstehen alle während einer relativ kurzen Zeitspanne der Individualentwicklung. Zwar können Verknüpfungspunkte (Synapsen) und kürzere Nervenfaserzweige noch über lange Zeit, zum Teil sogar lebenslang, neu gebildet und umgewandelt werden, aber alle großen und langen Faserzüge und Verbindungen in Gehirn, Rückenmark und peripheren Nerven entstehen ausschließlich während der Fötalperiode und einer kurzen Zeit nach der Geburt. Die gesamte Funktion des Nervensystems ist abhängig von den Verbindungen der einzelnen Nervenzentren und ihrer Nervenzellen. Der Aufbau dieses „Verschaltungsplans" ist deshalb einer der wichtigsten Schritte in der Entwicklung des Nervensystems. Die Frage nach den Mechanismen und Prinzipien der Entstehung dieser Faserverbindungen ist deshalb von grundlegender Bedeutung und steht im Zentrum des Interesses der Entwicklungsneurobiologie.

Wie die Entstehung des gesamten Organismus wird auch die Entstehung des Nervensystems durch die vorhandene genetische Information gesteuert. Da dem Menschen nur ca. 300 000 Gene zur Verfügung stehen, im Nervensystem aber etwa 10^{12} Nervenzellen vorhanden sind, ist es völlig undenkbar, daß jede einzelne Zelle des Nervensystems in ihrer Entwicklung durch ein spezifisches Gen kontrolliert wird. Man suchte deshalb nach Mechanismen, durch welche große Populationen von Nervenzellen und Nervenfasern geleitet und spezifiziert werden können. Eine grundlegende Eigenschaft der Nervensystem-Entwicklung ist die intensive Kommunikation von Nervenzellen mit ihrer Umgebung, das heißt mit anderen Nervenzellen, peripheren Organen, die sie innervieren, und den Hüllzellen (Glia-Zellen) des Nervensystems. Nervenzellen sind also keine „Eremiten", sondern höchst „soziale Wesen", die auf ständigen Informationsaustausch mit ihrer näheren und weiteren Umgebung angewiesen sind. Die „akute" Funktion des Nervensystems, d.h. die schnelle Verarbeitung äußerer und innerer Signale, besteht in einem Austausch elektrischer und chemischer Signale zwischen den Nervenzellen. Die involvierten chemischen Stoffe, die Neurotransmittoren, sind meist kleine Moleküle wie Azetylcholin, Dopamin, Noradrenalin, spezifische Aminosäuren oder kleine Peptide. Zusätzlich zu diesem, die aktuelle Funktion

---

* Herr Professor Dr. Martin E. Schwab hat 1990 den jährlichen verliehenen Preis der Stiftung Professor Dr. Max Cloëtta erhalten. Der anläßlich der Preisverleihung vom 19. November 1990 von ihm gehaltene Vortrag ist in Heft Nr. 18 der Schriftenreihe der Stiftung Professor Dr. Max Cloëtta erstmals veröffentlicht worden. Die Stiftung Professor Dr. Max Cloëtta bezweckt die Unterstützung und Förderung der medizinischen Forschung sowie der damit verbundenen naturwissenschaftlichen Hilfsdisziplinen. Geschäftsstelle der Stiftung: Kurhausstraße 28, 8032 Zürich

tragenden Signalsystem, existieren andere „Sprachen", durch die die Nervenzellen, insbesondere während der Entwicklung, kommunizieren. Die neueren zellbiologischen und neurobiologischen Forschungen haben zwei hauptsächliche Signalsysteme aufgezeigt: – lösliche Proteine, die von gewissen Zellen produziert und in den Extrazellulärraum freigesetzt werden und spezifische Signale an Nachbarzellen vermitteln. Solche Moleküle werden als neurotrophe Faktoren, chemotaktische Faktoren und Differenzierungsfaktoren bezeichnet. – Ein zweiter Weg der Zell-Zell-Kommunikation basiert auf der direkten Interaktion von Zellmembranen oder Interaktionen mit der extrazellulären Matrix. Diese Interaktionen sind bestimmend für die direkten Nachbarschaftsbeziehungen von Zellen, und insbesondere für das Auswachsen der Nervenfasern und die Bildung der großen Faserzüge und Nerven. Biochemisch werden sie von membrangebundenen oder matrix-gebundenen Proteinen und Proteinkomplexen vermittelt. Zell-Adhäsion, wahrscheinlich auch Zell-Erkennung, und Förderung und Ausrichtung des Nervenfaserwachstums sind die mit dieser Zell-Zell-Interaktion verbundenen Vorgänge. In neuester Zeit konnte nun ein weiterer regulatorischer Mechanismus der Zell-Zell-Interaktion gefunden werden: die *Hemmungsstoffe* des Nervenfaserwachstums.

Regeneration des Nervenfaserwachstums als experimentelles System

Da Vorgänge während der Embryonalphase insbesondere bei Säugetieren nur sehr schwer studiert werden können, wird oft die Nervenfaser-Regeneration, die in entscheidenden Punkten eine Wiederholung der Entwicklung ist, als Modell herangezogen (in vitro und in vivo). Allerdings ist nun seit sehr langer Zeit aus klinischen Befunden bekannt, daß ein grundlegender Unterschied besteht zwischen peripherem Nervensystem und Zentralnervensystem (ZNS: Gehirn und Rückenmark) in bezug auf das Nachwachsen verletzter Nervenfasern. Während in peripheren Nerven ein Nachwachsen verletzter Fasern über lange Distanzen möglich ist, beobachtet man im ZNS eine zweiphasige Reaktion der verletzten Faserbahnen: 1. Während der vom Zellkörper abgetrennte Teil der Nervenfaser degeneriert, bilden sich am amputierten Faser-Ende rasch Wachstumsspitzen und neue Seitenzweige aus, die eine regenerative Sprossung einleiten. – 2. Diese Sprossung geht nun aber, anders als in peripheren Nerven, nicht in eine länger dauernde Wachstumsphase über, sondern stoppt nach 0,5–1 mm.

Schon kurz nach der Jahrhundertwende wurde in Tierexperimenten bewiesen, daß Nervenzellen des ZNS durchaus die Fähigkeit zur Langstrecken-Regeneration haben, sofern ihre Fasern in Transplantate peripherer Nervenstücke einwachsen können [8, 10, 14, 23]. Es ist also die *Mikroumgebung* der regenerierenden Fasern, die entscheidet, ob Langstrecken-Regeneration auftritt oder nicht. Diese Befunde wurden damals und bis noch vor kurzem als ein Mangel an neurotrophen Faktoren im ZNS gedeutet [14]. In letzter Zeit mehrten sich allerdings die Befunde, daß eine Mehrzahl neurotropher Faktoren im ZNS vorhanden ist und sogar nach Läsion vermehrt gebildet werden [2, 11, 24]. Erste eigene Experimente in Organkulturen zeigten, daß optimale Stimulation regenerierender Nervenzellen durch neurotrophe Faktoren keinerlei Einwachsen in zentralnervöses Gewebe bewirken konnte [22]. Wir haben deshalb eine non-permissive oder inhibitorische Substratwirkung bestimmter Komponenten des ZNS-Gewerbes auf die auswachsenden Nervenfasern postuliert. In nachfolgenden zellbiologischen und biochemischen Studien wurde diese Hypothese näher überprüft.

ZNS-Myelin und Oligodendrozyten enthalten Inhibitoren des Nervenfaserwachstums

Um die einzelnen Komponenten des ZNS-Gewerbes in bezug auf ihre Interaktion mit wachsenden Nervenfasern zu prüfen, wurden Hüllzellen des ZNS dissoziiert, als Einzelzellen kultiviert und in ihrer Interaktion mit wachsenden Nervenfasern beobachtet [19]. Es zeigte sich, daß die zwei Hauptklassen von Gliazellen des ZNS auf völlig unterschiedliche Weise mit Nervenfasern interagieren: Astrozyten, die im Gehirn Zellkörper und Nervenfortsätze dicht umgeben und mannigfache Funktionen ausüben, sind in Zellkultur bevorzugte Substrate für wachsende Nervenfasern. Durch eine Reihe von Zelladhäsionsmolekülen, die durch diese Zellen synthetisiert und in mehreren Labors eingehend untersucht werden, finden Wachstumsspitzen von Nervenfasern die Astrozyten attraktiv und zeigen ein schnelles und effizientes Wachstum auf diesen Zellen [z. B. 12]. Ein völlig anderes Bild ergab sich bei der zweiten Hauptklasse der Gliazellen, den Oligodendrozyten. Oligodendrozyten umwickeln in vivo die Nervenfasern der großen Faserstränge in Gehirn und Rückenmark mit ihren Membranen und bilden dadurch eine elektrische Isolationsschicht, das Myelin. In Kultur wurden Wachstumsspitzen, die Oligodendrozyten berührten, innerhalb von Minuten in ihrer Bewegung gehemmt und stellten das Wachstum ein (Abb. 1) [1, 19]. Diese starke Hemmwirkung führte in den Langzeitkulturen zu „Fenstern" im sich formenden Nervenfaser-Netzwerk durch diese Oligodendrozyten [19]. Im Gewebeverband scheint diese Hemmwirkung der Oligodendrozyten über die positiven Wirkungen der Astrozyten zu dominieren. Ausführliche anschließende biochemische Studien führten uns schließlich zum Resultat, daß zwei Membranproteine (Moleculargewicht 35 000 D und 250 000 D nach Gelelektrophorese unter reduzierenden Bedingungen) für diese Wirkung der Oligodendrozyten verantwortlich sind (Abb. 2) [5]. Diese Wachstumsinhibitoren liegen in nativem Zustand als hochmolekularer Proteinkomplex vor. Die beiden Komponenten, NI-35 und NI-250, sind immunologisch verwandt, die Aufklärung der molekularen Beziehungen steht aber noch aus. Diese zwei Moleküle sind die ersten charakterisierten Inhibitoren des Nervenfaserwachstums.

In verschiedenen Arbeitsgruppen sind kürzlich Evidenzen für andere repulsive oder inhibitorische Komponenten gefunden worden [7, 9, 13, 15]. Möglicherweise existieren Familien von Inhibitormolekülen, analog zu den bekannten Familien der Adhäsionsmoleküle. Die molekulare Charakterisierung ist zur Zeit für mehrere dieser Komponenten auf dem Weg und wird auch die Werkzeuge liefern (cDNAs, Antikörper), um das Expressionsmuster während der Entwicklung und

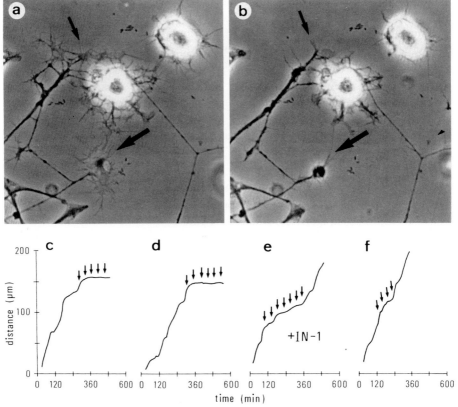

Abb. 1a–f. Interaktion von wachsenden Nervenfasern von Spinalganglienzellen mit Oligodendrozyten in Zellkultur. **a** Die großflächlichen, mit vielen Filopodien versehenen Wachstumsspitzen von Nervenfasern (*Pfeile*) kontaktieren mit ihren Filopodien einen Oligodendrozyten und dessen Fortsätze. **b** 60 Min später sind die Wachstumsspitzen der Fasern geschrumpft, und viele Filopodien sind zurückgebildet. Das Wachstum der Nervenfasern stoppt vollständig. **c, d** Wachstum (in Millimetern) von Nervenfasern und Wachstumsstop nach Kontakt mit Oligodendrozyten (*Pfeile*). **e** In Anwesenheit des, die Nervenwachstumsinhibitoren neutralisierenden Antikörpers IN-1 findet höchstens eine Verlangsamung, aber kein Wachstumsstopp statt (*Pfeile:* Kontakt der Nervenfaserspitze mit Oligodendrozyt). **f** Kontakiert eine Nervenfaser Astrozyten (*Pfeile*) läuft ihr Wachstum kontinuierlich weiter. Vergrößerung: 600 ×

im adulten Nervensystem zu studieren und so Hinweise auf die Funktionen dieser, das Nervenfaserwachstum negativ beeinflussenden Komponenten zu gewinnen.

Antikörper können die Wirkung von Nervenfaserwachstumsinhibitoren neutralisieren

Die partiell gereinigten Inhibitoren NI-35 und NI-250 wurden zur Immunisierung verwendet, und es konnten Antiseren und monoklonale Antikörper erzeugt

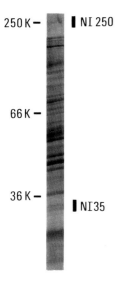

Abb. 2. Auftrennung der Myelinproteine aus dem Rattenrückenmark nach ihrem Molekulargewicht durch SDS-PAGE. Nur die Molekulargewichtsfraktionen von 35 kD und 250 kD enthalten inhibitorische Aktivität. Die große Mehrheit der Myelinproteine ist nicht inhibitorisch. (Gel von Dr. J. Kapfhammer)

werden, die die Hemmaktivität beider Inhibitoren sowie des gesamten ZNS-Myelins aufheben [4]. In Anwesenheit dieser Antikörper (z. B. des Antikörpers IN-1) stellen wachsende Nervenfasern nach dem Kontakt mit Oligodendrozytenzellen in Kultur ihr Wachstum nicht ein, sondern überqueren die Oligodendrozyten (Abb. 1) [1, 4, 16]. Explantate von ZNS-Gewebe (z. B. optischer Nerv), die mit solchen Antikörpern injiziert wurden, stellen nun ein permissives Substrat für kultivierte Nervenfasern dar: Während in Anwesenheit von Kontroll-Antikörpern keine Nervenfasern tiefer als 1 mm in solche Explantate einwuchsen, konnten in Anwesenheit des Antikörpers IN-1 Hunderte von Fasern über mehrere Millimeter in das zentrale Gewebe einwachsen [4]. Diese Antikörper stellten deshalb ein ideales Werkzeug zur Überprüfung der möglichen in vivo Funktionen dieser Nervenwachstumsinhibitoren dar.

Nervenwachstumsinhibitoren erscheinen spät in der ZNS-Entwicklung und können spät wachsende Faserzüge kanalisieren

Die Differenzierung von Oligodendrozyten und die Bildung des Myelins erfolgt erst im letzten Drittel der ZNS-Entwicklung. In den einzelnen Faserzügen wird Myelin erst nach dem Abschluß des Nervenfaserwachstums gebildet. Allerdings reifen die verschiedenen Faserzüge in den einzelnen Hirn- und Rückenmarksregionen zu sehr unterschiedlichen Zeiten [z. B. 20]. Es kommt daher zu einer zeitlich gestaffelten Expression der Nervenfaserwachstumsinhibitoren in den unterschiedlichen Faserzügen und Regionen [6]. Aus dieser Beobachtung entstand die Hypothese, daß diese Inhibitoren Grenzflächen aufbauen und das Nervenfaserwachstum stufenweise einschränken oder kanalisieren könnten. Tatsächlich haben wir im Rückenmark im Falle des Kortikospinaltrakts Evidenzen für eine solche kanalisierende Funktion von NI-35/NI-250 gefunden [21].

Die Verbindungen des Großhirnkortex zu den tiefer liegenden Zentren in Hirnstamm und Rückenmark laufen über einen großen, spät entstehenden Faserzug, die Pyramidenbahn, die im Rückenmark Kortikospinaltrakt (CST) genannt wird. Bei der Ratte wächst der CST bei Geburt ins Rückenmark ein und beendet sein Wachstum am postnatal Tag 10 [21]. Die Bahn wächst in unmittelbarer Nachbarschaft zweier aufsteigender sensorischer Bahnen (Fasciculus cuneatus und Fasciculus gracilis) in den dorsalen Kolonnen des Rückenmarks. Zum Zeitpunkt der Geburt hat die Myelinisierung in diesen sensorischen Bahnen schon eingesetzt, und es läßt sich eine relativ scharfe Grenze, die durch Myelin markiert ist und sehr wahrscheinlich auch NI-35/250 enthält, zwischen sensorischen Bahnen und CST beobachten. Zwei experimentelle Verfahren wurden nun eingesetzt, um die Myelinisierung im Rückenmark zu verhindern, resp. die Nervenwachstumsinhibitoren zu neutralisieren [21]. Röntgenbestrahlung des Rückenmarks

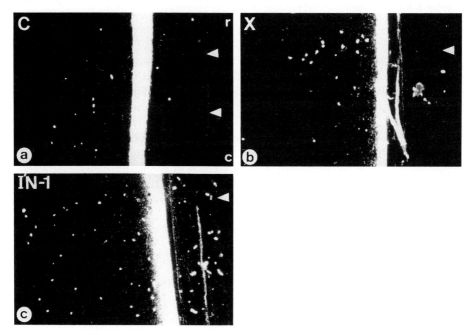

Abb. 3a–c. Dunkelfeldaufnahmen von Längsschnitten des Rückenmarks mit markiertem Kortikospinaltrakt. **a** Normale 10tägige Ratte; der CST bildet ein kompaktes „Kabel" von ca. 50 000 Axonen. **b** 10tägige Ratte ohne Myelin und Oligodendrozyten. Bündel von Fasern des CST weichen von ihrem Weg ab und wachsen in die aufsteigenden sensorischen Bahnen. **c** Rückenmark eines mit IN-1 Antikörpern behandelten Tieres. Die Inaktivierung der Nervenwachstumsinhibitoren führt ebenfalls zu abweichendem Faserwachstum des CST. – *Pfeilspitzen:* dorsale Oberfläche des Rückenmarks. *r* rostral; *c* kaudal. Vergrößerung: 50 ×

von neugeborenen Ratten führt zu einem selektiven Verlust der Oligodendrozyten-Vorläuferzellen und zu einem Ausbleiben der Myelinbildung. In Übereinstimmung mit der Abwesenheit von Myelin konnten auch die Inhibitoren NI-35/250 in diesem bestrahlten Gewebe nicht nachgewiesen werden. Als Alternative zu diesem Verfahren wurden normalen Tieren lokale Quellen des Antikörpers IN-1 implantiert. Die Myelinbildung wird dadurch nicht gestört, aber die Antikörper neutralisieren die Hemmwirkung von NI-35/250. In beiden Typen von Experimenten wurden sehr ähnliche Resultate erzielt: Die Ausbildung des CST wurde merklich gestört, insbesondere durch ein unpräzises Wachstum der CST-Fasern. Häufig konnten Fasern beobachtet werden, die in die sensorischen Bahnen einwuchsen (Abb. 3). Die normalerweise vorhandene scharfe Grenze zwischen den aufsteigenden sensorischen Bahnen und dem absteigenden CST ist unter diesen experimentellen Bedingungen unscharf und verwischt. Diese Daten zeigen deshalb, daß diesen zwei Wachstumsinhibitoren eine wichtige Rolle als Leit-Moleküle (im Sinne von „Leitplanken") für diesen Faserzug zukommt. Diese ersten Hinweise auf die physiologische Bedeutung dieser Wachstumsinhibitoren während der ZNS-Entwicklung werden nun in anderen Teilen des ZNS weiter untersucht.

Nervenfasern zeigen auch im normalen erwachsenen ZNS Wachstumsphänomene, die zwar gering sind und vor allem sehr lokal (Distanzen unter 1 mm) bleiben. Diese Neubildung von axonalen und dendritischen Zweigen und Synapsen ist wahrscheinlich für die Adaptationsfähigkeit und Plastizität des Nervensystems von größter Bedeutung. Es wäre denkbar, daß die beschriebenen Wachstumsinhibitoren im erwachsenen ZNS die Zweigbildung und das Wachstum an unerwünschten Orten (z. B. in den großen Faserzügen) aktiv verhindern und so die Bildung von Fehlverschaltungen und chaotischem Wachstum blockieren. Experimentelle Evidenz für eine solche Hypothese liegt zur Zeit allerdings noch keine vor.

**Nervenfaser-Regeneration im verletzten ZNS:
die Rolle der Nervenwachstumsinhibitoren**

Die Frage nach dem fehlenden Regenerationsvermögen verletzter Faserbahnen im adulten ZNS stand am Ausgangspunkt unserer Untersuchungen. Es war deshalb von großer Bedeutung, die Rolle der Inhibitoren NI-35 und NI-250 für die Nervenfaser-Regeneration zu überprüfen. Wiederum wurden die zwei oben beschriebenen experimentellen Verfahren angewandt: Erzeugung von Myelinfreiem ZNS-Gewebe (Rückenmark) durch Bestrahlung von neugeborenen Ratten [17] oder Implantation einer Quelle des neutralisierenden Antikörpers IN-1 [18]. In beiden Fällen wurde das Regenerationsvermögen des Kortikospinaltrakts (CST) in 2–6 Wochen alten Ratten untersucht. Dabei wurde das Rückenmark im oberen Thorakalbereich beidseitig so durchgeschnitten, daß nur die ventralen Bahnen, die einen Teil der motorischen Koordination vermitteln, intakt gelassen wurden. Der im dorsalen Funikel laufende CST wurde vollständig durchtrennt. 2–4 Wochen nach der Operation wurde der CST durch einen anterograden neuroanatomischen Tracer (Weizenkeim-Agglutinin gekoppelt an Meerrettich-Peroxidase, WGA-HRP) markiert und histochemisch dargestellt. In unbehandelten Kontrolltieren sowie in Tieren, die mit einem Kontroll-Antikörper behandelt wurden, ergab sich ein identisches, aus vielen früheren Untersuchungen bekanntes Bild: Die CST-Axone bilden rostral von der Läsion eine Sprossungszone aus, und einigen Fasern gelingt es, um die Läsion herum zu wachsen. Dieses Wachstum stoppt allerdings innerhalb von 0,1–1 mm kaudal von der Läsion (Abb. 4c). Wie so oft schon beobachtet, tritt also spontan eine Sprossung auf, die aber nicht in ein regeneratives Langstrecken-Wachstum der Fasern übergeht. Dies steht nun im Gegensatz zum Befund in Myelin-freiem Rückenmark, oder in Anwesenheit des, die Hemmstoffe neutralisierenden Antikörpers IN-1: In allen diesen Tieren konnte ein weitergehendes Wachstum der CST-Fasern in kaudaler Richtung beobachtet werden (Abb. 4a, b) [17, 18]. Die Wachstumsdistanzen schwankten zwischen 2 und 18,7 mm, wobei die meisten Tiere eine Regeneration von 4–7 mm in 2–3 Wochen aufwiesen. Diese Distanzen genügen, um die CST-Fasern in ihre ehemaligen Endigungsgebiete zurückzufüh-

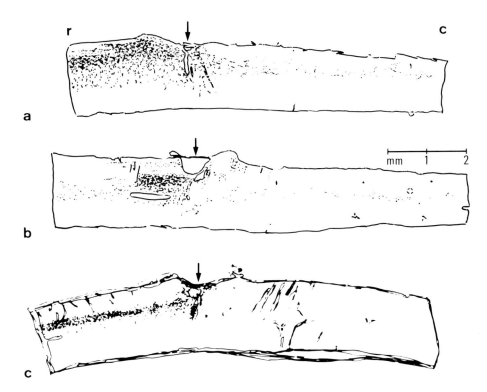

Abb. 4 a–c. Rekonstruktionen von Längsschnitten durch das Rückenmark von Ratten, 2–3 Wochen nach einer partiellen Durchschneidung (*Pfeil*). Der von rostral (*r*) kommende Kortikospinaltrakt ist durch die Läsion vollkommen unterbrochen. **a, b** Antikörper IN-1 behandelte Tiere. Einzelne regenerierende CST-Fasern können bis zum Schnittende in kaudaler Richtung verfolgt werden. **c** Tier, das mit einem Kontrollantikörper behandelt wurde. Die CST-Fasern sprossen an der Läsionsstelle, bleiben aber auf diese beschränkt. Vergrößerung: 10 ×

ren. Die Regenerationsdistanz war unabhängig vom Alter der Tiere. Zum Teil konnten extensive Aufzweigungen der regenerierten Fasern in der grauen Substanz des Rückenmarks beobachtet werden. Es liegen aber zur Zeit noch keine elektronenmikroskopischen Befunde vor, um die Synapsenbildung und deren Spezifität zu beurteilen. Auch Verhaltensuntersuchungen über eine mögliche funktionelle Restitution von CST-Funktionen liegen noch nicht vor, stellen aber ein wichtiges Ziel für zukünftige Untersuchungen dar. Diese Resultate zeigen zum ersten Mal, daß Regeneration von verletzten Faserverbindungen im ZNS möglich ist. Ähnliche Regeneration verletzter Fasertrakte nach Ausschaltung der Nervenwachstumsinhibitoren wurde kürzlich auch im Gehirn (septo-hippocampale Bahn) und im optischen Nerv beobachtet.

Lokale Prozesse an den Läsionsstellen

Ein zusätzliches und noch weitgehend ungelöstes Problem bei ZNS-Verletzungen stellen die Gewebe-Reaktionen an den Läsionsstellen selber dar. In unseren Experimenten am Rückenmark der Ratte war ersichtlich, daß nur relativ wenige Fasern des CST und durch die Läsionsstelle wachsen konnten und den Anschluß ans kaudale Rückenmark fanden. Der Ablauf der Degenerationsvorgänge an Quetsch- oder Schnittläsionen des Rückenmarks ist noch sehr wenig verstanden. In den ersten Stunden nach der Verletzung scheinen durch den stark gestörten Zellmetabolismus freie Radikale aufzutreten, die schädigend auf das Gewebe einwirken. Methylprednisolon, das unter anderem als Radikalfänger wirkt, bewirkt dadurch wahrscheinlich eine Abschwächung dieser sogenannten sekundären Gewebeschädigung, wie in Tierexperimenten und neuerdings in einer ersten Studie auch am Menschen (NASCIS-2 Studie [3]) gezeigt wurde. Nach kurzer Zeit kommt es zu einer massiven Einwanderung von Makrophagen und Mikrogliazellen, die lokal Gewebe abbauen. Dies führt innerhalb einiger Wochen zur Bildung von Kavernen und zu den bekannten Astrozytennarben. Diese Narben sind für regenerierende Axone nicht durchlässig. Die Überbrückung der Läsionsstellen mit Material, das ein gutes Faserwachstum durch die Läsion erlauben würde, ist bis jetzt nicht gelungen, weder in mehreren anderen Labors noch in unseren eigenen Studien.

Für eine zukünftige klinische Anwendung unserer Befunde wird es von Bedeutung sein, die Schäden an den Läsionsstellen möglichst gering zu halten, und eventuell Narbenregionen zu überbrücken. In kombinierten Studien versuchen wir zur Zeit, an den Modellen des Rattenrückenmarks zusätzlich zu den Inhibitor-Antikörpern auch neurotrophe Faktoren als Stimulatoren der Sprossung und des Faserwachstums einzusetzen. Gleichzeitig hoffen wir, aus der molekularbiologischen Charakterisierung von NI-35 und NI-250 sowie aus den zellbiologischen Studien zum Wirkungsmechanismus dieser Inhibitoren neue Information zu gewinnen, die die Anwendung dieser Erkenntnisse auf ZNS-Läsionen im Menschen ermöglichen könnte.

Zusammenfassung und Schlußfolgerung

Ausgehend von einer ursprünglich klinischen Fragestellung sind wir durch ein multidisziplinäres Vorgehen, das sich auf Zellbiologie, Biochemie, Molekularbiologie und Tierexperimente abstützt, zu einem neuen Konzept bezüglich des Nervenfaserwachstums im Zentralnervensystem gekommen, dem Vorhandensein von spezifischen Hemmfaktoren für das Faserwachstum. Als Bestandteil des Myelins konnten zwei Proteine definiert werden, die eine starke inhibitorische Wirkung auf das Wachstum verschiedener Typen von Nervenfasern haben. Die normale physiologische Bedeutung dieser Inhibitoren im adulten ZNS der höheren Wirbeltiere ist noch weitgehend unklar. Plausibel erscheint eine generelle stabilisierende Funktion, die dadurch wichtig wird, da viele Typen von Nervenzellen auch im erwachsenen ZNS eine ständige Wachstumstendenz aufweisen. Erste Experimente während der Entwicklung zeigen, daß spät wachsende Faserzüge wie der Kortikospinaltrakt durch diese Inhibitoren geleitet und kanalisiert werden können. Die Experimente nach Rückenmarksverletzungen bei Ratten zeigen, daß diesen Hemmstoffen eine grundlegende Bedeutung im Zusammenhang mit der fehlenden Regeneration verletzter Nervenfaserbahnen zukommt: Regeneration verletzter Nervenfasern ist möglich im Rückenmark und Gehirn der Ratte nach Ausschaltung dieser Hemmstoffe. Dies ist das erste Mal, daß Regeneration verletzter Faserbahnen im Rückenmark erwachsener Ratten beobachtet werden konnte. Die molekulare Charakterisierung der Wachstumshemmstoffe, die Aufklärung ihres zellulären Wirkungsmechanismus, ein weiteres Verständnis ihrer physiologischen Rolle im sich entwickelnden und erwachsenen Gehirn, und weiterführende Studien zur Regeneration sind deshalb die wichtigsten Fazetten unserer derzeitigen und zukünftigen Arbeit in diesem Projekt.

Diese Projekte wurden unterstützt durch den Schweizerischen Nationalfonds, die American Paralysis Association, Springfield, New Jersey, den International Spinal Research Trust, Enfield, England, die Schweizerische Multiple-Sklerose-Stiftung, die Dr. E. Slack-Gyr-Stiftung, Zürich, und REGENERON Pharmaceuticals, New York.

Literatur

1. Bandtlow CE, Zachleder T, Schwab ME (1990) Oligodendrocytes arrest neurite growth by contact inhibition. J Neurosci 10:3837–3848
2. Barde Y-A (1989) Trophic factors and neuronal survival. Neuron 2:1525–1534
3. Bracken MB, Shepard MJ, Collins WF, Holford TR, Young W, Baskin DS, Eisenberg HM, Flamm E, Leo-Summers L, Maroon J, Marshall LF, Perot PL, Piepmeier J, Sonntag VKH, Wagner FC, Wilberger JE, Winn HR (1990) A randomized, controlled trial of methylprednisolone or naloxone in the treatment of acute spinal-cord injury. J Med 322:1405–1411
4. Caroni P, Schwab ME (1988) Antibody against myelin-associated inhibitor of neurite growth neutralizes nonpermissive substrate properties of CNS white matter. Neuron 1:85–96
5. Caroni P, Schwab ME (1988) Two membrane protein fractions from rat central myelin with inhibitory properties for neurite growth and fibroblast spreading. J Cell Biol 106:1281–1288

6. Caroni P, Schwab ME (1989) Codistribution of neurite growth inhibitors and oligodendrocytes in rat CNS: appearance follows nerve fiber growth and precedes myelination. Dev Biol 136:287–295
7. Cox EC, Miller B, Bonhoeffer F (1990) Axonal guidance in the chick visual system: posterior tectal membranes induce collapse of growth cones from the temporal retina. Neuron 2:31–37
8. David S, Aguayo AJ (1981) Axonal elongation into peripheral nervous system „bridges" after central nervous system injury in adult rats. Science 241:931–933
9. Davies JA, Cook GMW, Stern CD, Keynes RJ (1990) Isolation from chick somites of a glycoprotein fraction that causes collapse of dorsal root ganglion growth cones. Neuron 2:11–20
10. Keirstead SA, Rasminsky M, Fukuda Y, Carter DA, Aguayo AJ, Vidal-Sanz M (1989) Electrophysiologic responses in hamster superior colliculus evoked by regenerating retinal axons. Science 246:255–257
11. Leibrock J, Lottspeich F, Hohn A, Hofer M, Hengerer B, Masiakowski P, Thoenen H, Barde Y-A (1989) Molecular cloning and expression of brain-derived neurotrophic factor. Nature 341:149–152
12. Neugebauer KM, Tomaselli KJ, Lilien J, Reichardt LF (1988) N-cadherin, NCAM, and integrins promote retinal neurite outgrowth on astrocytes in vitro. J Cell Biol 107:1177–1187
13. Pesheva P, Spiess E, Schachner M (1989) J1-160 and J1-180 are oligodendrocyte-secreted nonpermissive substrates for cell adhesion. J Cell Biol 109:1765–1778
14. Ramon y Cajal S (1928) Degeneration and regeneration of the nervous system. Engl. transl. and reprint, 1959, Hafner, New York
15. Raper JA, Kapfhammer J (1990) The enrichment of a neuronal growth cone collapsing activity from embryonic chick brain. Neuron 2:21–29
16. Savio T, Schwab ME (1989) Rat CNS white matter, but not gray matter, is nonpermissive for neuronal cell adhesion and fiber outgrowth. J Neurosci 9:1126–1133
17. Savio T, Schwab ME (1990) Lesioned corticospinal tract axons regenerate in myelin-free rat spinal cord. Proc Natl Acad Sci USA 87:4130–4133
18. Schnell L, Schwab ME (1990) Axonal regeneration in the rat spinal cord produced by an antibody against myelin-associated neurite growth inhibitors. Nature 343:269–272
19. Schwab ME, Caroni P (1988) Oligodendrocytes and CNS myelin are nonpermissive substrates for neurite growth and fibroblast spreading in vitro. J Neurosci 8:2381–2393
20. Schwab ME, Schnell L (1989) Region-specific appearance of myelin constituents in the developing rat spinal cord. J Neurocytol 18:161–169
21. Schwab ME, Schnell L (1991) Channelling of developing rat corticospinal tract axons by myelin-associated neurite growth inhibitors. J Neurosc 11:709–721
22. Schwab ME, Thoenen H (1985) Dissociated neurons regenerate into sciatic but not optic nerve explants in culture irrespective of neurotrophic factors. J Neurosci 5:2415–2423
23. Tello F (1911) La influenca del neurotropismo en la regeneracion de los centros nerviosos. Trab Lab Invest Biol 9:123–159
24. Whittemore SR, Nieto-Sampedro M, Needels DL, Cotman CW (1985) Neuronotrophic factors for mammalian brain neurons: injury induction in neonatal, adult and aged rat brain. Dev Brain Res 20:169–178

Posterpräsentation

Die Perkutane endoskopische Gastrostomie (PEG) als Alternative zur enteralen Ernährung über naso-gastrale Sonde

J. J. Glaesener und M. Fredebohm

Berufsgenossenschaftliches Unfallkrankenhaus,
Querschnittgelähmten-Zentrum, Bergedorfer Straße 10, W-2050 Hamburg 80

Die enterale Ernährung hat auch in der intensiv-medizinischen Phase deutliche Vorteile gegenüber der parenteralen Ernährung. Sie ist physiologischer, komplikationsärmer und verursacht einen geringeren pflegerischen Aufwand sowie niedrigere Kosten.

Andererseits bietet die lange Verweildauer von naso-gastralen Sonden zur Durchführung der enteralen Ernährung einige gewichtige Nachteile:
– Aszendierende Kolonisation des Oropharynx mit gastrointestinalen Keimen und Gefahr der Mikroaspiration.
– Haut- und Schleimhautirritationen im Nasen-Rachenraum.
– Probleme bei der dauerhaften Fixierung der Sonde, insbesondere bei unkooperativen Patienten.
– Diskomfort bei wachen Patienten.

Wir führten daher bei 25 Patienten mit irreversiblen und potentiell reversiblen Schluckstörungen sowie Bewußtseinsstörungen bei Schädelhirntrauma eine perkutane endoskopische Gastrostomie durch zur Gewährung der kurzfristigen oder langfristigen enteralen Ernährung.

Es waren
– 9 Patienten mit apallischem Syndrom,
– 7 Patienten mit Querschnittlähmung, davon
  2 mit neurologischem Läsionsniveau oberhalb C 4 und begleitender Schlucklähmung,
  2 mit Läsionsniveau C 3/4 und passagerer Schlucklähmung,
  2 mit Läsionsniveau C 4 mit M. Bechterew,
  1 mit Stammhirnkontusion und Querschnittlähmung.
– 4 Patienten mit Schädelhirntrauma III. Grades und postapallischem Syndrom,
– 3 Patienten mit Wallenberg-Syndrom,
– 2 Patienten mit Meningoenzephalitis disseminata,
– 1 Patient mit amyotropher Lateralsklerose.

Das Anlegen der PEG-Sonde im Durchzug-Verfahren erfolgte in
– 3 Fällen in Vollnarkose, in
– 12 Fällen in Lokalanästhesie und in
– 13 Fällen ohne Anästhesie.

Die Prämedikation bestand in der Regel aus:
 0,5 mg Atropin
 5,0 mg Dormicum
 40   mg Buscopan (2 Amp.)

Methode

1. Diaphanoskopie im linken Oberbauch mittels Gastroskop (Abb. 1)

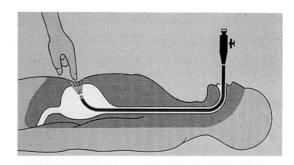

2. Vorschieben der Punktionskanüle unter endoskopischer Kontrolle (Abb. 2)

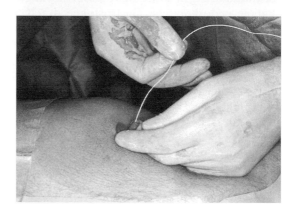

3. Einführen des Führungsfadens durch die Punktionskanüle (Abb. 3)

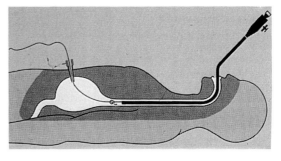

4. Fassen des Fadens mit der Polypen-Schlinge und Zurückziehen aus dem Mund des Patienten (Abb. 4)

Die PEG als Alternative zur enteralen Ernährung über naso-gastrale Sonde

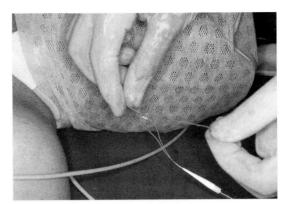

5. Festknoten des Katheters an den Faden (Abb. 5)

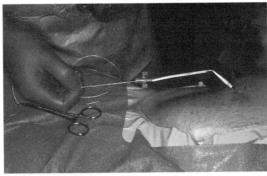

6. Zurückziehen des Fadens und retrogrades Durchziehen der daran geknüpften Sonde durch die Bauchdecke, bis die Rückhaltescheibe an der Mageninnenwand anliegt (Abb. 6)

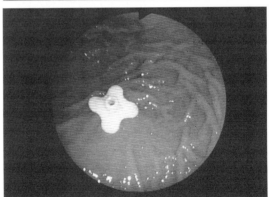

7. Gastroskopische Lage-Kontrolle der inneren Rückhaltescheibe (Abb. 7)

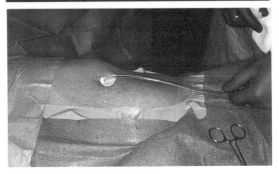

8. Festes Fixieren der Gegenhalteplatte an der Bauchhaut, Verband (Abb. 8)

Beobachtete *Komplikationen* bei 27 Gastrostomien:
- Keine technische Komplikation.
- 3 Fälle von Lokalinfektionen (1 subkutaner Abszeß).
- 1 Fall von Peritonitis bei Katheter-Lockerung und Leckage aus der Magenperforationsstelle.

Folgende *Vorsichtsmaßnahmen* müssen unbedingt beachtet werden zur Vermeidung von Komplikationen:
- Ausreichendes Aufblähen des Magens.
- Ausreichende Dämpfung der Magenperistaltik.
- Punktförmige und helle Diaphanoskopie auf der Verbindungslinie zwischen Nabel und linkem Rippenbogen.
- Vermeiden von Mehrfachpunktionen.
- Ausreichendes Sichern der Gegenhalteplatte an der Bauchhaut.
- Antibiotikaprophylaxe im Single-shot-Verfahren.

Weitere *Vorteile* der PEG:
- Planmäßiger Wechsel der PEG-Sonde in der Regel nach Ablauf von 2 Jahren (kann auch ambulant durchgeführt werden).
- Möglichkeit der gezielten Placierung einer duodenalen oder einer jejunalen Sonde bei neurologischem Erbrechen bzw. der Placierung eines doppellumigen Katheters für eine differenzierte gastrale/duodenale duodenale/enterale Ernährung.

Atemtherapeutische Drainagelagerungen bei pulmonalen Komplikationen

A. Maske, S. Rosnau und G. Exner

Berufsgenossenschaftliches Unfallkrankenhaus,
Querschnittgelähmten-Zentrum, Bergedorfer Str. 10, W-2050 Hamburg 80

Zweck des Posters war die Darstellung atemtherapeutischer Drainagelagerungen am querschnittgelähmten Patienten in der Akutphase. Es ging uns darum, in übersichtlicher Form die verschiedenen Körperpositionen des Patienten entsprechend der zu behandelnden Lungensegmente zu veranschaulichen.

Dazu benutzten wir eine gegenüberstellende Anordnung von Fotos der behandelten Patienten und Zeichnungen der dazugehörigen Ausgangsstellungen mit den eingezeichneten, farbig markierten pulmonalen Abschnitten.

Eine ebenfalls farbig abgegrenzte schematische Grafik der beiden Lungenflügel mit ihren Lappen und Segmenten am Kopf des Posters diente der weiteren Übersicht.

In kurzen Textabschnitten informierten wir über Wirkung der Drainagelagerungen, Indikationen und Kontraindikationen, sowie über manuell und inhalatorisch unterstützende atemtherapeutische Maßnahmen.

Die in der Akutphase der tetra- und auch paraplegischen Patienten häufig auftretenden pulmonalen Komplikationen, wie massive Sekretproduktion und Atelektasenbildung, werden in unserem Hause unterstützend mit Drainagelagerungen therapiert.

Die Krankengymnastik leistet hier in Zusammenarbeit mit der Pflege einen wichtigen Beitrag zur Sekretolyse, Atemvertiefung und röntgenologisch nachweisbaren schnelleren Sanierung des Bronchialtraktes.

Wir benutzen das in unseren Therapieräumen plazierte Poster derzeit auch zur standardisierten Durchführung der Behandlungen in unserer Klinik. Es gibt den behandelnden Krankengymnasten/-innen eine gute Möglichkeit, sich gegebenenfalls jederzeit kurz über die entsprechende Drainagelagerung zu informieren. Damit ist die korrekte Anwendung am Patienten gewährleistet und eine größtmögliche Effizienz der Behandlung gegeben.

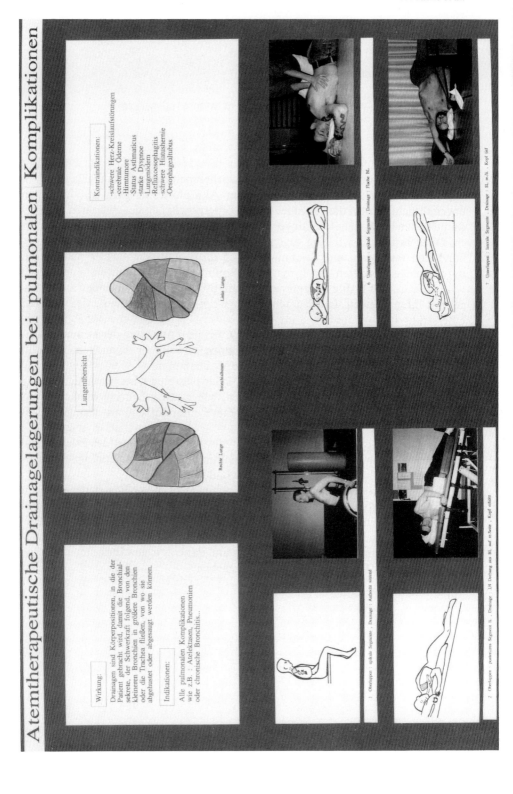

Atemtherapeutische Drainagelagerungen bei pulmonalen Komplikationen

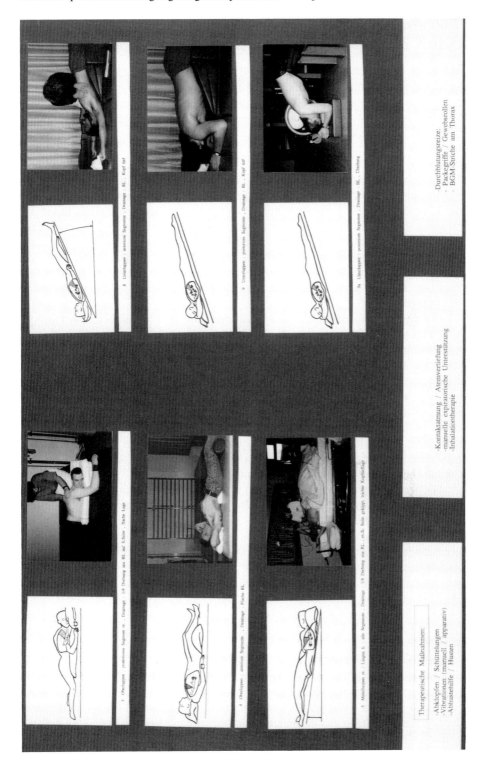

Tumorosteolysen der Rumpfwirbelsäule mit neurologischem Defizit. Management eines paraplegiologischen Notfalls

P. Kluger, A. Korge und H.-P. Scharf

Orthopädische Klinik und Querschnittgelähmtenzentrum im RKU,
Forschungs- und Lehrbereich der Universität Ulm,
Oberer Eselsberg 45, W-7900 Ulm

Die Fortschritte in der onkologischen Therapie innerhalb des letzten Jahrzehnts haben die Lebenserwartung von Tumorpatienten steigen lassen. Damit wächst der Anspruch an die Lebensqualität auch nach der Diagnosestellung einer Tumorosteolyse der Wirbelsäule. Der Entscheid über Indikation und Ausmaß einer Rehabilitationsbehandlung ebenso wie über die Indikation und Technik einer wirbelsäulenchirurgischen Maßnahme kann unter dem Handlungsdruck der akut progredienten Paraplegie situativ nicht differenziert getroffen werden. Die Akutbehandlung darf daher keine der denkbaren Entscheidungsperspektiven präjudizieren.

Beim Management dieses paraplegiologischen Notfalls hat sich in Ulm das abgebildete Flußdiagramm bewährt (Tabelle 1). Bei Vorliegen einer Osteolyse eines thorakalen bzw. lumbalen Wirbelkörpers werden im Rahmen der radiologischen Initialdiagnostik Übersichtsaufnahmen sowie Tomographien im lateralen oder anterior-posterioren Strahlengang angefertigt, zusätzlich eine Computertomographie der entsprechenden Etage. Fakultativ stehen bei unklaren Befunden Kernspintomographie und/oder Myelographie zur Verfügung. Zeigt der präoperative radiologische Status eine Einengung des Spinalkanals, ist die Indikation zur Sofort-Operation ohne zeitlichen Aufschub gegeben. Dies gilt gleichermaßen bei freiem und durchgängigem Spinalkanal, wenn durch das Ausmaß der osteolytischen Destruktion eine Instabilität resultiert.

Der unmittelbare operative Eingriff in der Akutphase beinhaltet die dekomprimierende Laminektomie, die Probebiopsie aus tumorösem Gewebe zur Diagnosesicherung, die Rekalibrierung des Spinalkanals sowie die dorsale Initialstabilisierung der betroffenen Etage mittels Wirbelsäulenfixateur mit Reposition einer Fehlstellung. Zusätzlich wird regelmäßig ein Port mit intrathekalem Katheter eingelegt, um eine später meist notwendige Analgesie bei den zu erwartenden Tumorschmerzen zu ermöglichen. Dieses operative Procedere besitzt bereits die Qualität einer Palliativbehandlung und stellt bei infauster und kurzer Überlebensprognose den einzigen operativen Eingriff dar. Bei stabiler Wirbelsäule und freiem Spinalkanal kann zunächst auf diesen primären Palliativeingriff verzichtet werden.

Im Anschluß an die Erstoperation und nach Eintreffen des histologischen Befundes kommen zusätzliche radiologische (z. B. Szintigraphie, MRI) sowie erweiterte labordiagnostische Maßnahmen zum Einsatz. Abschließend wird unter Berücksichtigung der weiteren klinischen und auch psychischen Entwicklung sowie der sozialen Situation des Patienten im Rahmen einer interdisziplinären onkologischen Konferenz unter Beteiligung von Onkologen und Strahlentherapeuten

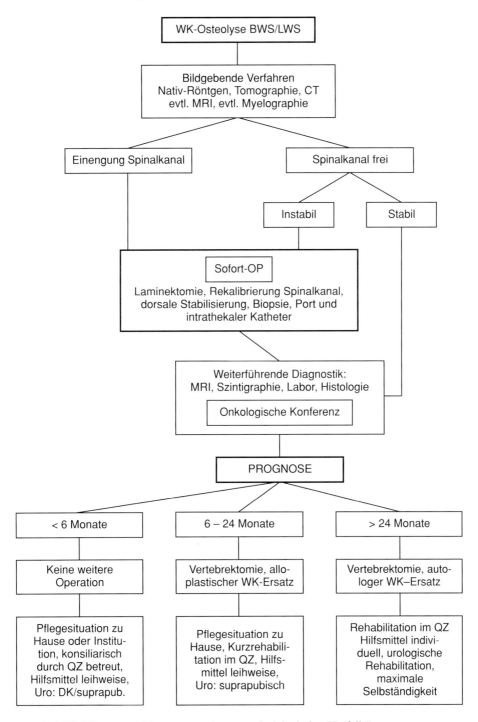

Tabelle 1. Flußdiagramm „Management eines paraplegiologischen Notfalls"

das weitere therapeutische Procedere in Abhängigkeit von der zu erwartenden Überlebensprognose diskutiert und individuell über die Invasivität und die Strategie der operativen und rehabilitativen Behandlung entschieden. Das Spektrum dieser Entscheidungen reicht von der umfassenden Gesamtrehabilitation mit Wirbelkörpersatz, Fusionsoperation und Rehabilitation im Querschnittzentrum bis hin zur leihweisen Minimalausstattung mit Hilfsmitteln und schnellstmöglichen Verlegung in eine wohnortnahe Pflege oder häusliche Pflegesituation.

Limitierend wirkt hierbei vornehmlich die individuelle Prognose: Liegt die zu erwartende Überlebenszeit unter 6 Monaten, ist eine neuerliche operative Intervention nicht vorgesehen. Ziel ist, je nach gesundheitlichem Allgemeinzustand, die Versorgung in einer pflegerischen Institution oder zu Hause, wobei hier die fachgerechte Betreuung konsiliarisch durch ein Querschnittzentrum erfolgt. Die urologische Versorgung beschränkt sich auf die instrumentelle Ableitung; Hilfsmittel werden, soweit notwendig, leihweise zur Verfügung gestellt. Bei einer Überlebenszeit von 6 bis 24 Monaten führen wir die ventrale Vertebrektomie mit *alloplastischem* Wirbelkörperersatz durch. Postoperativ schließt sich eine Kurzrehabilitation im Querschnittzentrum an, Behandlungsziel ist eine Pflegesituation unter häuslichen Bedingungen. Entsprechende Hilfsmittel werden leihweise ausgegeben. Die Urinableitung erfolgt über einen suprapubischen Katheter. Liegt die Überlebensprognose über 24 Monaten, besteht die definitive operative Versorgung in einer Vertebrektomie mit zusätzlichem *autologem* Wirbelkörperersatz. Das Rehabilitationskonzept umfaßt die komplexe Rehabilitation im Querschnittzentrum mit individueller Hilfsmittelausstattung einschließlich der definitiven urologischen Versorgung; Behandlungsziel ist die maximale Selbständigkeit des Patienten.

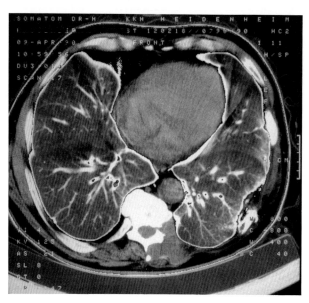

Abb. 1. Präoperatives Kernspintomogramm bei lokalem Chondrosarkom-Rezidiv Brustwand/Wirbelkörper Th10

Abschließend wird exemplarisch aus dem Krankengut unserer Klinik (n = 24 Patienten) ein Fallbeispiel zu jeder Behandlungsgruppe demonstriert:
Prognose <6 Monate: 55jähriger männlicher Patient, Metastase eines Hypernephroms im 4. Lendenwirbelkörper mit zunehmender Paraplegie bei multilokulärer ossärer Metastasierung. Operativ transpedikuläre Probebiopsie, dorsale

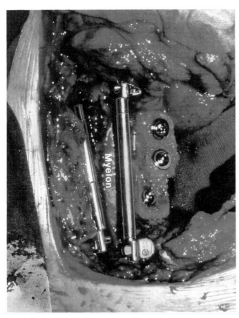

Abb. 2. Intraoperativer Situs (dorsale Stabilisierung mit Wirbelsäulenfixateur und autologem Knochenspan)

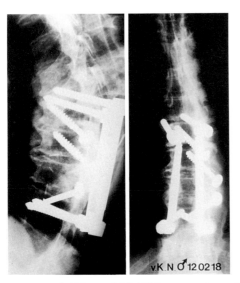

Abb. 3. Nativ-Röntgenbild, 12 Monate postoperativ

Spondylodese mit Wirbelsäulenfixateur, Verschraubung der Wirbelbogengelenke, Versorgung mittels Port und intrathekalem Katheter. Überlebenszeit 6½ Monate, geringe lokale Schmerzen ohne Progredienz der Paraplegie.

Prognose 6–24 Monate: 68jährige weibliche Patientin, Metastasen im 11. Brust- und 2. Lendenwirbelkörper bei entdifferenziertem Adenokarzinom unklarer Lokalisation mit geringer neurologischer Symptomatik. Zunächst (8/89) transpedikuläre Probebiopsie aus LWK 2 zur Dignitätsbeurteilung; 9/89 dorsale Stabilisierung auf zwei Etagen (Th10–Th12; L1–L3) mit Wirbelsäulenfixateur, Laminektomie Th11, transpedikuläre Tumorausräumung und Einlage einer Sulfix-Plombe L2 sowie intrathekaler Katheter mit Port; abschließend 10/89 ventrale Vertebrektomie Th11 und Wirbelkörperverbundersatz. Überlebenszeit 11 Monate, postoperativ weitgehend beschwerdefrei bis zum Exitus.

Prognose >24 Monate: 73jähriger männlicher Patient, Rezidiv eines Chondrosarkoms (30 Monate nach Erstoperation) im Bereich des 10. Brustwirbelkörpers sowie der angrenzenden Thoraxwand. Operative Tumorresektion, Laminektomie Th8–11, Teilvertebrektomie Th9/10, dorsale Stabilisierung mit Wirbelsäulenfixateur, ventrale Fusion mit angeschraubtem Span. Überlebenszeit bisher 19 Monate, geringe Gangunsicherheit und beinbetonte symmetrische Polyneuropathie, ansonsten vollkommen beschwerdefrei (Abb. 1–3).

„Röllchen" zur Funktionshandlagerung beim Tetraplegiker

O. Ostertag, P. Kluger, D. Lorenz und B. Fleitz

Klinik und Querschnittgelähmtenzentrum im Rehabilitationskrankenhaus Ulm,
Forschungs- und Lehrbereich der Universität Ulm,
Oberer Eselsberg 45, W-7900 Ulm

Wir stellen ein neues Herstellungsverfahren für die zylindrischen Hohlhandpolster – „Röllchen" – vor, die bei der Funktionshandlagerung bei Tetraplegie die korrekte Beugestellung der Finger aufrecht erhalten sollen. Diese Röllchen wurden bei uns traditionell aus mehreren Schichten Watte gewickelt und mit Stülpaschlauch überzogen. Dieses Herstellungsverfahren war aufwendig, und wegen der starken Schweißsekretion in der Hohlhand kam es schnell zu Verunreinigungen, die Röllchen mußten häufig erneuert werden. Dadurch vergrößerte sich der Materialverbrauch und der Arbeitsaufwand, zusätzlich war die notwendige Form- und Größenkonstanz schwierig aufrecht zu erhalten. Durch die Schweißsekretion mußten auch manchmal Mazerationen und Mykosen interdigital und an der Hohlhand beobachtet werden.

Seit Anfang dieses Jahres fertigen wir die „Röllchen" mit einem Kern aus wiederverwendbarem, durchlässigem Metallgeflecht, das aus der Herstellung von Lockenwicklern stammt. Dieses Metallgeflecht ist hautfreundlich mit Kunststoff überzogen und wird als Endlosmaterial in Schlauchform unterschiedlicher Durchmesser geliefert. Von diesem Metallgeflechtschlauch mit einem Durchmesser je nach Fingerlänge des Patienten von 13 bis 20 mm wird ein nach der Hohlhandbreite minus 0,5 cm am Patienten ausgemessenes Stück abgeschnitten, die Enden mit aufgesteckten Plastikkappen gesichert. Dieser Kern wird dann mit einer Watteschicht gepolstert und mit Stülpa überzogen. Wenn der Überzug des Röllchens verschmutzt ist, kann der Kern für den gleichen Patienten weiter verwendet werden und garantiert so eine Form- und Größenkonstanz. Durch die Luftdurchlässigkeit des Kernes wird die Schweißsekretion der Hand mit allen ihren negativen Folgen deutlich reduziert, nachfolgend verkleinert sich der Arbeitsaufwand und der Materialverbrauch.

Wir haben jetzt seit Anfang dieses Jahres Erfahrungen mit dieser Herstellungsform der „Röllchen" sammeln können und möchten diese Methode als „Tip aus der Praxis für die Praxis" weiterempfehlen.

Hersteller des Metallgeflechtes ist die Firma Jünemann GmbH, Herr Frank Salzmann, Emilienstr. 9, W-3500 Kassel. Der Preis pro Meter des Endlosschlauches beträgt DM 5,50.

Sachverzeichnis

Abdomen 215
Abhusten 44
Ableitung
– Harn 195–199, 202–214, 218–223, 252
– – suprapubische 195–199, 202–216, 252
Akutmaßnahmen 25–29
Ambulanz 7–14
Angehörige 36, 71–74, 81, 86, 91, 96–98, 162, 165–167, 183, 224
Antibiotika 246
Anticholinergika (s. a. Spasmolytika) 198, 203, 218–223
Antikoagulantien 70
Antispastika 88
Arbeitsunfall 15, 122
Armenien 71–74
Arzt 3–6, 15–19, 25, 83–98, 170–174
Aspiration 5, 9, 39, 243
Astrozyten 229–239
Atem
– Befundaufnahme 30–37
– Hilfsmuskulatur 16, 30–37, 157–161
– Lähmung 16
– Therapie 30–37, 73
– Weg 13, 44
Atmung 4, 17, 25–29, 38–61, 66, 145–149, 157–167
Aufklärung 77–89
Ausscheidungsurographie AUG 200–201
Azetylcholin 229

Badeunfall 15
Bandscheibe 102, 108–124, 140–144
Bauchlage 30–44
Beatmung, maschinelle 38–44
Begleitverletzung 4, 15–21, 38–44, 49–57, 99–153, 170
Behandlung (s. a. Therapie)
– krankengymnastische 25–29, 60, 66–74, 170–174
Behandlungstechniken
– neurophysiologische 157–161
Behinderte 79, 87–89, 162–164, 170
Bergung 3–14

Betreuung
– multidisziplinäre 90–91
– pflegerische 154–192
– psychologische 92–95
– urologische 193–226
Bewegungsmuster 157–161
Bewußtseinsstörung 243
Blase 58, 72, 88, 96, 131–139, 157, 163, 177, 195–226
Blasenbildung 58, 177
Blasenentleerung 217
Blutung 38–44, 62–65, 109, 208
Botulinus-A-Toxin 224–226
Brückengriff 6, 8, 9
Brustkorb 5, 49–57, 160

Chemotaxie 230
Computertomographie (CT) 38–44, 49–61, 106, 108–114, 127, 138, 140–144, 200, 215, 250
Cortison (s. a. Steroide und Methylprednisolon) 26, 173

Darm 9, 25, 66, 72, 96, 131–139, 152, 188, 208, 219
Darmlähmung 9, 136
Dauerbeatmung 165–167
Dauerkatheter 195–199, 208, 215–216, 225
Daumen 4, 10
Degeneration 237
Dekompression 45–48, 115–124, 138, 140
Dekubitus (s. a. Druckgeschwür) 66, 169
– Inzidenz 175–181
– Prophylaxe 58–61
Detrusor 195–207, 218–223
Detrusor-Sphinkter-Dyssynergie (DSD) 202–207, 224–226
Differenzierungsfaktor 230
Dopamin 17, 25–29, 45–48, 229
Drainagelagerung, atemtherapeutische 247–249
Druck
– Schmerzen 4
– Stellen 9, 168–169, 175–181

G. A. Zäch
Rehabilitation
© Springer-Verlag Berlin Heidelberg 1992

Druckgeschwür (s. a. Dekubitus) 7–14, 58–61, 175–181, 197, 206
Durchschnittsalter 108, 126, 131, 142, 146, 170, 210
Dysregulation, autonome 218–223

Eingliederung 21, 138, 182–188
Elektrostimulation 198, 203, 217
Ellbogen 4, 10, 159
Empfindungsvermögen 3, 7–14, 93, 128, 191
Ernährung
– enterale 26, 243–246
– parenterale 243
Entlassung 88, 129, 147, 165–167
Ergotherapeut 73, 91, 165–169
ergotherapeutisch 170, 184
Ergotherapie 21, 67, 88, 182–184, 189
Erkrankung 16, 44, 59, 90, 123, 145–149
Erstbehandlung 66–70, 146
Erste Hilfe 7–14
Erstinformation 81–82
Erstversorgung 3–6, 92, 122–124, 144
– urologische 215–216

Fachleute 7–14, 73, 77–80, 90–91, 192, 252
Fachpsychotherapeut 90–91
Faserverbindungen 229–239
Ferse 58–61, 134, 176
Fixateur interne und externe 125–130, 131–144, 250–254
Fixation 8, 13, 39
Forschung 229–239
Frauen 122, 126, 131, 142, 170, 176, 183, 198, 203, 210
Frischverletzte 9, 63, 68, 74, 81, 87–89, 90–91, 125–130, 161, 162–164, 173, 178, 190
Frühaufklärung 83–86
funktionelles Training 154–192
Funktionshand 168, 255
– Lagerung 257

Gastrostomie 246
Genetische Information 229
Gliazelle 231

Halskragen 3–19
Halsmark 4, 7–14, 16, 59, 122–124, 165
Halsschienengriff 5, 7–14
Hämatothorax 49–57
Handlagerung 168–169
Harnableitung 195–199, 202–214, 218–223, 252
– suprapubische 195–199, 202–214, 252
Harnwegsinfekt 195, 202, 208, 210–214, 218–223, 225
Haushaltunfall 15
Helikopter (s. Rettungshubschrauber)

Hilflosigkeit 77–80, 162
Hilfsmittel 8, 35, 87–89, 165–167, 178, 182–184, 252
Hinterkopf 59, 134, 176

Immunisierung 232
Infektion 58, 195–199, 202–207, 210–214, 220, 246
Inhibitoren 229–239
Inkontinenz 198, 203, 218–223
Insuffizienz, respiratorische 16, 63
Intensiv
– Behandlung 25, 49–57, 202, 210–214
– Medizin 17, 38–44, 47, 81, 92, 208, 243
– Station 26, 45–57, 86, 90–95, 162–167, 195, 210
Interaktion 186, 229–239

Jugendliche 90

kardiorespiratorische Probleme 45–48
Katheterismus 43, 46, 97, 195–199, 208–226, 243–246, 250–254
– intermittierend 202–207
Kernspintomographie (s. a. Magnetresonanztomographie MRI) 108–114, 250–254
Kinder 29, 207
Klassifikation 101–107, 115, 125–130, 175
Kleinfinger 4, 10
Kommunikation 71, 96–98, 162–167, 182, 229, 230
Kommunikationsprobleme 162–164
Komplikationen
– cardiopulmonale 38–44, 69, 148, 247–249
– infektiöse 144, 212
– perioperative 62
– pulmonale 247–249
– urologische 200, 208–214, 222
– zirkulatorische 38
Kontrakturprophylaxe 26, 73
Kontrolldreieck, neurologisches 4, 10
Korsett 74, 128
Kortikospinaltrakt 229–239
Kostenträger 178, 179
Krankengymnast 73, 247
Krankengymnastik 67, 97, 152, 247
krankengymnastische Behandlung 25–29, 60, 66–74, 170–174
Krankenhaus 15–19, 28, 54, 71–74, 86, 96–98, 106, 128, 176, 192
Krankenkasse 182
Krankenpflege 186, 191
Kreislauf 15–19, 28, 45–48, 54, 59, 94, 152, 170

Lagerung 3–19, 26, 36, 38–44, 55, 58–65, 96–98, 115–121, 140, 151, 168–181, 190, 208, 247, 255

Sachverzeichnis

Laien 3, 8
Laminektomie 74, 128, 250–254
Läsionshöhe 4, 30, 45, 62–65, 169
Lebensalter 147
Lebenserwartung 195, 250
Lebensqualität 90, 165, 185–192, 195, 207, 250
Liegezeit 150–153
lumbal 20, 38, 45, 49, 65, 103, 114, 125–130, 140–144, 250
Lungenembolie 69
Lungenkontusion 49–57

Männer 45, 122, 126, 131, 142, 170, 176, 203, 210
Magnetresonanztomographie (MRI) (s. a. Kernspintomographie) 62–65, 250
Mehretagenverletzung 131–139
Mehrfachverletzte (s. a. Polytrauma) 58, 118, 210
Membrane 65, 196, 205, 229–239
Metastasen 252
Methylprednisolon (s. a. Cortison und Steroide) 62–65, 237
Mobilisierung 30–37, 44, 62, 66–74, 125–139, 145, 150–153, 161, 170–181, 190
monoklonal 232
Mundstab 163
Myelin 229–239
Myelographie 108–114

Nachsorge 184, 222
Narkose 17, 40, 243
naso-gastrale Sonde 243–246
Nervenfasern 229–239
Nervensystem 229–239
Nervenwachstumshemmstoff 229–239
Nervenzellen 229–239
Neurologie 63, 143, 153
neurologisches Kontrolldreieck 4, 10
neurologische Verschlechterung 62–65, 124, 128
Neurophysiologie 157–161
Neurotransmittoren 229
neurotrophe Faktoren 229–239
Nierenfunktion 201, 218–223
Noradrenalin 229
Notarzt 3–6, 16

Oligodendrozyten 229–239
Operationstechnik 144
Osteitis 58
Osteosynthese 115–121, 124

parenterale Ernährung 243
Paraplegie 4, 7, 8, 33, 63, 127, 129, 137, 171, 176, 250, 252

Paraplegiker 7–14, 20, 30, 68, 108, 117, 224–226
Peptide 229
Periartikuläre Ossifikation POA 172
Perkutane Endoskopische Gastrostomie (PEG) 243–246
Persönlichkeitsstruktur 7
Pflegeperson(al) 58, 72, 96–98, 162–167, 178, 189–190, 192
Physiotherapie (s. Krankengymnastik)
Plastozot 11
Pneumothorax 49–57
Polytrauma (s. a. Mehrfachverletzte) 4, 17, 38–57, 81, 136, 140–149, 175–180, 195, 210–216
Prognose 3, 7, 29, 48, 87–89, 101, 104, 115, 250–254
Proprioceptive Neuromuskuläre Fazilitation PNF 71–74, 159
Protein 229–239
Psyche 93, 165
Psychologe 97
Psychotherapeut 90–94
Pyramidenbahn 234

Ratte 229–239
Reflexblase 198, 202–207, 217, 218–223
Reflux 204, 220, 225
Reinnervation 34
Respiratorische Insuffizienz 16, 63
Restharn 201, 204, 224–226
Rettungsdienst 3
Rettungshubschrauber 6, 7–14, 18
Rollstuhl 67, 74, 77–80, 88, 152, 162, 165–167, 170
– Sport 74
– Training 74, 88
Rötung 58, 177
Rückenlage 7–14, 18, 30–37, 41, 58–61, 160, 175–181
Rückenmark
– Läsion 10, 45, 62–65, 157–161
– Ödem 62–65
– Regeneration 229–239
– Schädigung 3–6, 18, 81, 115, 131–139, 215–217
– Trauma 62–65
– Verletzung 3–21, 39, 45–48, 87, 127, 131–139, 140–144, 149, 180, 210
Rumpfwirbelsäule 125–130, 250–254

Sakrum 175–181
Segmenthöhe 5
Seitenlage 5, 9, 60
Selbständigkeit 73, 97, 145, 167, 183, 188, 190, 191, 252

Selbstkatheterismus 202–207, 208–209, 218–223
Sensibilität 4, 10, 30, 62, 117, 140, 168–169, 175–181, 192
Sitzbeinhöcker 176
Skoliose 108–114
Sonde, naso-gastrole 243–246
Sonographie 198, 200–201, 222
Sozialarbeiter 97
Sozialdienst 189
Soziokulturelle Schwelle 182–184
Spasmolytika (s. a. Anticholinergika) 198
Spastik 60, 73, 88, 203, 217–223
Sphinkterotomie 198, 218–223, 225
Spinalkanal (s. a. Wirbelkanal) 62–65, 103, 108–114, 122–130, 250
Spondylodese 115–139, 252
Spondylophyten 111
Sport 71–74, 97
– Unfall 15, 122, 137, 142
Sprossung 229–239
Suizid 15, 91, 135, 142
Synapsen 229–239
Syringomyelie 63
Schädel-Hirn-Trauma 16, 20–21, 39, 47, 49–61, 111, 127, 131–139, 148, 210, 243
Schaufelbahre 5, 7–14
Schaufelgriff 5, 7–14
Schluckstörung 243
Schmerzen 3–6, 8, 20, 60, 93, 162, 169, 170–174, 250–254
Schock 3, 15–21, 38–57, 63, 84, 91, 198, 200–207, 215–223
Schulterschmerz 170–174
Stabilität 115–124
Steroide (s. a. Methylprednisolon und Cortison) 65
Stimulation 159, 230
– elektrische 198, 203, 217
Stimulator 218–223, 237
Sturz 131–144

Team(-work) 45–57, 58, 62, 71–74, 81, 83–88, 95, 97, 144, 145, 178, 186, 189–190
technische Hilfsmittel 165, 178
Technologie 164
Temperatur 8, 26, 46, 73
Tetraplegie 4, 10, 25, 33, 62–65, 137, 170, 179, 198, 219

Tetraplegiker 7–14, 20, 30, 38, 44, 45–48, 73, 88, 108, 162–164, 168, 170–174, 222, 224–226, 255
thorakolumbaler Übergang 140–144
Thoraxtrauma 18, 49–57
Thrombose 26, 73, 129
– Prophylaxe 66–70
Tierexperiment 229–239
Todesursache 48
Tracheotomie 26, 42, 52, 164
Training 21, 28, 30–37, 74, 87–89, 97, 152, 182–188, 203
Transfer 166, 170–174
Transport 3–19, 25, 39, 54, 62, 118, 178
Tumor 25, 108–114, 208, 250–254

Umlagerung 5, 8, 18, 175–181
Unfall
– Ort 3–21, 38–48, 62–65, 90, 144
– Ursache 15, 45
Urodynamik 198, 201, 203, 218–226
Urologie 193–226
urologische Komplikationen 200, 208, 210–214, 222

Vakuummatratze 3–6, 7–14, 18, 178
Vasomotorenlähmung 9, 59
Verbrennungstod 13
Verkehrsunfall 15, 63, 131–139
Verletzungsfolgen 4
Verletzungsmuster 17, 38, 51, 102, 115, 116, 136, 211
Verschlechterung 5, 40
– neurologische 62–65, 124, 128
Verweildauer 66, 216, 243
Vitalfunktion 15–19, 46
Vojta-Behandlung 28, 160

Wertigkeit 115–124
Wiederaufnahme 67, 128, 167
Wiedereingliederung 21, 138, 186
Wirbelgelenk 252
Wirbelbruch 14, 111, 125–130, 131–139, 150–153
Wirbelkanal (s. a. Spinalkanal) 138
Wohnung 72, 88, 183

Zentralnervensystem 229–239
Zwerchfell 28, 33, 44, 63, 157–161

F.-W. Meinecke, Reinbek (Hrsg.)

Querschnittlähmungen

Bestandsaufnahme und Zukunftsaussichten

1990. XV, 336 S. 110 Abb. 60 Tab. Brosch. DM 120,–
ISBN 3-540-51896-7

Die umfassende Rehabilitation Querschnittgelähmter ist zum Modellfall der vollen Wiedereingliederung Schwerstbehinderter geworden. Alle an dieser breitgefächerten Arbeit beteiligten Berufsgruppen berichten mit eigenen Beiträgen: Ärzte verschiedener Fachrichtungen, Krankenpflege, Krankengymnastik, Sporttherapie, Ergotherapie, Berufshilfe, Sozialarbeit, Psychologie, Krankenhausträger und Sozialleistungsträger. Das Erreichte wird analysiert, die Zukunftsaufgaben werden umrissen. Eine breit angelegte Diskussion macht unterschiedliche Auffassungen deutlich. Eine vergleichbare erschöpfende Darstellung ist zur Zeit im deutschsprachigen Schrifttum nicht vorhanden.

M. Schirmer (Hrsg.)

Querschnittlähmungen

1986. X, 552 S. 407 Abb.
Geb. DM 440,–
ISBN 3-540-13152-3

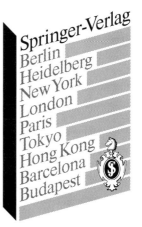

S. Klein-Vogelbach, Bottmingen, Schweiz

Funktionelle Bewegungslehre

4., überarb. Aufl. 1990. XIII, 333 S. 329 Abb.
(Rehabilitation und Prävention, Bd. 1)
Brosch. DM 76,- ISBN 3-540-51624-7

Die **Funktionelle Bewegungslehre** ist mittlerweile zu einem Standardwerk der Physiotherapie geworden. Das Konzept der systematischen Bewegungsbeobachtung und Bewegungsanalyse hat für die Therapie neue Wege geöffnet.

M. Buck, D. Beckers, Hoensbroek, Niederlande

Rehabilitation bei Querschnittlähmung

Ein multidisziplinärer Leitfaden

Unter Mitarbeit von C. Pons

1992. Etwa 240 S. Brosch.
(Rehabilitation und Prävention, Bd. 26)
ISBN 3-540-54381-3. In Vorbereitung

Das Buch beschreibt den Rehabilitationsprozeß vorwiegend aus der Perspektive des Physiotherapeuten, der für das Training der körperlichen Funktionen und damit ein ganz wesentliches Element des Rehabilitationsprogramms zuständig ist.
Es reflektiert die Ergebnisse einer langjährigen konstruktiven Zusammenarbeit in einem interdisziplinären Team;
es bietet allen in der Rehabilitation querschnittgelähmter Patienten Tätigen Anleitungen für die Praxis in ihrem eigenen Aufgabenbereich, aber auch fundierte Einblicke in die Fachgebiete der Teamkollegen,
d. h. Kenntnisse, die Voraussetzung sind für eine optimale Zusammenarbeit der beteiligten Disziplinen
– im Interesse der Patienten.

Preisänderungen vorbehalten.

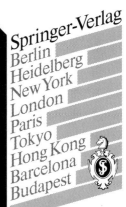

Springer-Verlag
Berlin
Heidelberg
New York
London
Paris
Tokyo
Hong Kong
Barcelona
Budapest